▶ 国家卫生和计划生育委员会"十二五"规划教材

▶ 全国高等医药教材建设研究会规划教材

▶ 全国高等学校医药学成人学历教育规划教材

▶ 供临床、预防、口腔、护理、检验、影像等专业用

组织学与胚胎学

第 2 版

U0333948

主　　编　郝立宏

副 主 编　龙双涟

编　　者　（以姓氏笔画为序）

　　　　　于丽君　（大连医科大学）

　　　　　龙双涟　（南华大学）

　　　　　田洪艳　（吉林医药学院）

　　　　　郝立宏　（大连医科大学）

　　　　　钟树志　（皖南医学院）

　　　　　宫晓洁　（桂林医学院）

　　　　　莫中成　（南华大学）

　　　　　贾书花　（长治医学院）

　　　　　曹　博　（哈尔滨医科大学）

学术秘书　宋　阳　（大连医科大学）

人民卫生出版社

图书在版编目（CIP）数据

组织学与胚胎学/郝立宏主编. —2版. —北京：人民卫生出版社，2013.7

　　ISBN 978-7-117-17284-4

　　Ⅰ.①组…　Ⅱ.①郝…　Ⅲ.①人体组织学-成人教育-教材②人体胚胎学-成人教育-教材　Ⅳ.①R32

　　中国版本图书馆CIP数据核字（2013）第111038号

| 人卫社官网 | www.pmph.com | 出版物查询，在线购书 |
| 人卫医学网 | www.ipmph.com | 医学考试辅导，医学数据库服务，医学教育资源，大众健康资讯 |

组织学与胚胎学
第2版

主　　编：郝立宏
出版发行：人民卫生出版社（中继线 010-59780011）
地　　址：北京市朝阳区潘家园南里 19 号
邮　　编：100021
E - mail：pmph @ pmph.com
购书热线：010-59787592　010-59787584　010-65264830
印　　刷：三河市潮河印业有限公司
经　　销：新华书店
开　　本：787×1092　1/16　　印张：15
字　　数：374 千字
版　　次：2007 年 8 月第 1 版　　2013 年 7 月第 2 版
　　　　　2017 年 10 月第 2 版第 8 次印刷（总第 11 次印刷）
标准书号：ISBN 978-7-117-17284-4/R · 17285
定价(含光盘)：68.00 元
打击盗版举报电话：010-59787491　　E-mail：WQ @ pmph.com
（凡属印装质量问题请与本社市场营销中心联系退换）

全国高等学校医药学成人学历教育规划教材第三轮
修订说明

随着我国医疗卫生体制改革和医学教育改革的深入推进，我国高等学校医药学成人学历教育迎来了前所未有的发展和机遇，为了顺应新形势、应对新挑战和满足人才培养新要求，医药学成人学历教育的教学管理、教学内容、教学方法和考核方式等方面都展开了全方位的改革，形成了具有中国特色的教学模式。为了适应高等学校医药学成人学历教育的发展，推进高等学校医药学成人学历教育的专业课程体系及教材体系的改革和创新，探索医药学成人学历教育教材建设新模式，全国高等医药教材建设研究会、人民卫生出版社决定启动全国高等学校医药学成人学历教育规划教材第三轮的修订工作，在长达2年多的全国调研、全面总结前两轮教材建设的经验和不足的基础上，于2012年5月25～26日在北京召开了全国高等学校医药学成人学历教育教学研讨会暨第三届全国高等学校医药学成人学历教育规划教材评审委员会成立大会，就我国医药学成人学历教育的现状、特点、发展趋势以及教材修订的原则要求等重要问题进行了探讨并达成共识。2012年8月22～23日全国高等医药教材建设研究会在北京召开了第三轮全国高等学校医药学成人学历教育规划教材主编人会议，正式启动教材的修订工作。

本次修订和编写的特点如下：

1. 坚持国家级规划教材顶层设计、全程规划、全程质控和"三基、五性、三特定"的编写原则。

2. 教材体现了成人学历教育的专业培养目标和专业特点。坚持了医药学成人学历教育的非零起点性、学历需求性、职业需求性、模式多样性的特点，教材的编写贴近了成人学历教育的教学实际，适应了成人学历教育的社会需要，满足了成人学历教育的岗位胜任力需求，达到了教师好教、学生好学、实践好用的"三好"教材目标。

3. 本轮教材的修订从内容和形式上创新了教材的编写，加入"学习目标"、"学习小结"、"复习题"三个模块，提倡各教材根据其内容特点加入"问题与思考"、"理论与实践"、"相关链接"三类文本框，精心编排，突出基础知识、新知识、实用性知识的有效组合，加入案例突出临床技能的培养等。

本次修订医药学成人学历教育规划教材临床医学专业专科起点升本科教材30种，将于2013年9月陆续出版。

全国高等学校医药学成人学历教育规划教材临床医学专业
教材目录

教材名称	主编	教材名称	主编
1. 人体解剖学	黄文华　徐　飞	16. 传染病学	李　刚
2. 生理学	管茶香　武宇明	17. 医学心理学与精神病学	马存根
3. 病理学	唐建武	18. 医用化学	陈莲惠
4. 生物化学	林德馨	19. 医学遗传学	傅松滨
5. 病原生物学	景　涛　吴移谋	20. 预防医学	肖　荣
6. 医学免疫学	沈关心　赵富玺	21. 医学文献检索	赵玉虹
7. 药理学	刘克辛	22. 全科医学概论	王家骥
8. 病理生理学	王学江　姜志胜	23. 卫生法学概论	樊立华
9. 诊断学	郑长青	24. 医学计算机应用	胡志敏
10. 医学影像学	郑可国　朱向明	25. 皮肤性病学	邓丹琪
11. 内科学	周宪梁　杨　涛	26. 急诊医学	黄子通
12. 外科学	白　波　吴德全	27. 循证医学	杨克虎
13. 妇产科学	王建六　漆洪波	28. 组织学与胚胎学	郝立宏
14. 儿科学	薛辛东　赵晓东	29. 临床医学概要	闻德亮
15. 神经病学	肖　波	30. 医学伦理学	戴万津

　　注：1～17为临床医学专业专科起点升本科主干课程教材，18～30为临床医学、护理学、药学、预防医学、口腔医学和检验医学专业专科、专科起点升本科共用教材或选用教材。

第三届全国高等学校医药学成人学历教育规划教材
评审委员会名单

前　言

　　本教材的编写是按照"全国高等学校医药学成人学历教育教材第三轮修订原则和基本要求"进行的。编写的宗旨是紧扣医药学成人学历教育培养目标，体现医学成人学历教育非零起点性、学历需求性、职业需求性、模式多样性的特点，以满足培养适应时代发展需求的实用型医疗卫生技术人才的需求。

　　在全国高等学校医学成人学历教育教材《组织学与胚胎学》（专科和专科升本科）两本教材的基础上，修订完成了供本科、专科共用的该版教材。在继承上版教材精髓的同时，对内容进行了较大幅度的增减。修订原则为：①突出实用性，淡化学科完整性，删减了一些过于专业的内容。②侧重与功能相关的形态结构，淡化过于专业的形态学描述。③在突出本专业基本知识的基础上，以"理论与实践"介绍本学科与临床相关的知识，以"相关链接"介绍新的研究进展以及本学科与相关学科的联系，实现与其他学科的有机衔接。④教材中的模式图、示意图和照片(电镜除外)全部彩图，使形态学教材最具特色的图像得以充分展示,极大地方便学生对微细结构的理解和认识，缓解了教学场地对成人学员实验教学的限制。在编写过程中，力争做到在教材内容中突出基础知识，并实现新知识和实用性知识的有效组合，使文字精炼、编排合理、层次清晰、插图精美。除了在每章节前增加学习目标，帮助学生把握知识要点以外，在每章节后面以复习题和答案要点的形式对该章节的主要内容作一小结，通过对知识要点的归纳，方便学生理解和记忆。为节省篇幅，教材中HE染色的切片图，均未标注染色方法；胚胎学内容的图片基本为模式图或示意图，也未加以标注。

　　在编写过程中得到了各编委所在单位的大力支持，特别感谢南华大学医学院有关领导和同仁对编委会顺利进行所付出的辛苦，在此深表谢意。各编委在文字编写的同时，还提供了大量组织切片的实物照片，本人对全书的绝大部分模式图和示意图进行了重新制作，编写团队务力将精炼的内容和最好的图片呈献给大家。对各位编委和学术秘书所付出的辛苦工作致以诚挚谢意！

　　由于学识水平有限，书中难免有疏忽错漏之处，恳请同仁和广大读者批评指正。

郝立宏
2013年5月

目　录

第 一 章

绪 论

学习目标 ▮▮

掌握：细胞、组织和器官的定义；光镜 HE 染色和电镜染色的相关术语。

熟悉：光镜的特殊染色方法；透射电镜和扫描电镜的观察目的。

了解：组织化学、组织培养和激光共聚焦等技术。

一、组织学与胚胎学的研究内容及其意义

组织学（histology）与胚胎学（embryology）是既相互关联又相互独立的两门科学。组织学是解剖学的分支，又称显微解剖学（microanatomy），研究人体细胞、组织和器官的微细结构及其相关功能。胚胎学研究个体发生、生长及其发育机制；人体胚胎学（human embryology）旨在阐明人体胚胎发育的形态、结构形成及变化特点或规律。

细胞（cell）是人体形态结构的基本单位，是机体新陈代谢、生长发育和繁殖分化的形态基础。由细胞和细胞外基质构成的具有一定形态结构和生理功能的细胞群体，称组织（tissue），人体的基本组织有：上皮组织、结缔组织、肌组织和神经组织。四大基本组织有机结合形成器官（organ），若干结构相似、功能相近的器官则构成系统（system）。

组织学与胚胎学是医学教育中重要的基础课程之一，只有深入了解人体的正常组织结构及胚胎的发生和发展过程，才能充分理解人体各器官和系统的生理功能、病理和病理生理的发展过程，以及阐明胚胎发生异常的机制。因此，掌握组织学与胚胎学的基本理论与知识，是学好医学基础课程以及临床课程的前提。

二、组织学与胚胎学常用技术与方法

（一）光学显微镜技术

随着科学技术的发展，组织学与胚胎学的研究方法也在不断改进，但将组织、器官制成切片，应用光学显微镜观察仍是最基本的研究方法。

光学显微镜（light microscope）简称光镜，是古老而常用的观测工具（图 1-1）。最好的光镜分辨率约 0.2μm，放大倍数为 1500 倍左右。借助光镜观察到的组织细胞结构，称光镜结构。

除普通光学显微镜外，还有用于观察活细胞的相差显微镜，以及用于观察组织细胞内荧光物质或荧光标记物的荧光显微镜等。

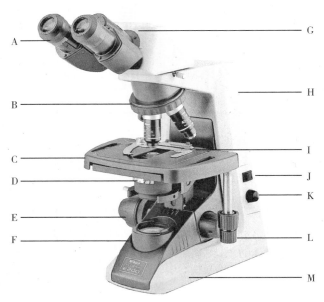

图 1-1 普通光学显微镜

A.目镜 B.物镜转换器 C.载物台 D.聚光器 E.调节器
F.光源 G.镜筒 H.镜臂 I.标本夹 J.电源开关
K.光亮度调节钮 L.标本移动器 M.镜座

组织切片制作最常用的是石蜡切片法（paraffin sectioning），其基本程序为：①取材、固定：取动物或人体新鲜组织切成小块，用固定剂（常用甲醛）固定，使其蛋白质迅速凝固，防止细胞自溶和组织腐败，最大程度保存组织的生前结构。②脱水、包埋：用酒精脱去组织块中的水分，再用能溶于石蜡的二甲苯置换出组织中的酒精，然后将组织块置于融化的石蜡中包埋，冷却后便形成了具有一定硬度的蜡块。③切片、染色：将蜡块固定在切片机上，切成 5~10μm 的薄片，将组织切片贴于载玻片上，经二甲苯脱蜡后染色。最后用树胶密封，加盖玻片保存。

组织切片染色的目的是使组织内的不同结构呈现不同的颜色而便于观察。石蜡切片最常用的是苏木精 - 伊红染色法（hematoxylin-eosin staining），简称 HE 染色法。苏木精为碱性染料，可将细胞核中的染色质及细胞质中的核糖体染成紫蓝色；伊红为酸性染料，可将细胞质及细胞外基质染成粉红色。组织中凡与苏木精亲和力强而被染成紫蓝色的特性，称嗜碱性（basophilia）；与伊红亲和力强而被染成粉红色的特性，称嗜酸性（acidophilia）；对两种染料亲和力均不强的称中性（neutrophil）（图 1-2）。

组织的染色方法还有许多种，如用硝酸银处理组织或细胞后呈黑色，呈亲银性（argentaffin）；若用硝酸银处理后，还需加还原剂才能显色，称嗜银性（argyrophilia）；用碱性染料甲苯胺蓝将肥大细胞内的分泌颗粒染成紫红色，后者所呈现出的颜色与染料颜色不同的特性，称异染性（metachromasia）；以及用醛复红将弹性纤维染成紫红色等，上述染色方法统称特殊染色（图 1- 2）。

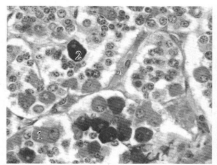

脑垂体远侧部 1.嗜酸性细胞
2.嗜碱性细胞（HE 染色）

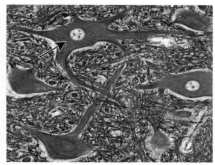

脊髓运动神经元（硝酸银染色）

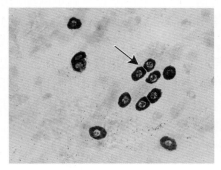

肥大细胞（甲苯胺蓝染色）

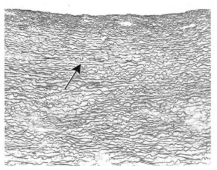

大动脉弹性膜（醛复红染色）

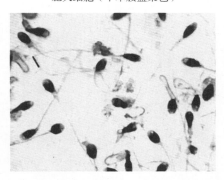

精子（精液涂片，HE 染色）

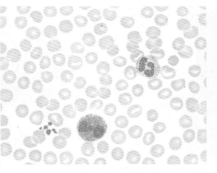

血细胞（血涂片，Wright's 染色）

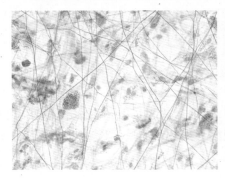

疏松结缔组织（肠系膜铺片，
腹腔注射台盼蓝，偶氮焰红和醛品红染色）

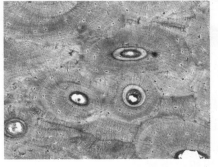

长骨骨干（骨磨片，硫堇染色）

图 1-2 细胞和组织的光镜像（郝立宏图）

除石蜡切片外，根据组织特性及应用目的不同，还有其他一些制片方法：①冰冻切片：将组织块置入液氮（-196℃）冷冻后直接切片，其程序简单，快速，常用于免疫组织化学的研究和快速病理诊断；②涂片：将液态的组织标本（如血液和精液等）直接涂于载玻片上，以观察游离细胞的形态；③铺片：把柔软疏松的组织（如疏松结缔组织等）撕成薄膜铺在载玻片上，以观察其中纤维的完整形态；④磨片：把坚硬的组织（如骨和牙等）磨成薄片，以便于显微镜下观察。（图 1-2）

（二）电子显微镜技术

电子显微镜（electron microscope）简称电镜，是以电子发射器（电子枪）发射的电子束代替可见光，以磁场代替玻璃透镜，将放大的物像投射到荧光屏上进行观察。电子显微镜的分辨率为 0.1~0.2nm，放大倍数为几万至几百万倍。借助电镜能观察到更微细的结构，称超微结构（ultrastructure）。目前常用的是透射电镜（transmission electron microscope，TEM）和扫描电镜（scanning electron microscope，SEM）。

1. 透射电镜 用于观察组织和细胞内部的结构。由于电子束穿透能力低，所以必须制备超薄切片（厚度通常为 50~70nm）。超薄切片的制备过程与石蜡切片相似，也经过取材、固定、包埋、切片和染色等步骤，但固定剂（戊二醛和锇酸）、包埋剂（环氧树脂）、切片机（超薄切片机）及染料（重金属盐）等有所不同。细胞被重金属盐染色的部位，图像深，称电子致密（electron dense）；反之，图像亮，称电子透明（electron lucent）（图 1-3）。

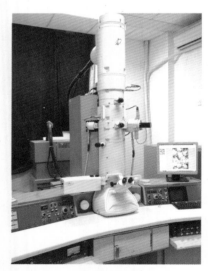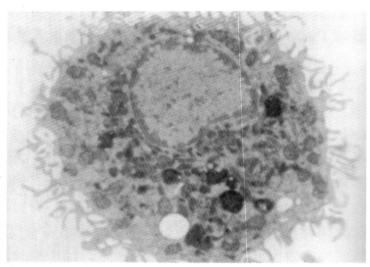

图 1-3 透射电镜及图像：巨噬细胞透射电镜像

2. 扫描电镜 用于观察组织和细胞表面的立体结构。扫描电镜标本不需要制成超薄切片，标本经固定、脱水、干燥和喷镀金属后即可观察。由于它的景深长，凹凸不平的表面也能清晰成像，故图像极富立体感（图 1-4）。

（三）组织化学技术

组织化学（histochemistry）是应用化学、物理及免疫学的原理和技术，定性或定位地显示组织和细胞内某种化学物质的存在、分布和状态。

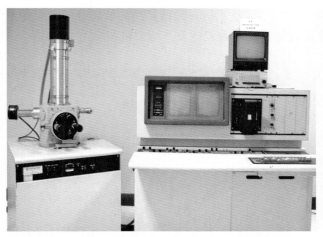
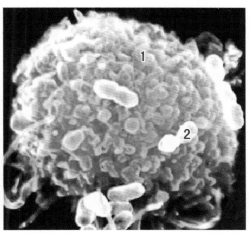

图 1-4 扫描电镜及图像：巨噬细胞扫描电镜像

1. 微绒毛 2. 细菌

1. 一般组织化学技术 在组织切片上滴加某种试剂，使其与组织和细胞内待检物质发生化学反应，并形成有色沉淀物，以便在显微镜下识别。如常用过碘酸希夫反应（periodic acid Schiff reaction，PAS 反应）显示多糖或糖蛋白的糖链，后者经与过碘酸及希夫试剂反应，形成紫红色产物，以证明多糖或糖蛋白的存在（图 1-5）。

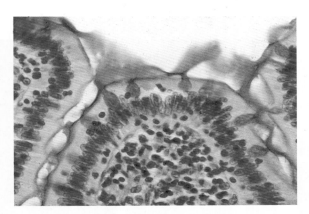

图 1-5 PAS 反应（复旦大学上海医学院图）

小肠上皮杯状细胞的黏原颗粒呈紫红色

2. 免疫组织化学技术 免疫组织化学（immunohistochemistry）根据抗原与抗体特异性结合的原理，检测组织和细胞中某种多肽及蛋白质等大分子物质的存在与分布。如用已知抗体结合某种标记物形成标记抗体，后者与组织切片孵育时，抗体与细胞中相应的抗原发生特异性结合，在显微镜下通过观察标记物而获知该抗原的分布情况。常用标记物有荧光素、辣根过氧化物酶及胶体金等。用荧光素标记抗体，并在荧光显微镜下观察，称免疫荧光技术（immunofluorescence technique）。

3. 原位杂交技术 原位杂交（in situ hybridization）用带有标记物的已知碱基顺序的 DNA 或 RNA 片段为核酸探针，与细胞内待检测的核酸片段按碱基配对的原则进行特异性原位结合，在光镜或电镜下观察待测核酸的存在与定位。该技术是一种特异性的核酸分子杂交的组织化学技术，敏感性较高，可从分子水平探讨细胞的基因表达及其调节机制。

（四）组织培养技术

组织培养（tissue culture）是将离体细胞、组织或器官放置在模拟体内生理环境条件的培养液中，在无菌和适当温度（37℃）等条件下于体外培养，使之生存和生长的一种技术方法。用以研究组织细胞的代谢、增殖、分化、形态及功能变化，以及各种理化因素（如药物、毒物和射线等）对活细胞的影响（图1-6）。

（五）激光共聚焦技术

激光共聚焦扫描显微镜（confocal laser scanning microscope，CLSM）利用激光扫描束通过光栅针孔形成点光源，在荧光标记标本的共聚焦平面上逐点扫描，对样品进行断层扫描和成像，并用计算机进行二

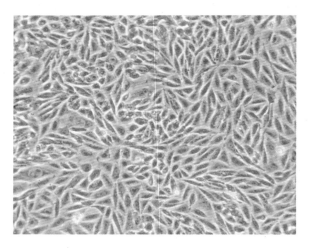

图1-6　体外培养中国仓鼠卵巢细胞（CHO cell）相差显微镜图（桂林医学院　孙莉图）

维或三维的数字图像分析处理；还可进行活细胞的动态观察和对样品进行多重荧光标记的观察（图1-7）。

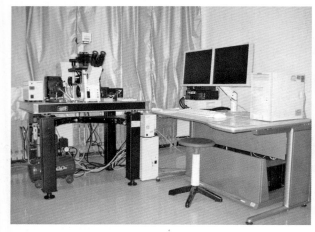
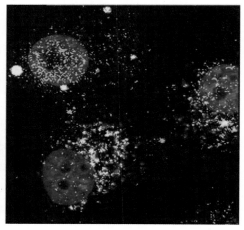

图1-7　激光共聚焦显微镜及图像

三种荧光标记的Hele细胞（吉林医药学院　徐冶图）

三、组织学与胚胎学的学习方法

组织学与胚胎学是重要的形态学课程，只要掌握正确的学习方法，即可很好地掌握本门课程。建议同学们在学习时注意以下方法：

1.重视理论与实际的结合　充分利用实验课，在光镜下仔细辨认各种组织器官的形态结

构特点，从实际观察中验证理论知识，以加深对知识的理解和记忆。

2. 注意平面与立体的关系 人体的结构是立体的，但组织学与胚胎学标本多为切片，在显微镜下所呈现的图像均为平面结构，因此在学习中始终要将所观察到的二维图像与机体的立体三维结构相结合。

3. 加强结构与功能的联系 人体是结构与功能的统一体，任何结构都有相应的功能，反之，任何功能都有其结构基础。学习中要以结构联系功能，以功能来联想结构，如蛋白质合成旺盛的细胞其胞质内一定含有大量的粗面内质网和游离核糖体；以吸收功能为主的肠上皮细胞有发达的微绒毛来增加表面积等。

4. 注重胚胎发育过程中的结构变化与时间的联系 胚胎在从一个细胞（受精卵）发育为 $(5\sim7)\times10^{12}$ 个细胞构成的足月胎儿的过程中，每一部分都在发生复杂的动态变化。学习时既要了解某一时期胚胎的立体形态（三维结构），也要知道在不同时期这些结构的来源与演变过程。

5. 关注常见先天畸形的成因 机体各结构的形态发生和演变过程非常复杂，一旦受到内在或外来因素的干扰，即会引起先天畸形；对照正常发育去解析发育异常，有助于加深对临床常见畸形的理解。

（郝立宏）

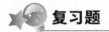

复习题

1. 细胞、组织、器官和系统的关系如何？
2. 什么是HE染色？染色后如何描述？
3. 电镜标本用什么染色？染色后如何描述？

答案要点

1. 细胞是人体形态结构的基本单位，细胞的分泌物为细胞外基质。组织由细胞和细胞外基质构成，器官由四大基本组织有机结合形成；若干结构相似、功能相近的器官则构成系统。

2. HE染色法是苏木精-伊红染色法的简称。苏木精为碱性染料，可将胞核中的染色质及胞质中的核糖体染成紫蓝色，称嗜碱性。伊红为酸性染料，可将胞质和细胞外基质染成粉红色，称嗜酸性。对两种染料亲和力均不强的，称中性。

3. 电镜标本用重金属染色实现反差，在荧光屏上呈深绿色或浅绿色（照片上呈黑色或白色）的图像。深染的结构，称电子致密；反之，浅染的部分，称电子透明。

第 二 章

组织的基本构成

学习目标

掌握：细胞和细胞外基质的概念；细胞的超微结构及主要功能。

熟悉：细胞外基质的分子类型及主要功能；细胞增殖过程及意义。

了解：细胞凋亡的概念。

机体组织由细胞和细胞外基质构成。细胞（cell）是生命活动的基本结构和功能单位，细胞外基质（extracellular matrix，ECM）是由细胞分泌的蛋白和多糖在细胞周围构成的高度水合、精密有序的凝胶或纤维性网络结构。细胞通过细胞外基质行使多种功能，二者相互依存，进一步构成各种组织与器官，使机体成为完整的有机整体。

一、 细　　胞

细胞内的所有生命物质统称原生质（protoplasm），基本化学成分包括无机化合物（水、无机盐等）和有机化合物（糖类、脂类、蛋白质及核酸等）。细胞均由细胞膜（cell membrane）、细胞质（cytoplasm）和细胞核（nucleus）构成。细胞内部的超微结构则需借助电子显微镜观察（图 2-1）。

（一）细胞膜

细胞膜是细胞最外层的膜状结构，由原生质特化而成，又称质膜（plasma membrane）。细胞内丰富的膜相结构称细胞内膜系统，这些膜相结构统称生物膜（biomembrane）。

1. 细胞膜的化学组成

（1）膜脂：生物膜上的脂类统称膜脂（membrane lipid），主要有磷脂、胆固醇和糖脂。膜脂分子的两端分别形成极性头部和非极性尾部，头部有亲水性，尾部有疏水性。

（2）膜蛋白：执行着细胞膜的众多重要功能。根据膜蛋白与膜脂的结合方式不同，分内在蛋白和外在蛋白。内在蛋白是膜蛋白的主要存在形式，占膜蛋白总量的 70%~80%，其主体部分穿越脂质双分子层，亲水端位于膜的内、外两侧；外在蛋白通过非共价键附于膜的内、外表面。

（3）膜糖：生物膜含糖量较少，仅占膜重的 2%~10%。膜糖大多是低聚寡糖链，与蛋白

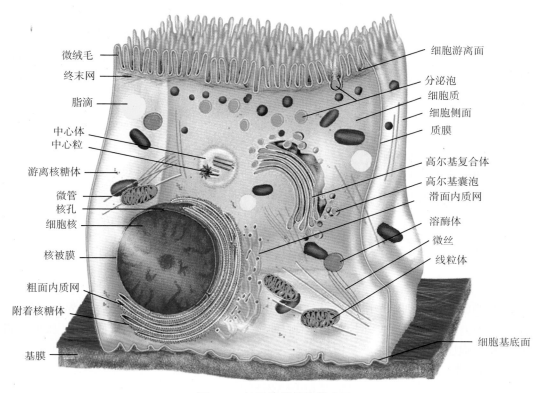

微绒毛
终末网
脂滴
中心体
中心粒
游离核糖体
微管
核孔
细胞核
核被膜
粗面内质网
附着核糖体
基膜

细胞游离面
分泌泡
细胞质
细胞侧面
质膜
高尔基复合体
高尔基囊泡
滑面内质网
溶酶体
微丝
线粒体
细胞基底面

图 2-1　细胞超微结构模式图

质或脂类分子相结合形成糖蛋白或糖脂，分布于质膜外表面，形成糖萼或细胞衣（cell coat）。细胞衣与细胞间的识别、细胞信息交换、细胞免疫、细胞黏附、细胞癌变以及对药物和激素的反应等密切相关。

相关链接

　　细胞识别是细胞与细胞之间相互辨认和鉴别，进而辨认"自己"和"非己"。细胞识别与构成细胞衣的寡糖链密切相关。每种细胞寡糖链的单糖残基有一定的排列顺序，编成了细胞表面的密码，是细胞识别的分子基础。细胞表面有寡糖的专一受体，对寡糖链有识别作用。因此，细胞识别实质上是分子识别。受精是同种精子和卵子之间相互识别和结合的过程；巨噬细胞通过识别，吞噬衰老红细胞，而不吞噬正常红细胞；人体免疫系统能识别入侵的病原体，并及时将其攻击，流感病毒易发生突变，使其抗原性发生改变，免疫系统丧失对其识别能力时，导致流感发生；肿瘤细胞表面抗原发生变异时，T细胞丧失对它的鉴别力，使肿瘤细胞克隆性增殖为肿瘤或转移。

　　2. 细胞膜的特性　　细胞膜有两个显著的特性，即不对称性和流动性。不对称性包括膜脂和膜蛋白分布的不对称性；流动性包括膜脂和膜蛋白的流动性。膜蛋白的运动速度比膜脂慢，常局限于某一特定区域。

3. 细胞膜的分子结构　在众多细胞膜分子结构模型中，比较公认的是 Singer 和 Nicolson（1972）提出的液态镶嵌模型（fluid mosaic model）（图 2-2），即液态的脂质双分子层构成膜的连续主体，它既有固体分子排列的有序性，又有液态分子的流动性，蛋白质分子以不同形式与脂质双分子层结合。

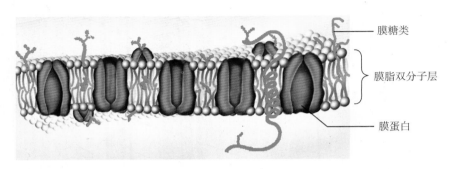

膜糖类

膜脂双分子层

膜蛋白

图 2-2　液态镶嵌模型

4. 细胞膜的功能　细胞膜除能维持细胞一定构型、构成细胞屏障、限制外界某些物质进入及防止细胞内某些物质流失外，还在细胞内外物质转运、信息传递、膜抗原属性、细胞防御、细胞黏合及细胞连接等方面起重要作用。

（二）细胞质

细胞质简称胞质，由基质、细胞器和内涵物组成。

1. 基质　基质（cytoplasmic matrix）是细胞质的液相部分，构成细胞的内环境。基质有一定的弹性和黏滞性。基质中含有与糖类、脂类代谢及蛋白质合成等重要生命活动有关的反应物和产物。

2. 细胞器　细胞器（organelle）是细胞质内有一定形态和特殊功能的有形成分，各种细胞器在机体统一协调下完成各自功能。

（1）核糖体（ribosome）：由核糖体核糖核酸（rRNA）和蛋白质共同组成。电镜下，核糖体由大亚基和小亚基组成（图 2-3）。单个核糖体无功能活性，当一定数量的核糖体附着在信使核糖核酸（mRNA）分子上，成为多聚核糖体（polysome），为合成蛋白质的结构单位。

核糖体有两种存在形式，游离于细胞质内的称游离核糖体（free ribosome），附着于内质网膜及外核膜上的称附着核糖体（attached ribosome）。游离核糖体主要合成结构蛋白，供细胞自身代谢及生长增殖需要；附着核糖体主要合成分泌蛋白，经高尔基复合体加工后形成分泌颗粒排出细胞外。

（2）内质网（endoplasmic reticulum，ER）：以单层生物膜围成的小管、小泡或扁囊为基本单位，相互吻合构成连续的膜性三维网状系统。根据内质网表面有无核糖体附着，分粗面内质网（rough endoplasmic reticulum，RER）和滑面内质网（smooth endoplasmic reticulum，SER），两者相互通连（图 2-4）。

粗面内质网大多为扁平囊状，表面附有核糖体。它们相互延续，并与部分外核膜相连，形成一广泛连续的整体。粗面内质网的主要功能是合成分泌蛋白质和膜结构蛋白质。

滑面内质网通常为分支管状或相互连通成网，表面无核糖体附着。滑面内质网膜上有多种酶系，与类固醇激素的生成、脂类代谢、糖原代谢、肌收缩、药物代谢和解毒功能等密切相关。

（3）高尔基复合体（Golgi complex）：位于细胞核一侧，中心体附近。电镜下，分为顺面高尔基网状结构（cis Golgi network）、高尔基膜囊（medial Golgi stack）和反面高尔基网状结构（trans Golgi network）（图2-5）。高尔基中间膜囊是主体，常以3~8个扁平状囊泡平行排列而成，并向一侧弯曲呈弓形。弓形的凸面称形成面（未成熟面），朝向细胞核，表面可见许多由粗面内质网形成的运输小泡；凹面称分泌面（成熟面），朝向质膜，可见由扁平囊芽生而来的大囊泡，数量较少。

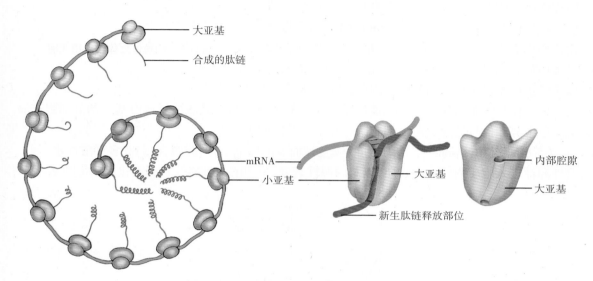

图2-3　核糖体及蛋白质合成示意图

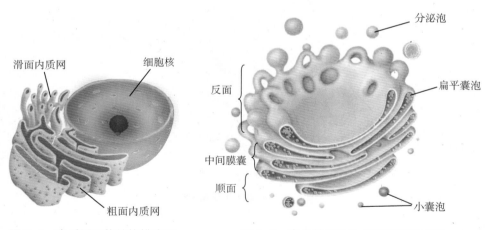

图2-4　内质网立体结构模式图　　　图2-5　高尔基复合体立体结构模式图

高尔基复合体的主要功能：①参与细胞内物质运输，内质网合成的蛋白质和脂类，经高尔基复合体加工、修饰后形成糖蛋白、糖脂、蛋白多糖和溶酶体酶等，再经高尔基复合体分选后运送到细胞的各个部位；②参与细胞内膜的更新。

（4）线粒体（mitochondria）：除成熟红细胞外，存在于人体所有细胞中，含有多种与生物氧化有关的酶，为细胞提供能量。光镜下，呈线状或颗粒状。电镜下，呈长椭圆形，由内、外两层单位膜构成（图 2-6）。外膜光滑，较内膜稍厚；内膜的一部分内折形成板状或管状结构，称线粒体嵴（mitochondrial crista），内膜内表面附着基粒（elementary particle），又称 ATP 合酶复合体（ATP synthase complex），是催化 ADP 磷酸化生成 ATP 的部位。内、外膜之间的间隙称外腔，内膜包围的空间称内腔，内腔充满基质，是三羧酸循环进行的部位。基质内含有线粒体基因组（mtDNA）和细胞氧化代谢中必需的酶和蛋白质，说明线粒体能独立合成蛋白质，并进行自我复制，但由于线粒体中大多数酶或蛋白质仍由核基因编码，因此，线粒体只有半自主性。

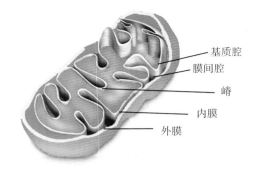

图 2-6　线粒体立体结构模式图

线粒体是细胞有氧呼吸和供能的场所。线粒体还参与生成活性氧自由基、调节细胞的氧化还原电势和信号转导、调控细胞凋亡和某些基因的表达等。

（5）溶酶体（lysosome）：由单层生物膜包被而成的球形小体，腔内含有 60 多种酸性水解酶，对外源性进入胞质内的有害物质，以及内源性衰老、受损的细胞器等具有消化作用（图 2-7）。

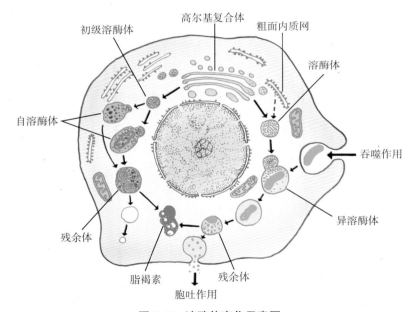

图 2-7　溶酶体变化示意图

溶酶体酶在粗面内质网中合成，被运输至高尔基复合体经加工包装后，从高尔基复合体扁平囊成熟面出芽脱落，形成内含溶酶体酶的小泡，即初级溶酶体（primary lysosome），当初级溶酶体与细胞内自身产物或由细胞摄入的外来物质相互融合后则称次级溶酶体（secondary lysosome）。

初级溶酶体因其内的酶没有活性，所以又称非活动性溶酶体。次级溶酶体根据其融合物质来源的不同而分为自噬性溶酶体和异噬性溶酶体；前者融合内源性物质，如衰老或崩解的细胞器等，在细胞结构的更新和细胞正常功能的维持中起重要作用；后者融合外源性物质，如细菌及衰老坏死的细胞碎片等。次级溶酶体中的酶有活性，可以分解蛋白质、核酸、脂类和糖类等，因此又称活动性溶酶体。分解后的营养物质如氨基酸、单糖等透过溶酶体膜扩散到细胞基质中，参加正常细胞代谢被重新利用。次级溶酶体对被消化的底物进行消化分解后，常剩余一些不能消化的残余物，这时的溶酶体称残余体（residual body）。残余体可以排出细胞外也可积累在细胞内，如神经细胞、心肌细胞及肝细胞中的脂褐素就是一种长期积累在细胞内的残余体。

溶酶体除了有吞噬及消化作用外，还参与受精及激素分泌过程等。

理论与实践

硅沉着病（矽肺）是一种职业病，主要由于长期吸入含二氧化硅的粉尘，引起肺间质纤维化及形成硅结节，严重者可影响肺功能，甚至发展为呼吸衰竭和心力衰竭。

该病与溶酶体的自溶作用密切相关。二氧化硅尘（矽尘）吸入肺泡后被肺巨噬细胞（尘细胞）吞噬，含有矽尘的吞噬体与溶酶体融合成为次级溶酶体。二氧化硅的羟基与溶酶体膜的磷脂或蛋白质形成氢键，导致膜通透性改变，从而引起溶酶体自溶，使水解酶释放，巨噬细胞溶解、死亡及矽尘释放，又可被其他巨噬细胞吞噬，如此反复进行。巨噬细胞崩解时释放致纤维化因子，激活成纤维细胞，导致胶原纤维增生，形成硅结节。

（6）过氧化物酶体（peroxisome）：又称微体（microbody），由一层单位膜包裹的圆形小体，内含均质细小颗粒组成的基质，其内存在的酶可达 40 种以上，主要为过氧化氢酶、过氧化物酶和氧化酶。过氧化物酶体能清除血液中各种毒素，通过过氧化氢酶的作用消除对细胞有害的 H_2O_2，同时，又利用 H_2O_2 氧化其他各种底物，将 H_2O_2 还原成水，防止过量的 H_2O_2 对细胞产生毒性作用。

（7）中心体（centrosome）：光镜下为球形小体。电镜下，由一对呈圆筒状、彼此互相垂直排列的中心粒和一团电子密度高的中心粒旁物质构成。中心粒管壁由 9 组三联管构成，每一组又包括 A、B、C 三个微管，9 组微管相互之间呈斜向排列，略似风车的旋翼。中心体形成微管并参与细胞的有丝分裂。

（8）细胞骨架（cytoskeleton）：由蛋白质纤维组成的三维网架结构，包括微管（microtubule）、微丝（microfilament）和中间丝（intermediate filament）。胞质中各种细胞器、酶和蛋白质均固定于细胞骨架，有条不紊地执行各自的功能。

微管是粗细均匀、无分支的小管，直径约 22nm，管壁厚约 5nm，直行或略弯曲。微管的化学成分是微管蛋白。许多微管蛋白分子彼此首尾相接形成微管蛋白原纤维，再由 13 根原纤维围成微管。微管是一种不稳定的细胞器，不断地解聚为微管蛋白，又不断地聚合成新微管。微管可装配成单管、二联管（纤毛和鞭毛）和三联管（中心粒、基体）（图 2-8）。微管除参与构成细胞支架外，还与细胞收缩、细胞运动、细胞分裂、细胞内物质运输及细胞分化等相关。

微丝是实心的丝状结构，普遍存在于各种细胞内，直径 5~8nm（图 2-8）。其主要化学成分为肌动蛋白，故又称肌动蛋白丝。微丝多分布在细胞的周边，常在质膜下形成网。微丝

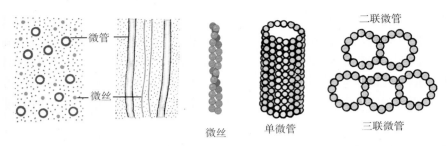

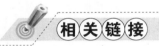

图 2-8 微丝及微管模式图

除对细胞有支持作用外，还与细胞的吞噬、微绒毛的收缩、细胞伪足的伸缩、变形运动、胞质流动及细胞器的移动等有关。

中间纤维直径介于微丝与微管之间，为 8~10nm，比微管和微丝稳定，具有组织特异性。中间纤维在胞质内形成一个完整的网架支持系统，它与微管、微丝及其他细胞器关系密切，并与质膜和细胞外基质直接联系。中间纤维参与了细胞连接的构成，还与细胞分化、细胞内信息传递及核内基因表达等重要生命活动过程有关。

相关链接

微丝和微管在进化上具有高度保守性，各种细胞中微丝和微管蛋白基本是相同的，而中间纤维蛋白的表达则具有组织特异性，不同类型细胞含有不同类型的中间纤维蛋白。因此，中间纤维蛋白是肿瘤鉴别诊断的有用工具，即使发生转移的肿瘤细胞仍保留有源细胞的中间纤维蛋白。

3. 内涵物 为细胞内的一些代谢产物或细胞的贮存物质，如糖原、脂类和色素颗粒等。

（三）细胞核

细胞核（nucleus）是真核细胞中体积最大、功能最重要的细胞器，是细胞遗传、变异、代谢、生长和分化繁殖的控制中心，是 DNA 复制和 RNA 转录的基地，在细胞生命活动中起决定性作用。

细胞核的数量、位置、大小和形态常因细胞类型不同而异。细胞通常只有一个核，少数细胞无核（如成熟红细胞）、双核（如肝细胞、软骨细胞等）或多核（如骨骼肌纤维、破骨细胞等）。细胞核的位置多居于细胞中央，也有偏于细胞一侧的（如上皮细胞、浆细胞等），有的甚至被挤向细胞的边缘（如脂肪细胞）。细胞核的大小差异较大，与胞质的体积有关，一般认为核与胞质之比为 1∶3 或 1∶4。细胞核的形态常与细胞的形态相适应，如球形细胞、立方细胞和多边形细胞的核一般为球形；柱状细胞和梭形细胞的核多呈卵圆形；扁平细胞的核为扁圆形；也有其他特殊形状的核，如白细胞的杆状核及分叶核、浆细胞的车轮状核等。存在于间期的细胞核，称间期核，由核膜、染色质、核仁及核基质组成（图 2-9）。

1. 核膜 即包围在核表面的界膜，由内、外两层生物膜构成，分别称内核膜（inner nuclear membrane）和外核膜（outer nuclear membrane），两层膜之间的腔隙称核周隙（perinuclear

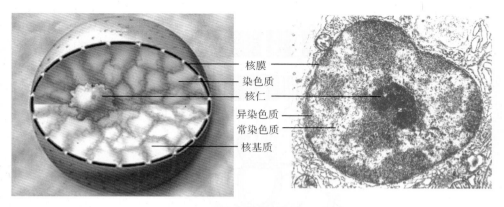

核膜
染色质
核仁
异染色质
常染色质
核基质

图 2-9　细胞核超微结构模式图及透射电镜像

space)，内核膜、外核膜及核周隙三者合称核被膜（nuclear envelope）。外核膜的胞质面有核糖体附着，在某些部位与内质网膜相连续；核周隙借此与内质网腔相通。核膜包围染色质及核仁，构成核内微环境，保证遗传物质的稳定性并利于细胞核各种生理功能的完成。

核被膜上的小孔称核孔（nuclear pore），是由蛋白质构成的复杂结构，又称核孔复合体（nuclear pore complex），包括胞质环、核质环、辐及中央栓。核孔复合体有效直径为 9~10nm，一般认为，水、离子、单糖、双糖、氨基酸和核苷酸等小分子物质可直接透过核被膜，而 RNA 与蛋白质等大分子物质则经核孔出入核。核孔是胞核与胞质间进行物质交换的通道，并对物质交换具有选择性运输作用。

2. 染色质与染色体　染色质（chromatin）与染色体（chromosome）都是遗传物质在细胞中的贮存形式，它们是同一物质在不同细胞时相所表现的不同形态，主要成分均是核酸和蛋白质。染色质指细胞间期核内分布不均匀、易被碱性染料着色的物质，光镜下呈细丝状、颗粒状或小块状，核膜下分布较多。在细胞进行有丝分裂时，染色质高度螺旋化和折叠，形成光镜下清晰可见的染色体，分裂结束后，染色体解除螺旋化，分散于核内重新形成染色质。

染色质的主要化学成分是 DNA 和组蛋白，另外还有非组蛋白和少量 RNA，这些成分组成串珠状结构，称核小体（nucleosome）。核小体是构成染色质的基本结构单位，呈圆盘状，直径约 10nm，核心由组蛋白八聚体（H_2A、H_2B、H_3、H_4 各两个分子）构成，DNA 链缠绕核心 1.75 圈，组蛋白 H_1 结合在双链进出端，相邻核小体之间由 DNA 链连接（图 2-10）。核小体链为染色质的一级结构，在 DNA 转录的部位呈伸展状态，表现为常染色质，光镜下着色浅；功能不活跃的部位呈高度螺旋化，即光镜下可见的异染色质，HE 染色呈强嗜碱性。因此，细胞核染色深浅也反映细胞的代谢活跃程度。电镜下，染色质由颗粒和细丝组成，在常染色质部分呈稀疏状，在异染色质部分则极为浓密。

染色体在细胞分裂中期由两条姐妹染色单体组成，它们仅在着丝粒处相连。着丝粒把染色单体分为长臂和短臂，两臂的长度是鉴别染色体的主要依据。着丝粒是染色体的一个重要组成部分，它在不同染色体上的位置是恒定的。染色体成对存在，它们分别来自双亲的对应染色体，故又称同源染色体。

每种生物染色体数目是相对固定的。人体细胞有 46 条（23 对）染色体，称二倍体，其

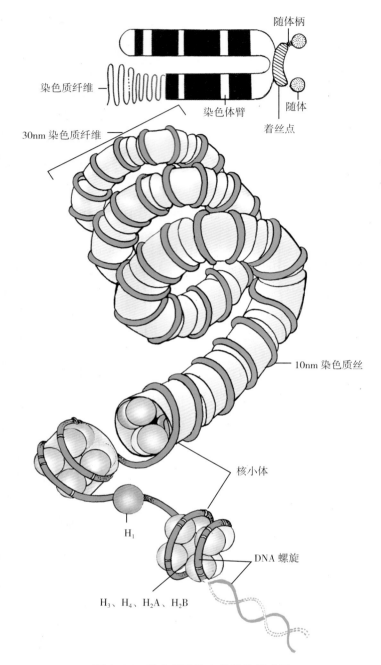

图 2-10　染色质及染色体结构模式图

中常染色体 44 条，性染色体 2 条。常染色体男、女相同，性染色体男性为 XY，女性为 XX。在成熟的生殖细胞中，染色体数目是体细胞中的一半，只有 23 条，称单倍体。分裂中期的染色体，按其形态特征顺序排列组成的图形，称染色体核型。染色体的数目和形态是生物物种的特征之一，可用染色体作为物种分类并探索物种之间亲缘关系的指标。

3. 核仁　核仁（nucleolus）是真核细胞区别于原核细胞的标志之一，光镜下呈圆形，强嗜碱性。核仁的数量一般为 1~4 个，其大小及数量随细胞类型及功能状态而异。代谢旺盛的细胞，如神经元、腺细胞可见明显的核仁。细胞合成活跃时，核仁变大；细胞静息时，核仁萎缩或消失。在细胞进行有丝分裂时，核仁同核膜一样，先消失以后又重建。电镜下，核仁无膜包绕，由纤维中心、致密纤维组分及颗粒组分构成。核仁的主要化学成分是 RNA 和蛋白质，主要功能是加工和装配核糖体亚单位，因此是形成核糖体前身的部位。

4. 核纤层　核纤层（nuclear lamina）是附着于内核膜下、由核纤层蛋白组成的纤维蛋白网，与中间纤维及核骨架相互连接。间期，核纤层维系着核的形状及染色质的高度有序性；分裂期，核纤层解体并以蛋白单体形式存在于胞质中。

5. 核基质与核骨架　核基质（nuclear matrix）是黏稠的液体，含水、蛋白质及无机盐等；核骨架（nuclear skeleton）是由多种蛋白质形成的三维细丝网架，其功能除具有保持细胞核的一定形状外，还为细胞核内的化学反应提供空间支架。核内骨架与胞质骨架关系密切，胞质骨架纤维可直接穿越核孔成为核内骨架的组成部分。

（四）细胞增殖与细胞凋亡

1. 细胞增殖　指细胞通过分裂，增加细胞数量，以补充和更新细胞。细胞增殖有一个复杂的周期性变化过程。

（1）细胞增殖周期：细胞从前一次分裂结束开始到下一次分裂结束为止的周期过程，称细胞增殖周期，简称细胞周期（cell cycle）。细胞周期分为分裂间期和分裂期（图 2-11）。分裂间期以 DNA 合成为依据，分为 DNA 合成前期（G_1 期）、DNA 合成期（S 期）和 DNA 合成后期（G_2 期）；分裂期（M 期）以染色体的形成变化过程为主要依据，分为前、中、后、末 4 个时期。

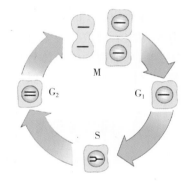

图 2-11　细胞增殖周期模式图

（2）间期细胞各期特点

G_1 期：在完成上一次分裂后开始。主要特点是细胞体积显著增大，物质代谢活跃，迅速合成 RNA 和蛋白质。主要意义是为下阶段的 DNA 复制作好物质准备。

细胞进入 G_1 期后，会出现三种前途的细胞：①增殖细胞：能及时进入 S 期，并保持旺盛的分裂能力，如造血干细胞、表皮与胃肠黏膜上皮的干细胞等；②暂不增殖细胞或休止期（G_0 期）细胞：这类细胞是分化的、并执行特定功能的细胞，进入 G_1 期后不立即转入 S 期，在需要时（如损伤、手术等）才进入 S 期继续增殖，如肝细胞及肾小管上皮细胞等；③不增殖细胞：此种细胞进入 G_1 期后，失去分裂能力，终身处于 G_1 期，最后衰老死亡，又称终末细胞（end cell），如高度分化的神经细胞、心肌纤维及成熟的红细胞等。

S 期：是细胞周期的关键时刻。DNA 经过复制而含量增加一倍，每条染色质丝都转变为由着丝粒相连接的两条染色质丝。只要 DNA 的复制一开始，细胞增殖活动就会进行下去，直到分裂形成两个子细胞。S 期一般需数小时。

G_2 期：主要为 M 期做准备。这一时期 DNA 合成终止，中心粒已复制完毕，形成两个中心体。G_2 期比较恒定，需用 1~1.5 小时。

在细胞周期中，分裂间期的主要生理意义是合成 DNA，复制两套遗传信息。

（3）分裂期（M 期）细胞的特点：细胞分裂可分为三种形式，即无丝分裂、有丝分裂和减数分裂（成熟分裂）。无丝分裂由亲代细胞直接断裂形成子代细胞，分裂过程简单、迅速，无染色体、纺锤体形成等变化,低等生物中较常见。有丝分裂(mitosis)是细胞分裂的主要形式,以染色体的形态变化及运动为主要特征。各期特点如下:

前期:染色质丝高度螺旋化,逐渐形成染色体。染色体短而粗,强嗜碱性。中心粒复制成双,向细胞两极移动,开始合成微管,形成纺锤体,核膜、核仁逐渐消失。

中期:两组中心粒分别移到细胞两极,纺锤体完全形成。纺锤体由微管组成,包括星体微管、动粒微管和极微管。染色体在动粒微管牵引下,整齐排列于细胞中央,每条染色体的两条染色单体借着丝粒相连。

后期:着丝粒纵裂,两条染色单体分离,并移向细胞两极。

末期:染色单体分别聚集于两极并逐渐解螺旋,重新出现染色质丝与核仁;核纤层蛋白去磷酸化,核膜重现;细胞赤道环行微丝束形成收缩环,使该部逐渐缩窄,胞质分裂,最后完全分裂为两个二倍体的子细胞。

分裂期的主要生理意义是通过染色体的形成、纵裂和移动把两套遗传信息准确地平均分配到两个子细胞中,使子细胞拥有与母细胞相同的染色体,使遗传特性代代相传,保持了遗传的稳定性。

减数分裂(meiosis)是生殖细胞成熟形成卵子与精子的过程,DNA复制一次,细胞连续分裂两次。减数分裂全过程结束后,初级精母细胞或初级卵母细胞分裂形成的子细胞,称配子,每个细胞的染色体数目由原来的二倍体减少一半成为单倍体。精子与卵细胞结合成受精卵,又恢复到二倍体,保持了物种遗传的稳定性。

? 问题与思考 ●●●

大部分抗癌药物的作用机制是阻止肿瘤细胞的DNA复制,还是阻止蛋白质的合成?

2. 细胞凋亡 细胞凋亡(cell apoptosis)是借用古希腊语,表示细胞像秋天的树叶一样凋落死亡。1972年Kerr最先提出这一概念,在研究青蛙尾退化时,发现了一种既不同于细胞衰老死亡又不同于坏死的细胞死亡方式,即细胞凋亡。在细胞凋亡一词出现之前,胚胎学家已观察到动物发育过程中存在着细胞程序性死亡(programmed cell death,PCD)现象,它是胚胎正常发育所必需的。过去PCD和细胞凋亡常被作为同义词使用,但近年来有学者认为两者实质上是有差异的。PCD是一个功能性概念,描述在一个多细胞生物体中,某些细胞的死亡是个体发育中一个预定的、并受到严格控制的正常组成部分;而凋亡是一个形态学概念,指与细胞坏死不同的受到基因控制的细胞死亡形式。PCD的最终结果是细胞凋亡,但细胞凋亡并非都是程序化的。

细胞凋亡和细胞增殖都是生命的基本现象,是维持体内细胞数量动态平衡的基本措施。在胚胎发育阶段,通过细胞凋亡清除多余的和已完成使命的细胞,保证了胚胎的正常发育;在成年阶段,通过细胞凋亡清除衰老和病变的细胞,保证了机体的健康;免疫活性细胞诱导靶细胞发生凋亡是杀伤靶细胞的重要途径之一;在组织损伤后由肉芽组织转变为瘢痕组织时细胞凋亡起重要作用;在血细胞的发生、肿瘤发生以及病毒致病等过程中,也有细胞凋亡的参与。与细胞增殖相同,细胞凋亡受基因的精确调控。

二、细胞外基质

细胞外基质是细胞的分泌物，存在于细胞外空间，其化学成分为蛋白和多糖。细胞外基质对细胞起支持、保护及营养等作用，且与细胞的增殖、分化、代谢、识别、黏着及迁移等基本生命活动密切相关。机体中，细胞外基质的含量因组织种类不同而异，上皮组织、肌组织以及脑与脊髓中的细胞外基质含量较少，而结缔组织的细胞外基质含量较多。

构成细胞外基质的大分子种类繁多，大致可分为三类：①蛋白多糖；②胶原蛋白与弹性蛋白；③结构性糖蛋白。

（一）蛋白多糖

蛋白多糖是高分子量的含糖化合物，糖为氨基聚糖，它们构成细胞外高度亲水性的凝胶，使组织具有良好的弹性和抗压性。

1. 氨基聚糖　氨基聚糖（glycosaminoglycan，GAG）为氨基己糖多糖，包括透明质酸、硫酸软骨素、硫酸角质素、硫酸乙酰肝素和硫酸皮肤素等。透明质酸是长链大分子，含量最多，呈曲折盘绕状态。透明质酸表面有大量的亲水基团，可结合大量水分子，因而即使浓度很低，也能形成黏稠的胶体。

2. 蛋白多糖　蛋白多糖（proteoglycan，PG）是由氨基聚糖与核心蛋白、连接蛋白共价结合形成的高分子量复合物，是含糖量极高的糖蛋白。蛋白多糖的立体构型内形成许多微细孔隙，称分子筛（图4-10）。小于孔隙的水分子和溶于水的营养物质、代谢产物、激素和气体分子等可以通过分子筛，便于血液与细胞之间进行物质交换；大于孔隙的物质，如细菌、异物等不能通过分子筛，从而起到局部屏障作用。

（二）胶原蛋白与弹性蛋白

1. 胶原蛋白　胶原蛋白（collagen）是动物体内高度特化的纤维蛋白家族，是人体内含量最丰富的蛋白质，占人体蛋白质总量的25%~30%。胶原蛋白遍布于体内各种器官和组织，结缔组织中尤为丰富，是细胞外基质的框架结构。

胶原蛋白由成纤维细胞、软骨细胞、成骨细胞以及某些上皮细胞合成并分泌到细胞外。胶原蛋白由3条α-多肽链相互缠绕而成，形成原胶原蛋白分子。原胶原蛋白分子平行排列通过侧向共价交联聚合成胶原原纤维。聚合时，在同一排的分子，首尾相对，而相互平行的相邻分子之间错开1/4分子长度，因此，在胶原原纤维上出现67nm间的周期性横纹。若干胶原原纤维经黏合质黏合成胶原纤维（collagenous fiber）（图2-12）。

胶原蛋白分为Ⅰ、Ⅱ、Ⅲ及Ⅳ型。Ⅰ型胶原蛋白主要存在于肌腱、皮肤、韧带及骨中；Ⅱ型胶原蛋白主要存在于软骨中；Ⅲ型胶原蛋白形成微细的纤维网，包绕在腺泡、骨骼肌和平滑肌纤维周围；Ⅳ型胶原蛋白仅存在于基膜中，形成三维网络样结构。

2. 弹性蛋白　弹性蛋白（elastin）是高度疏水的非糖基化纤维蛋白，是构成组织中弹性纤维的主要成分。

弹性蛋白肽链由两种类型的短肽交替排列构成。弹性蛋白以可溶性弹性蛋白原的形式分泌到细胞外，通过赖氨酸残基相互交联。

弹性蛋白及其表面包绕的微原纤维共同构成弹性纤维（elastic fiber）。电镜下，弹性纤维的核心部分电子密度较低，为均质的弹性蛋白；外周覆盖电子密度较高的微原纤维

（microfibrils），为糖蛋白。由于弹性蛋白的无规则卷曲和高度交联，弹性纤维具有很强的弹性（图2-13）。

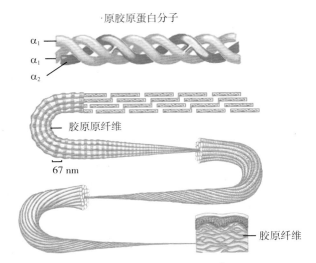

图 2-12　胶原纤维形成示意图

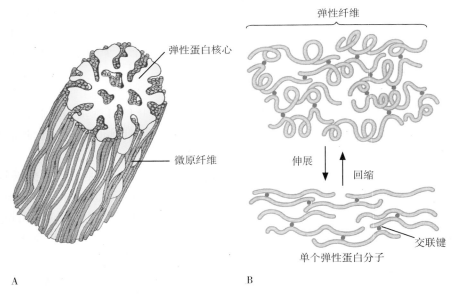

图 2-13　弹性纤维超微结构（A）及弹性蛋白构型（B）模式图

　　胶原纤维与弹性纤维混合交织在一起，使组织既有韧性又有弹性，利于组织和器官保持形态和位置的相对恒定，又使其具有一定的可变性。

（三）结构性糖蛋白

　　结构性糖蛋白（structural glycoprotein）是一类多功能大分子，其共同特点为既可与细胞结合，又可与细胞外基质中的其他大分子结合，对细胞识别、黏附、迁移、增殖和分化有直接影响。

1. 纤粘连蛋白　又称纤维连接蛋白（fibronectin，FN）是大分子糖蛋白，广泛存在于人和动物组织中，有三种存在形式：①血浆纤维连接蛋白，促进血液凝固、创伤愈合和细胞吞噬作用，还可以刺激上皮细胞增生，使创面修复；②细胞表面纤维连接蛋白，通过与细胞表面受体结合，能瞬时黏附于细胞表面，与细胞骨架相连；③基质纤维连接蛋白，为高度难溶的纤维性多聚体，存在于细胞外基质中。

2. 层粘连蛋白　层粘连蛋白（laminin，LN）是一种分子量为 950kD 的糖蛋白，由不同蛋白质分子组成的一个蛋白质家族，结构复杂，功能多样。层粘连蛋白是胚胎发育中出现最早的细胞外基质成分，对于保持细胞间的黏着、细胞的极性及细胞的分化具有重要意义。在成人体内，层粘连蛋白是基膜的主要成分，可专一地介导细胞与 IV 型胶原粘连，促进细胞的生长，并使细胞铺展而保持一定的形态，从而直接或间接控制细胞的活动。

（田洪艳）

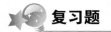

复习题

1. 如何理解生物膜结构的不对称性？
2. 为什么说高尔基复合体是一种极性细胞器？
3. 简述核仁的微细结构，并解释细胞分裂期为何不见核仁？

答案要点

1. 膜脂和膜蛋白在生物膜上的分布是不均匀的。
（1）膜脂的不对称性：生物膜的两层分子层所含磷脂种类、数量不同。
（2）膜蛋白的不对称性：每种膜蛋白分子在细胞膜上都具有明确的方向性。
2. 结构上的极性：顺面高尔基网状结构接近内质网，反面高尔基网状结构接近细胞膜。
功能上的极性：顺面网状结构分选从内质网转运的蛋白质；中间膜囊负责蛋白质的糖基化修饰；反面网状结构分选蛋白质。
3. 核仁由纤维中心、致密纤维组分及颗粒组分构成。在细胞分裂期，组成核仁纤维中心的DNA被组装成染色体。

第 三 章

上 皮 组 织

学习目标

掌握：上皮组织的特点；被覆上皮的分类、形态及功能。
熟悉：上皮细胞的特化结构及功能；外分泌腺和内分泌腺的区别。
了解：外分泌腺的结构。

上皮组织（epithelial tissue）简称上皮，由大量排列密集的细胞和少量的细胞外基质组成。上皮细胞具有明显的极性（polarity），朝向体表或器官腔面的一侧，称游离面；对侧与结缔组织相连，称基底面；细胞之间的连接面，称侧面。上皮组织内一般无血管，所需营养靠结缔组织内的血管渗透供给；一般有丰富的感觉神经末梢。上皮组织分为被覆上皮、腺上皮和感觉上皮，具有保护、吸收、分泌、排泄和感觉等功能。

一、被 覆 上 皮

（一）被覆上皮的类型和结构

被覆上皮（covering epithelium）覆盖在体表或衬于管、腔及囊内表面，以保护等功能为主。根据构成上皮的细胞层数和细胞（或表层细胞）在垂直切面的形态进行分类和命名。

1. 单层扁平上皮　单层扁平上皮（simple squamous epithelium）由一层扁平细胞组成。表面观，细胞呈不规则的多边形，核椭圆形，位于细胞中央，细胞边缘呈锯齿状相互嵌合；垂直切面上，细胞扁薄，胞质很少，含核的部分略厚（图3-1）。衬于心、血管和淋巴管内表面者，称内皮（endothelium）；内皮表面光滑，有利于血液和淋巴液的流动，并能分泌多种生物活性物质。衬于胸膜、腹膜和心包膜表面者，称间皮（mesothelium）；间皮表面湿润光滑，能减少内脏器官间的摩擦，便于器官活动。

2. 单层立方上皮　单层立方上皮（simple cuboidal epithelium）由一层近似立方形的细胞组成。表面观，细胞呈多边形；垂直切面上，细胞呈正方形，核圆、居中（图3-2）。该上皮见于肾小管和甲状腺等处，执行吸收和分泌功能。

3. 单层柱状上皮　单层柱状上皮（simple columnar epithelium）由一层柱状细胞组成。表面观，细胞呈多边形；垂直切面上，细胞为柱状，核长椭圆形，常位于细胞近基底部（图

3-3）。该上皮分布于胃肠、胆囊和子宫等，大多有吸收或分泌功能。肠道的单层柱状上皮，在柱状细胞间，散在有杯状细胞（goblet cell），形似高脚酒杯，顶部膨大，充满分泌颗粒；底部狭窄，核深染，呈三角形或半月形位于杯底部。杯状细胞分泌的黏蛋白与水结合形成黏液。

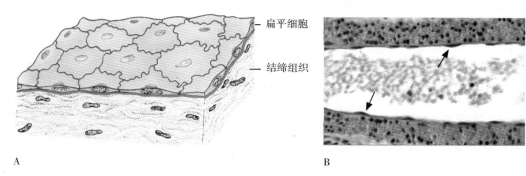

图 3-1　单层扁平上皮

A. 模式图　B. 血管内皮光镜像（长治医学院图）

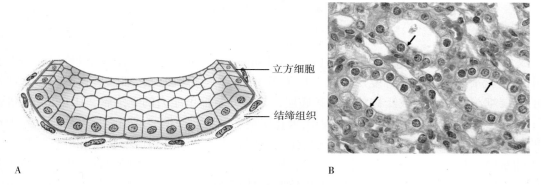

图 3-2　单层立方上皮

A. 模式图　B. 肾小管上皮光镜像（贾书花图）

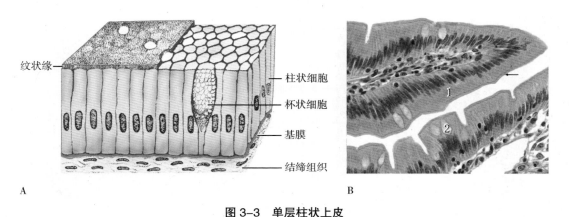

图 3-3　单层柱状上皮

A. 模式图　B. 小肠上皮光镜像（李和图）

1. 柱状细胞　2. 杯状细胞　←纹状缘

4. 假复层纤毛柱状上皮 假复层纤毛柱状上皮（pseudostratified ciliated columnar epithelium）由柱状细胞、梭形细胞、锥形细胞和杯状细胞组成，其中柱状细胞最多，其游离面有大量纤毛（图3-4）。这些细胞高矮不等，只有柱状细胞和杯状细胞的顶端能达到游离面，但细胞的基底面均附于基膜上，因此上皮从垂直切面观察核的位置不在同一水平上，似复层，实为单层。此种上皮主要分布在呼吸道的腔面，有保护和分泌功能。

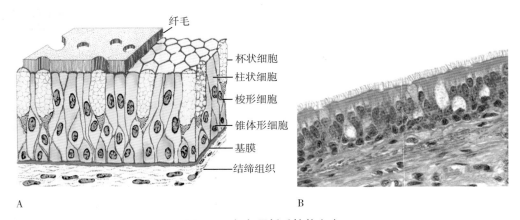

图 3-4 假复层纤毛柱状上皮

A. 模式图 B. 气管上皮光镜像（贾书花图）

5. 复层扁平上皮 复层扁平上皮（stratified squamous epithelium）由多层细胞组成，因表层细胞呈扁平鳞片状，又称复层鳞状上皮（图3-5）。垂直切面上，细胞形状不一，紧贴基膜的一层细胞呈立方形或矮柱状，称基底层，是有分裂增殖能力的干细胞，HE染色呈嗜碱性；中间层由数层多边形细胞组成；表层为几层扁平细胞。根据表层细胞是否角化，分为角化的复层扁平上皮（如皮肤表皮）和未角化的复层扁平上皮（如口腔、食管和肛管黏膜等）。上皮的基底面与结缔组织的连接凹凸不平，扩大了两者的接触面积，既保证上皮组织的营养供应，又使连接更加牢固。复层扁平上皮较厚，具有耐摩擦和阻止异物入侵等作用，受损后有很强的再生修复能力。

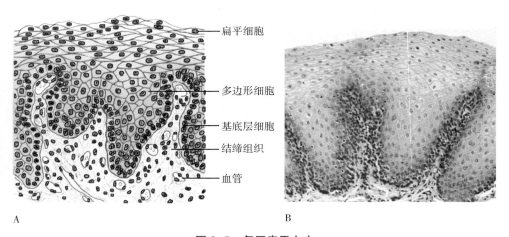

图 3-5 复层扁平上皮

A. 模式图 B. 食管上皮光镜像（贾书花图）

6. 变移上皮 变移上皮（transitional epithelium）分布于泌尿管道。主要特点是细胞的形状和层数可随器官的功能状态而变化。如当膀胱空虚时，细胞的层数变多，上皮变厚，表层细胞呈大立方形；当膀胱充盈时，细胞层数减少，上皮变薄，表层细胞变扁。变移上皮表层细胞大而厚，常有双核，一个细胞可覆盖几个中间层细胞，故称盖细胞（图 3-6）。

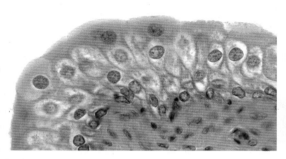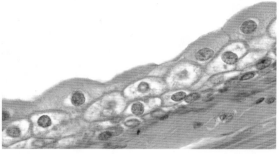

A   B

图 3-6 变移上皮光镜像（贾书花图）

A. 膀胱空虚态   B. 膀胱扩张态

 相关链接

　　人们习惯性的将所有的恶性肿瘤都称作癌症，实际上根据肿瘤的细胞类型，分为癌和肉瘤两大类。癌专指由上皮组织（如鳞状上皮、腺上皮和移行上皮等）来源的恶性肿瘤，常见的有皮肤、食管、子宫颈的鳞状细胞癌，消化道、甲状腺和乳腺的腺癌，膀胱、肾盂的移行细胞癌等。上皮组织主要来源于内胚层和外胚层。而来源于中胚层（如纤维组织、血液、淋巴、脂肪组织、软骨组织、骨组织和肌组织等）的恶性肿瘤为肉瘤，如淋巴肉瘤、脂肪肉瘤、软骨肉瘤、骨肉瘤以及横纹肌肉瘤等。

（二）上皮细胞的特化结构

　　在上皮细胞的游离面、侧面和基底面常形成一些与功能相适应的结构，这些特化结构在其他组织的细胞表面也可见到。

　　1. 上皮细胞的游离面

　　（1）微绒毛（microvillus）：上皮细胞游离面伸出的细小指状突起。电镜下，胞质内有许多纵行的微丝，微丝的上端附于微绒毛的顶端，下端伸入胞质中并与终末网相连（图 3-8）。吸收功能旺盛的细胞，微绒毛发达，光镜下即可见，如小肠吸收细胞游离面的纹状缘（straited border）和肾近端小管上皮细胞游离面的刷状缘（brush border）。微绒毛可显著扩大细胞游离面的表面积。

　　（2）纤毛（cilium）：上皮细胞游离面伸出的较粗而长的突起。电镜下，纤毛的中央有两条微管，周围为9组成对的二联微管（图 3-7）。纤毛具有节律性定向摆动的能力。如呼吸道上皮表面的纤毛可快速定向协调性摆动，把被吸入的灰尘和细菌等排出；输卵管上皮表面的纤毛摆动，有助于卵及受精卵的运输。

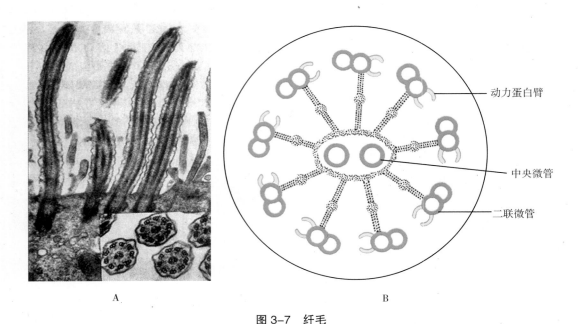

图3-7　纤毛

A.气管上皮细胞纤毛电镜像（尹昕、朱秀雄图）　B.纤毛横切面超微结构模式图

动力蛋白臂

中央微管

二联微管

理论与实践

　　不动纤毛综合征，又称原发性纤毛运动不良征，是由纤毛结构缺陷引起的多发性遗传病，为常染色体隐性遗传。主要为纤毛动力蛋白臂或放射辐的缺陷，从而使纤毛失去运动能力。如病变在呼吸道黏膜，将引起纤毛不能摆动，纤毛传输功能障碍，导致反复感染；病变在精子，将使精子尾失去摆动能力，可致不育症。

　　2. 上皮细胞的侧面

　　（1）紧密连接（tight junction）：又称闭锁小带，位于相邻细胞的侧面顶端。紧密连接处细胞膜的膜蛋白颗粒排列成2~4条线性结构，它们又交错形成网格，环绕细胞的顶端（图3-8）。相邻的细胞连接面上，这种网格互相吻合，蛋白颗粒与蛋白颗粒对接，封闭了细胞间隙，防止大分子物质通过细胞间隙进入深部组织。

　　（2）中间连接（intermediate junction）：又称黏着小带，多位于紧密连接的下方，呈带状环绕上皮的顶部（图3-8）。相邻细胞之间有15~20nm的间隙，内有中等电子密度的丝状物连接相邻细胞膜，胞质内面有薄层致密物质和微丝附着，微丝组成终末网。中间连接有黏着、保持细胞形状和传递细胞收缩力的作用。

　　（3）桥粒（desmosome）：又称黏着斑，大小不等，呈圆盘状。相邻细胞间有20~30nm的间隙，其中有低密度的丝状物，并在中间密集形成纵行的中间线。间隙两侧的胞质面，附有致密物质构成的附着板，胞质中有许多张力丝呈U形黏附在附着板上（图3-8），起固定和支持作用。桥粒像铆钉一样将细胞牢固地连接起来，在易受摩擦的皮肤、食管等部位的复层扁平上皮中尤其发达。

问题与思考 ●●●

如果皮肤中的桥粒发生了病理改变，使表皮细胞间的连接松散，可能引起怎样的症状？

（4）缝隙连接（gap junction）：又称通讯连接，呈斑状。相邻细胞膜内有许多规则排列的柱状颗粒，颗粒由 6 个杆状的连接蛋白分子围成，其中央有直径约 2nm 的管腔（图 3-8）。柱状颗粒对接，管腔通连，细胞间可借此相互交换某些小分子物质和离子，传递化学信息，调节细胞的分化和增殖。

上述细胞连接，如果有两种以上的连接结构同时存在，称连接复合体（junctional complex）。

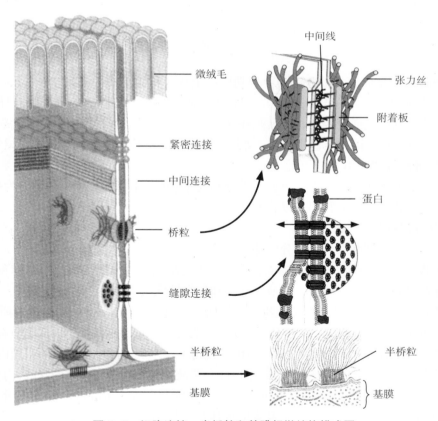

图 3-8 细胞连接、半桥粒和基膜超微结构模式图

3. 上皮细胞的基底面

（1）基膜（basement membrane）：是上皮细胞基底面与深部结缔组织之间的一层均质状

的薄膜。HE 染色不易分辨，但假复层纤毛柱状上皮的基膜较厚，呈粉红色。电镜下，基膜分两层，靠近上皮的部分为基板，与结缔组织相接的部分为网板。基板由上皮细胞分泌形成，网板是结缔组织中的成纤维细胞分泌而成，主要由网状纤维和基质构成（图 3-8）。

基膜对上皮细胞有支持、连接和固着作用；基膜是半透膜，有利于上皮细胞和深部结缔组织进行物质交换；还能引导上皮细胞移动，影响细胞的增殖和分化。

（2）质膜内褶（plasma membrane infolding）：是上皮细胞基底面的细胞膜折向胞质形成的皱褶，与细胞基底面垂直，光镜下称基底纵纹。电镜下，内褶两侧的胞质内含较多与其平行排列的杆状线粒体（图3-9）。质膜内褶扩大了细胞基底部的表面积，利于上皮细胞的物质转运。

（3）半桥粒（hemidesmosome）：是桥粒的一半，位于上皮细胞基底面，主要作用是将上皮细胞固着于基膜上（图 3-8）。

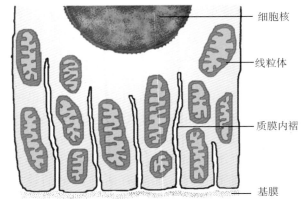

细胞核
线粒体
质膜内褶
基膜

图 3-9　质膜内褶超微结构模式图

二、腺上皮与腺

以腺细胞为主要成分，以分泌为主要功能的上皮，称腺上皮（glandular epithelium）；以腺上皮为主构成的器官，称腺（gland），包括外分泌腺和内分泌腺。外分泌腺有导管，其分泌物通过导管排到体表或管腔内，如汗腺、唾液腺和乳腺等；内分泌腺无导管，其分泌物（激素）释放入血液或淋巴中，运送至作用部位，如甲状腺、肾上腺和垂体等。本章只介绍外分泌腺。

（一）外分泌腺的分类

外分泌腺根据导管有无分支，可分为单腺和复腺；按分泌部的形态，又可分为单管状腺、单泡状腺、复管状腺、复泡状腺和复管泡状腺。

（二）外分泌腺的结构

外分泌腺（除单细胞腺外）由分泌部和导管组成。

1. 分泌部　一般由单层腺细胞围成腺泡，中央是腺泡腔。根据腺细胞的结构和分泌物的性质，可将腺泡分为浆液性腺泡、黏液性腺泡和混合性腺泡。

（1）浆液性腺泡：由浆液性细胞组成。浆液性细胞（serous cell）又称蛋白质分泌细胞（protein secretory cell），细胞大多呈锥体形或柱状，核圆，靠近细胞基部，顶部胞质有许多嗜酸性酶原颗粒，基部胞质嗜碱性较强（图 3-10）。电镜下，基底胞质中含大量的粗面内质网，核上区有丰富的高尔基复合体及分泌颗粒（图 3-11）。浆液性腺细胞分泌稀薄的浆液，内含多种酶。

（2）黏液性腺泡：由黏液性细胞组成。黏液性细胞（mucous cell）又称糖蛋白分泌细胞（glycoprotein secretory cell），细胞多呈锥体形，核扁圆形，位于细胞基底部。电镜下，基底胞质中含一定量的粗面内质网，核上区有丰富的高尔基复合体和大量的黏原颗粒（图 3-12）。HE 染色时，因黏原颗粒被溶解而使胞质呈泡沫状或空泡状，染色较浅（图 3-10）。黏液性腺细胞可分泌糖蛋白，释放后与水结合形成黏液。杯状细胞即为黏液性腺细胞。

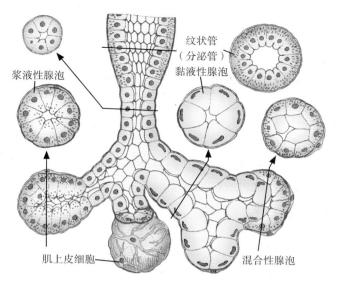

图 3-10 各种腺泡及导管模式图

浆液性腺泡

纹状管
（分泌管）
黏液性腺泡

肌上皮细胞

混合性腺泡

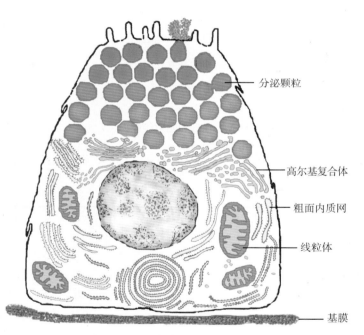

图 3-11 蛋白质分泌细胞超微结构模式图

分泌颗粒

高尔基复合体

粗面内质网

线粒体

基膜

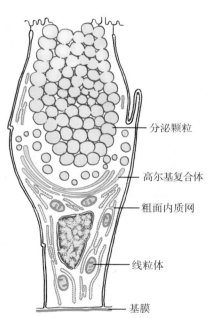

图 3-12 糖蛋白分泌细胞
超微结构模式图

分泌颗粒

高尔基复合体

粗面内质网

线粒体

基膜

（3）混合性腺泡：是由上述两种细胞共同组成的腺泡（图 3-10）。常见的形式是黏液性腺泡末端附有几个浆液性细胞，切片上呈半月状排列，故称半月（demilune），可分泌酶和黏液。

2.导管 连接分泌部，由单层或复层上皮构成，开口于体表或管腔内，为排出分泌物的管道。有的导管上皮细胞兼有分泌功能。

（贾书花）

29

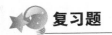 **复习题**

1. 简述上皮组织的结构特点。

2. 简述被覆上皮的分类及主要分布。

答案要点

1. 上皮组织的结构特点为：①细胞多，细胞外基质少，细胞排列紧密，形态规则。②细胞具有明显的极性。③上皮组织内一般无血管，而一般有丰富的感觉神经末梢。

2. 被覆上皮的分类及主要分布：

上皮类型			主要分布
单层上皮	单层扁平上皮		
		内皮：	心、血管和淋巴管的腔面
		间皮：	胸膜、腹膜和心包膜的表面
		其他：	肺泡上皮和肾小囊壁层的上皮等
	单层立方上皮		肾小管和甲状腺滤泡上皮等
	单层柱状上皮		胃、肠和子宫等腔面
	假复层纤毛柱状上皮		呼吸管道等腔面
复层上皮	复层扁平上皮		
		未角化的：	口腔、食管和阴道等腔面
		角化的：	皮肤的表皮
	复层柱状上皮		睑结膜、男性尿道等
	变移上皮		泌尿管道腔面

第 四 章

结 缔 组 织

结缔组织（connective tissue）由散在的细胞和大量的细胞外基质构成。细胞种类多，数量少，无极性；细胞外基质包括丝状的纤维和无定形的基质，基质内含有组织液。结缔组织分布广泛，广义的结缔组织包括固有结缔组织（疏松结缔组织、致密结缔组织、脂肪组织和网状组织）、软骨组织、骨组织和血液，一般所说的结缔组织是指疏松结缔组织和致密结缔组织。结缔组织来源于胚胎时期的间充质（mesenchyme），由星形的间充质细胞和无定形基质构成。

一、固有结缔组织

（一）疏松结缔组织

疏松结缔组织（loose connective tissue）又称蜂窝组织，广泛分布在器官、组织和细胞之间，具有连接、支持、营养、保护、修复和防御等功能。其结构特点为细胞种类多，纤维数量较少，排列稀疏，方向不一，包埋在大量基质内。

1. 细胞　分为两类：一类为经常存在的定居细胞，包括成纤维细胞、脂肪细胞和未分化的间充质细胞；另一类为暂时存在的游走细胞，包括巨噬细胞、肥大细胞、浆细胞和白细胞（图4-1）。

（1）成纤维细胞（fibroblast）：数量最多，胞体大，扁平多突起，胞质弱嗜碱性，核大，浅染，核仁明显（图4-1，图4-2）。电镜下，胞质内有大量的粗面内质网、游离核糖体和发达的高尔基复合体（图4-3）。其主要功能是形成纤维和基质。

功能处于静止状态的成纤维细胞，称纤维细胞（fibrocyte），其胞体较小，呈长梭形，胞质弱嗜酸性，核小，深染；电镜下，胞质内粗面内质网和高尔基复合体不发达（图4-3）。在

31

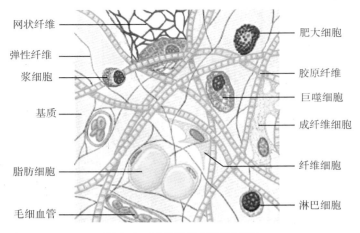

网状纤维 —— 肥大细胞
弹性纤维 —— 胶原纤维
浆细胞 —— 巨噬细胞
基质 —— 成纤维细胞
—— 纤维细胞
脂肪细胞 ——
—— 淋巴细胞
毛细血管 ——

图 4-1 疏松结缔组织模式图

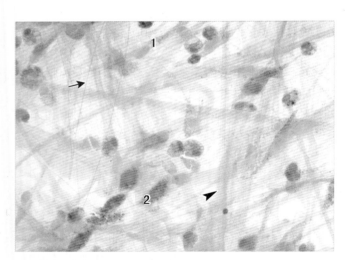

图 4-2 疏松结缔组织光镜像
（鼠肠系膜铺片 南华大学医学院图）
（腹腔注射台盼蓝，H.E 与醛复红染色）
1. 成纤维细胞 2. 巨噬细胞 ▶ 胶原纤维 → 弹性纤维

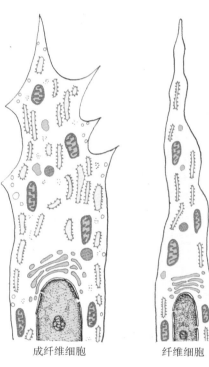

成纤维细胞 纤维细胞

图 4-3 成纤维细胞和纤维细胞
超微结构模式图

创伤等情况下，纤维细胞可转化为功能活跃的成纤维细胞，产生纤维和基质，参与组织修复。

（2）巨噬细胞（macrophage）：来源于血液中的单核细胞，包括功能活跃游走的巨噬细胞和散在分布、定居的巨噬细胞，后者又称组织细胞（histocyte）。游走的巨噬细胞可伸出伪足而呈不规则形；胞质丰富，嗜酸性，胞质内常可见吞噬的异物；核小，深染（图4-4）。电镜下，细胞表面有许多皱褶、微绒毛，胞质内含大量溶酶体、吞噬体、吞饮小泡和残余体，近胞膜处有大量微丝和微管，参与变形运动和吞噬活动（图 4-5）。巨噬细胞具有趋化性和强大的吞噬功能；能捕获、处理和呈递抗原，参与和调节免疫应答；能分泌溶菌酶、补体和细胞因子等多种生物活性物质。

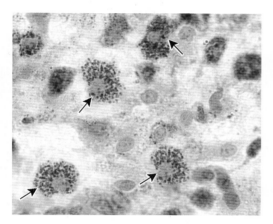

图 4-4　巨噬细胞光镜像（大连医科大学图）

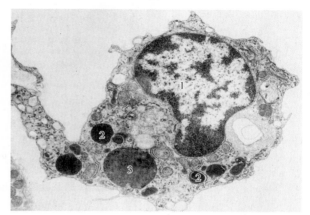

图 4-5　脾内巨噬细胞透射电镜像
（吉林大学白求恩医学院　尹昕、朱秀雄图）
1. 细胞核　2. 溶酶体　3. 吞噬的衰老红细胞

（3）浆细胞（plasma cell）：来源于 B 细胞，在慢性炎症及病原菌易侵入的部位，如消化管、呼吸道的固有层内较多。胞体圆形或卵圆形；胞质丰富，嗜碱性，核旁有一浅染区；核圆，常偏位，异染色质由核中心向周围呈辐射状排列，呈车轮状（图 4-6）。电镜下，胞质内含大量的粗面内质网和发达的高尔基复合体（图 4-7）。浆细胞能合成和分泌免疫球蛋白（抗体），参与体液免疫。

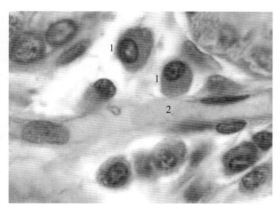

图 4-6　浆细胞光镜像（南方医科大学图）
1. 浆细胞　2. 毛细血管

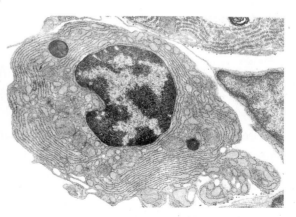

图 4-7　浆细胞透射电镜像
（吉林大学白求恩医学院　尹昕、朱秀雄图）

（4）肥大细胞（mast cell）：常沿小血管和小淋巴管分布。胞体大，圆形或卵圆形；核小而圆，居中；胞质内充满粗大的分泌颗粒（图 4-8）。分泌颗粒具有水溶性和异染性的特点，其内含肝素、组胺和嗜酸性粒细胞趋化因子等，胞质内含有白三烯。当肥大细胞受过敏原刺激后，可大量释放颗粒内容物（脱颗粒）及白三烯，引起过敏反应。

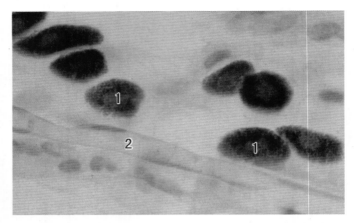

图 4-8　肥大细胞（肠系膜铺片，硫堇染色　南华大学医学院图）

1. 肥大细胞　2. 血管

理论与实践

　　肥大细胞与过敏反应：能使人体产生过敏反应的物质（过敏原）首先刺激浆细胞产生免疫球蛋白E（IgE），IgE与肥大细胞和嗜碱性粒细胞结合使它们成为致敏细胞；当人体再次接触这种过敏原时，它与致敏细胞上的抗体结合，使其脱颗粒，释放出组胺、5-羟色胺与白三烯等活性物质，从而导致平滑肌收缩，毛细血管通透性增加，腺体分泌增多等一系列病理生理反应，即人们常说的过敏反应。常见症状为皮肤红肿、瘙痒、荨麻疹，流鼻涕、打喷嚏，甚至呼吸困难；严重者可导致血压下降、心率加快、休克，甚至死亡。多数抗过敏药物的作用机制就是防止肥大细胞脱颗粒反应。

　　（5）脂肪细胞（fat cell）：单个或成群存在。胞体大，直径 50~100μm，呈球形或相互挤压呈多边形；胞核及薄层胞质被一个大脂滴挤到细胞周缘呈新月形；HE 染色切片中，因脂滴被溶解呈空泡状（图 4-13）。脂肪细胞有合成和储存脂肪，参与脂类代谢的功能。

　　（6）未分化的间充质细胞（undifferentiated mesenchymal cell）：主要分布在毛细血管周围，形态与成纤维细胞相似，在 HE 染色切片上不易区分。它是成体结缔组织内的干细胞，在炎症及创伤修复时可增殖分化为成纤维细胞、平滑肌纤维和内皮细胞等。

　　（7）白细胞（leukocyte）：来自血液，包括中性粒细胞、嗜酸性粒细胞和淋巴细胞等，此类细胞可穿出血管壁，游走至疏松结缔组织行使其免疫防御功能。

　　2. 纤维　纤维（fiber）包括胶原纤维、弹性纤维和网状纤维。

　　（1）胶原纤维（collagenous fiber）：数量最多，新鲜时呈白色，又称白纤维。HE 染色呈粉红色，粗细不等，相互交织成网（图 4-2）。电镜下，胶原纤维是由更细的胶原原纤维粘合形成，呈明暗交替的周期性横纹（图 4-9，图 2-12）。胶原原纤维由成纤维细胞产生的 I 型胶原蛋白构成，韧性大，抗拉力强。

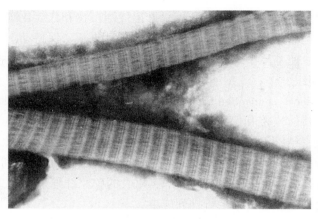

图 4-9 胶原纤维透射电镜像

（2）弹性纤维（elastic fiber）：新鲜时呈黄色，又称黄纤维。弹性纤维较细，末端常卷曲，交织成网，HE 染色呈浅红色，不易与胶原纤维区别，醛复红或地衣红可将弹性纤维染成紫色或棕褐色（图 4-2，图 8-5）。弹性纤维由弹性蛋白和微原纤维组成（图 2-13），无周期性横纹，具有弹性。

（3）网状纤维（reticular fiber）：较细而分支多，相互交织成网。网状纤维由Ⅲ型胶原蛋白组成，电镜下也见周期性横纹。由于胶原蛋白表面附有蛋白多糖和糖蛋白，可被银盐染成黑色（图 4-14）。网状纤维主要分布在网状组织、基膜的网板等处。

3. 基质 基质（ground substance）由蛋白多糖和结构性糖蛋白等生物大分子构成的无定形胶状物（参见第二章），填充在细胞和纤维之间，其内含有组织液，为细胞赖以生存的体液环境。

（1）蛋白多糖（proteoglycan，PG）：由糖胺多糖（如透明质酸、硫酸软骨素等）和蛋白质结合而成的聚合物，是基质的主要成分。大量蛋白多糖聚合形成具有许多微孔隙的分子筛，具有屏障作用（图 4-10）。溶血性链球菌及癌细胞等能产生透明质酸酶分解透明质酸，破坏基质结构，便于炎症扩散及肿瘤细胞转移。

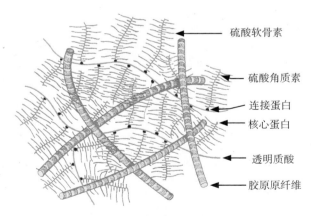

图 4-10 胶原原纤维及分子筛模式图

（2）组织液（tissue fluid）：是从毛细血管动脉端渗入到基质中的水和溶于其中的糖和电

解质等。细胞通过组织液获得营养物质和氧，排出代谢产物和二氧化碳；组织液又从毛细血管的静脉端及毛细淋巴管返回到血液。组织液不断循环更新，保持动态平衡，如果组织液的产生和回流失去平衡，使基质中组织液含量增多或减少，可导致组织水肿或脱水。

（二）致密结缔组织

致密结缔组织（dense connective tissue）中细胞和基质成分少而纤维成分多，纤维粗大，排列紧密，主要起支持、连接和保护作用。根据纤维的排列方式及种类不同，分为规则致密结缔组织、不规则致密结缔组织和弹性组织。肌腱为规则致密结缔组织，其中的胶原纤维顺着应力方向密集平行排列成束，形态特殊的成纤维细胞(腱细胞)在纤维间成行排列（图 4-11）。真皮、巩膜和器官被膜为不规则致密结缔组织，粗大的胶原纤维束纵横交错排列（图 4-12）。韧带为弹性组织，粗大的弹性纤维平行排列成束。

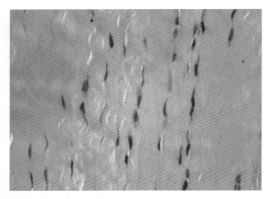
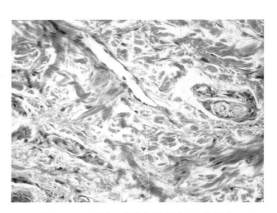

图 4-11 规则致密结缔组织光镜像（肌腱纵切面）　图 4-12 不规则致密结缔组织光镜像（皮肤真皮 南华大学医学院图）

（三）脂肪组织

脂肪组织（adipose tissue）由大量群集的脂肪细胞构成，被少量疏松结缔组织分隔成小叶（图 ）。根据脂肪细胞结构和功能的不同，分为黄色脂肪组织与棕色脂肪组织。通常所说

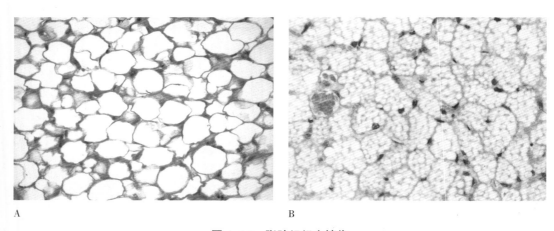

A　　　　　　　　　B

图 4-13 脂肪组织光镜像
A. 黄色脂肪组织（南华大学医学院图） B. 棕色脂肪组织（北京大学医学院 唐军民图）

的脂肪组织是指黄色脂肪组织，主要分布在皮下组织、网膜和黄骨髓等处，具有产热、维持体温、缓冲、保护和填充等功能。棕色脂肪组织由大量多泡脂肪细胞集聚而成，在新生儿及冬眠动物较多，为机体活动提供热能。

（四）网状组织

网状组织（reticular tissue）由网状细胞、网状纤维和基质构成。网状细胞呈星形，胞质弱嗜碱性；核大，染色浅，核仁明显。网状纤维由网状细胞产生，交织成网，形成网状细胞依附的支架（图4-14）。网状组织主要参与构成淋巴组织和造血组织，为淋巴细胞发育和血细胞发生提供适宜的微环境。

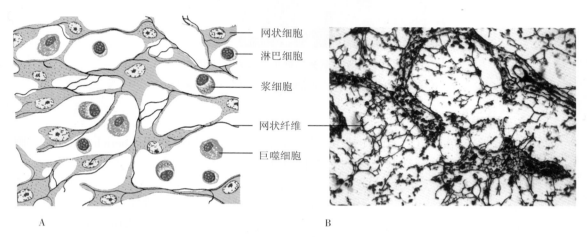

图4-14 网状组织

A.模式图 B.淋巴结（镀银染色 南华大学医学院图）

二、软 骨

软骨（cartilage）由软骨组织及其周围的软骨膜构成，是胚胎早期的主要支架，随着胎儿发育逐渐被骨取代。在成体，软骨仅散在分布。

（一）软骨组织

软骨组织是固态的结缔组织，由软骨细胞和软骨基质组成。

1.软骨细胞 软骨细胞(chondrocyte)包埋在软骨基质中，所在的腔隙称软骨陷窝(cartilage lacuna)。软骨细胞的形态、大小和分布有一定的规律。软骨周边部胞体小，幼稚，单个存在，呈扁椭圆形；从周边向中央，细胞逐渐长大成熟，呈椭圆形或圆形，胞质弱嗜碱性，常2~8个聚集在一起，因这些细胞是由一个软骨细胞分裂而来，故称同源细胞群（isogenous group）（图4-15）。电镜下，可见丰富的粗面内质网和发达的高尔基复合体，还有较多的糖原和脂滴。软骨细胞能产生软骨基质。

2.软骨基质 软骨基质（cartilage matrix）即软骨细胞产生的细胞外基质，由无定形基质和纤维构成。基质的主要成分是蛋白多糖和水，还有一定量的软骨粘蛋白（如连接蛋白、软骨粘连蛋白等）。软骨陷窝周围的基质中含硫酸软骨素较多，呈强嗜碱性，称软骨囊（cartilage capsule）（图4-15）。

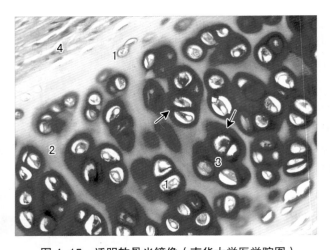

图 4-15　透明软骨光镜像（南华大学医学院图）

1. 软骨细胞　2. 基质　3. 同源细胞群　4. 软骨膜　→ 软骨囊

（二）软骨膜

除关节软骨外，软骨组织表面均被覆一薄层致密结缔组织，称软骨膜（perichondrium）（图4-15），具有保护、营养软骨组织及形成软骨的功能。

（三）软骨的类型

根据软骨基质内所含纤维的不同，分为透明软骨、弹性软骨和纤维软骨。

1. 透明软骨　透明软骨（hyaline cartilage）的纤维是由Ⅱ型胶原蛋白构成的胶原原纤维，纤维很细，其折光率与基质接近，故HE染色切片上不能分辨（图4-15）。透明软骨新鲜时为淡蓝色半透明状，略具弹性和韧性。分布于关节、肋和呼吸道管壁等处。

2. 弹性软骨　弹性软骨（elastic cartilage）基质中含有大量交织分布的弹性纤维，因而具有较强的弹性（图4-16）。分布于耳廓、会厌等处。

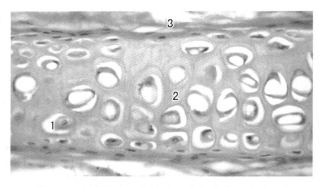

图 4-16　弹性软骨光镜像（南华大学医学院图）

1. 软骨细胞　2. 弹性纤维　3. 软骨膜

3. 纤维软骨　纤维软骨（fibrous cartilage）基质少，大量的胶原纤维束平行或交叉排列，故具有强大的韧性；软骨细胞成行分布于纤维束之间（图4-17）。分布于椎间盘、耻骨联合及关节盘等处。

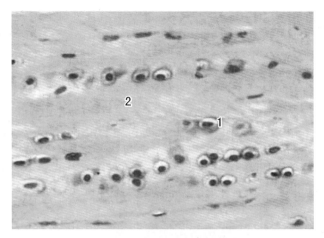

图 4-17 纤维软骨光镜像（南华大学医学院图）

1. 软骨细胞 2. 胶原纤维

三、骨

骨由骨组织、骨膜和骨髓等构成，具有运动、保护和支持等功能。

（一）骨组织的结构

骨组织（osseous tissue）由细胞外基质和多种细胞组成。细胞外基质中有大量钙盐沉积，也称骨基质（bone matrix）。

1. 骨基质 由有机质和无机质构成，含极少量的水。

（1）有机质：约占骨干重的35%，包括大量胶原纤维和少量无定形基质，基质由骨细胞分泌形成，呈凝胶状，主要成分是糖胺多糖和多种糖蛋白。

（2）无机质：又称骨盐，约占骨干重的65%，以羟基磷灰石结晶形式存在，呈细针状，沿胶原纤维长轴规则排列。

骨基质中胶原纤维平行排列并借无定形基质粘合在一起，其上有骨盐沉积，形成板层状结构，称骨板（bone lamella）。骨板成层排列，同一层骨板内的胶原纤维平行排列，相邻两层骨板内的纤维相互垂直，这种结构使骨的强度增大。

2. 骨组织的细胞 骨组织的细胞类型包括骨原细胞、成骨细胞、骨细胞和破骨细胞，其中骨细胞最多，包埋于骨基质中，其余三种均位于骨组织的表面（图4-18）

（1）骨原细胞（osteoprogenitor cell）：为骨组织中的干细胞，位于骨组织表面贴近骨膜处。胞体小，呈梭形，核椭圆形，胞质弱嗜碱性，能增殖分化为成骨细胞。

（2）成骨细胞（osteoblast）：分布在骨组织的表面。细胞呈立方形或矮柱状，表面有许多细小突起，与相邻的成骨细胞及邻近的骨细胞以突起相连；胞核大而圆，核仁明显；胞质嗜碱性。电镜下，可见大量粗面内质网和高尔基复合体。成骨细胞合成和分泌骨基质的有机成分，形成类骨质（osteoid），同时向类骨质中释放基质小泡（图4-19A），基质小泡是类骨质钙化的重要结构。骨盐沉积后的类骨质则成为骨基质，而被包埋其中的成骨细胞则成熟为骨细胞。

（3）骨细胞（osteocyte）：分散于骨板间或骨板内。细胞呈扁椭圆形，多突起，胞质弱嗜

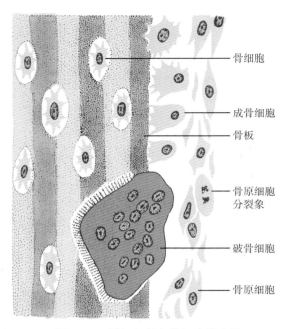

图 4-18　骨组织的各种细胞模式图

碱性，核扁圆、染色深。电镜下，胞质内有少量溶酶体、线粒体和粗面内质网。骨细胞胞体所在的腔隙，称骨陷窝（bone lacuna），突起所在的腔隙，称骨小管（bone canaliculus）（图 4-21）；相邻骨细胞的突起之间有缝隙连接，骨小管彼此相通，传递营养。

（4）破骨细胞（osteoclast）：数量较少，散在分布于骨组织边缘。破骨细胞是一种多核巨细胞，由多个单核细胞融合而成，核 6~50 个不等；胞质嗜酸性。电镜下，贴近骨基质的一侧有发达的微绒毛，即光镜下的皱褶缘（ruffled border）；在其周围有一道环形、含大量微丝而无其他细胞器的亮区；皱褶缘基部胞质含大量初级溶酶体、吞饮泡和次级溶酶体（图 4-19B）。

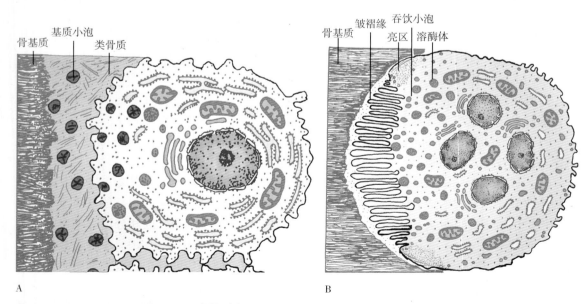

A　　　　　　　　　　　　　　　　　　　B

图 4-19　成骨细胞（A）和破骨细胞（B）超微结构模式图

亮区与骨基质紧密贴附，构成一个特殊的微环境，破骨细胞在此释放有机酸和多种水解酶，溶解和吸收骨基质，参与骨的重建和维持血钙的平衡。

（二）长骨的结构

长骨由骨密质、骨松质、骨膜、骨髓、关节软骨、血管及神经等构成。

1. 骨密质　骨密质（compact bone）位于骨干，以及骨骺的外侧。骨板排列十分规则，按其排列方式分为环骨板、骨单位和间骨板。

（1）环骨板（circumferential lamella）：是环绕骨干内、外表面的骨板，分别称内环骨板和外环骨板。外环骨板厚，数层到数十层，绕骨干外表面平行排列，最外层与骨外膜相贴；内环骨板较薄，仅由数层骨板组成，内面衬有骨内膜（图4-20）。内、外环骨板内横向穿越的小管，称穿通管（perforating canal），与纵向排列的骨单位的中央管相通连，内含血管、神经及少量疏松结缔组织。

（2）骨单位（osteon）：又称哈弗斯系统（Haversian system），位于内、外环骨板之间，数量多，长筒状，长轴与骨干的纵轴平行。骨单位由多层同心圆排列的骨板围绕中央管（central canal）构成，中央管内有血管、神经和结缔组织（图4-20，图4-21）。

（3）间骨板（interstitial lamella）：位于骨单位之间或骨单位与环骨板之间的一些不规则的骨板（图4-20），是骨生长和改建过程中骨单位或内、外环骨板被吸收后残留的部分。

2. 骨松质　骨松质（spongy bone）分布于骨骺，以及骨干的内表面。由大量针状或片状骨小梁相互连接而成的多孔隙网架，网孔和骨干中央的腔连通，共同构成骨髓腔。骨小梁由几层平行排列的骨板和骨细胞构成。

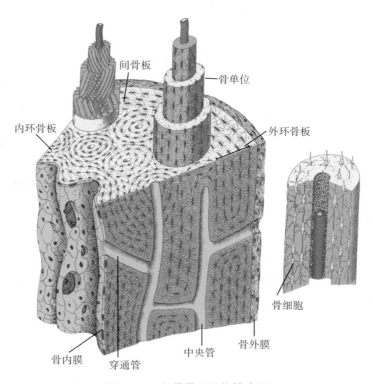

图4-20　长骨骨干结构模式图

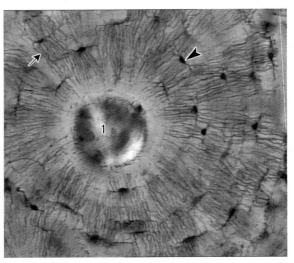

图 4-21 骨单位（苦味酸染色 南华大学医学院图）

1.中央管 ▲骨陷窝 →骨小管

3. 骨膜 除关节面以外，骨的外表面覆以骨外膜（periosteum）；在骨髓腔面、穿通管和中央管的内表面、骨小梁的表面均覆以骨内膜（endosteum）。骨膜的主要功能是营养骨组织，参与骨的生长和修复。

相关链接

　　骨的生长发育与遗传密切相关，此外，也受营养、维生素、激素、某些生物活性物质和应力作用等的影响。维生素D能促进小肠对钙、磷的吸收，有利于类骨质的钙化。儿童期缺乏维生素D或饮食中缺钙，可导致佝偻病，成人缺乏则引起骨软化症。生长激素和甲状腺激素可促进骺板软骨的生长和成熟，若生长发育期生长激素或甲状腺激素分泌过少，可分别导致侏儒症和呆小症；儿童期生长激素分泌过多，可导致巨人症。近年发现骨内存在一些生物活性物质，包括成骨细胞分泌的生长因子和细胞因子等，与骨的发生、生长和改建密切相关。

（三）骨的发生

骨来源于胚胎时期的间充质，其发生方式有两种。

1. 膜内成骨 膜内成骨（intramembranous ossification）即在间充质内直接成骨，扁骨和不规则骨以此方式发生。胚胎发生早期，在将要形成骨的部位，中胚层的间充质首先分化为原始的结缔组织膜，接着血管增生，间充质细胞增殖、密集成未来骨的雏形，随后间充质细胞分化为骨原细胞，继之进一步分化为成骨细胞，分泌类骨质，再钙化为骨基质。成骨区周围的间充质分化为骨膜。

2. 软骨内成骨 软骨内成骨（endochondral ossification）由间充质首先分化成软骨雏形，然后软骨逐渐被骨组织取代，常见于四肢骨、躯干骨的发生（图 4-22）。

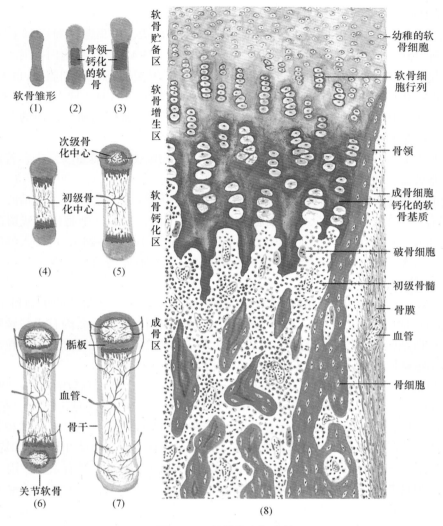

图 4-22　长骨发生与生长

（1）～（7）示软骨内成骨及长骨生长　（8）示软骨被骨取代过程

四、血　液

血液是在心血管系统内循环流动的一种特殊的结缔组织，约占体重的 7%，成人约 5L，由血浆（plasma）和血细胞（blood cell）组成。血浆（相当于结缔组织中的细胞外基质）为淡黄色的液体，其中 90% 是水，其余为血浆蛋白（白蛋白、球蛋白和纤维蛋白原等）、脂蛋白、酶、激素、多种营养物质和代谢产物等。当血液流出血管发生凝血时，溶解状态的纤维蛋白原则转变为不溶解状态的纤维蛋白（相当于结缔组织中的纤维），网络血细胞形成凝血块，周围析出淡黄色透明的液体，称血清（serum）（相当于结缔组织中的基质）。血细胞约占血液容积的 45%，包括红细胞、白细胞和血小板。

血细胞的形态、数量、百分比和血红蛋白含量的测定称血象。通常采用 Wright 或 Giemsa 染色法染血涂片，进行形态的光镜观察。

43

（一）红细胞

红细胞（red blood cell）直径 7.5~8.5μm，呈双凹圆盘状，中央薄，周缘厚（图 4-23）。红细胞的这种结构与同体积的球形结构相比表面积增大约 25%，并且细胞内任何一点距离细胞表面都不超过 0.85μm，与细胞内外迅速交换气体相适应。成熟红细胞无细胞核，也无细胞器，胞质内充满血红蛋白（hemoglobin，Hb），血红蛋白结合和运输 O_2 和 CO_2。成人红细胞的正常值：男性（4.0~5.5）× 10^{12} 个 /L，女性（3.5~5.0）× 10^{12} 个 /L。正常成人血红蛋白的含量：男性 120~150g/L，女性 110~140g/L。

红细胞膜上有 A、B、O 血型抗原，RH 抗原等，在临床输血时有重要意义，若血型不合可造成红细胞破裂，血红蛋白逸出即溶血（hemolysis）。

红细胞的平均寿命约 120 天，衰老的红细胞在脾、肝等处被巨噬细胞吞噬清除。与此同时，每天都有新生的未完全成熟的红细胞从骨髓进入血液，这些红细胞内还残留部分核糖体，用煌焦油蓝染色呈细网状，称网织红细胞（reticulocyte）（图 4-24），占成人红细胞总数的 0.5%~1.5%。临床上，网织红细胞计数常作为衡量骨髓造血能力的一项指标。

（二）白细胞

白细胞（white blood cell）是有核的球形细胞，能做变形运动，参与机体的防御和免疫功能。成人白细胞的正常值为（4.0~10）× 10^9/L，男女无明显区别。根据胞质内有无特殊颗粒，白细胞分为有粒白细胞和无粒白细胞。有粒白细胞又根据颗粒的嗜色性，分为中性粒细胞、嗜酸性粒细胞和嗜碱性粒细胞；无粒白细胞包括淋巴细胞和单核细胞。

1. 中性粒细胞　中性粒细胞（neutrophilic granulocyte）占白细胞总数的 50%~70%。直径 10~12μm，核染色深，呈杆状或分叶状，一般为 2~5 叶，以 2~3 叶多见；胞质内充满细小、分布均匀的浅红色颗粒（图 4-23）。颗粒分两种（图 4-25A）：①嗜天青颗粒：体积较大，约占颗粒的 20%，含酸性磷酸酶和过氧化物酶等，能消化分解吞噬的细菌和异物；②特殊颗粒：较小，呈哑铃形或椭圆形，约占颗粒的 80%，含溶菌酶和吞噬素等，具有杀菌作用。

中性粒细胞具有很强的趋化性和吞噬功能，在吞噬细菌后，自身死亡而成为脓细胞。中性粒细胞在组织中可存活 2~3 天。

2. 嗜酸性粒细胞　嗜酸性粒细胞（eosinophilic granulocyte）占白细胞总数的 0.5%~3%。直径 10~15μm，核多分为 2 叶；胞质内充满粗大、均匀的嗜酸性颗粒（图 4-23）。电镜下，颗粒呈椭圆形，内为电子密度较高的方形或长方形结晶体（图 4-25B），颗粒内含酸性磷酸酶、过氧化物酶和组胺酶等。嗜酸性粒细胞能吞噬抗原抗体复合物，灭活组胺，从而减轻超敏反应，还可杀灭寄生虫。嗜酸性粒细胞在组织中可存活 8~12 天。

3. 嗜碱性粒细胞　嗜碱性粒细胞（basophilic granulocyte）占白细胞总数的 0~1%。直径 10~12μm，核分叶或呈 S 形，着色浅；胞质内含大小不等、分布不均的嗜碱性颗粒（图 4-23）。电镜下，颗粒有膜包被（图 4-25C），内含肝素、组胺等物质，参与过敏反应。嗜碱性粒细胞在组织中可存活 10~15 天。

? 问题与思考 ●●●

嗜碱性粒细胞为什么会与肥大细胞有相同的功能？

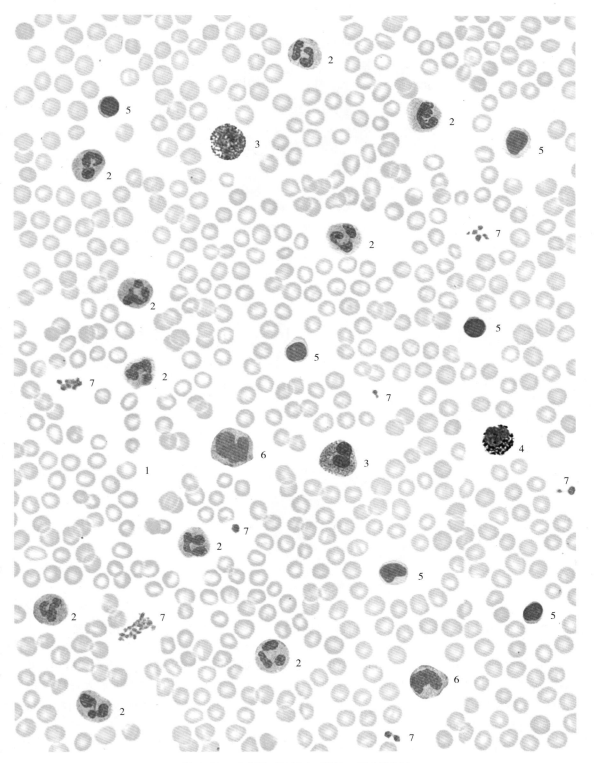

图 4-23 血细胞（Wright 染色 郝立宏图）

1.红细胞 2.中性粒细胞 3.嗜酸性粒细胞 4.嗜碱性粒细胞 5.淋巴细胞 6.单核细胞 7.血小板

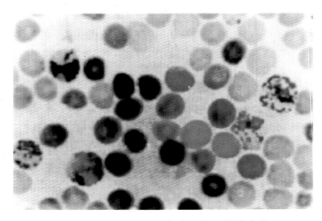

图 4-24 网织红细胞（煌焦油蓝染色）

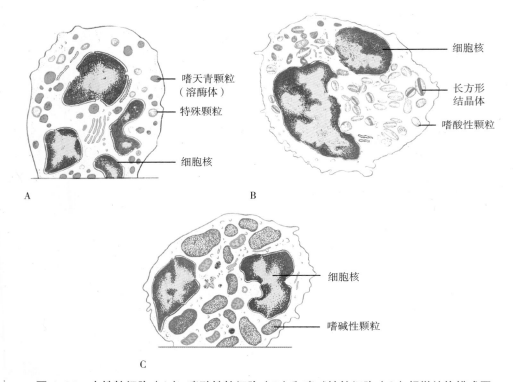

图 4-25 中性粒细胞（A）、嗜酸性粒细胞（B）和嗜碱性粒细胞（C）超微结构模式图

4. 淋巴细胞 淋巴细胞（lymphocyte）占白细胞总数的 25%~30%。直径 6~20μm，按其体积分为大、中、小三种。核圆形，一侧常有凹痕，染色深；胞质内含少量嗜天青颗粒和大量的游离核糖体（图 4-26A）。小淋巴细胞胞质少，在核周形成一窄缘，染成蔚蓝色（图 4-23）。淋巴细胞参与机体的免疫反应。

5. 单核细胞 单核细胞（monocyte）占白细胞总数的 3%~8%。直径 14~20μm，是白细胞中体积最大的细胞。核卵圆形、肾形或马蹄形，着色浅；胞质丰富，呈灰蓝色，含许多细密的嗜天青颗粒（图 4-23，图 4-26B），颗粒内含过氧化物酶、酸性磷酸酶和溶菌酶等。单核细胞在血液中停留 12~48 小时，然后进入组织分化为巨噬细胞等具有吞噬功能的细胞（参见第九章）。

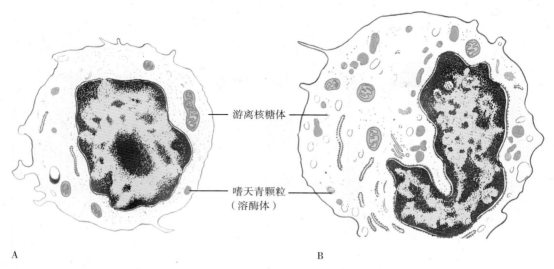

A   B

图 4-26 淋巴细胞（A）和单核细胞（B）超微结构模式图

（三）血小板

血小板（blood platelet）是骨髓中巨核细胞脱落的胞质小块，故无细胞核，呈双凸圆盘状，直径 2~4μm。当受机械或化学刺激时，血小板可伸出突起，呈不规则形。血小板常成群分布，胞质呈浅蓝色，中央可见蓝紫色的颗粒，称颗粒区（granulomere）；周围部呈均质浅蓝色，称透明区（hyalomere）（图 4-23）。透明区含微管和微丝，参与血小板形状的维持和变形；颗粒区有特殊颗粒和致密颗粒，它们与膜上的凝血因子一起启动凝血过程（图 4-27）。成人血小板的正常值为（100~300）×10⁹ 个 /L，寿命为 7~14 天。

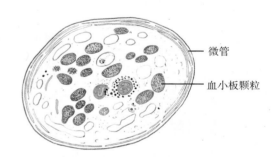

微管

血小板颗粒

图 4-27 血小板超微结构模式图

（四）血细胞的发生

在成人体内，外周血中血细胞的数量维持着动态平衡。每天都有一定数量的血细胞衰老、死亡，同时又有相当数量的血细胞产生。从胚胎后期至出生后，骨髓为主要的造血器官。

1. 造血干细胞和造血祖细胞

（1）造血干细胞（hemotopoietic stem cells）:主要存在于红骨髓,约占骨髓有核细胞的 0.5%,具有很强的分裂能力、多向分化能力和自我复制能力。

（2）造血祖细胞（hemotopoietic progenitor cells）：由造血干细胞分化而来、分化方向确定的干细胞，也称定向干细胞（committed stem cell），只能定向分化为一个或几个血细胞系。

2. 血细胞发生过程中的形态变化规律　各系血细胞发生大致都经历原始、幼稚（又可分早、中、晚 3 期）和成熟三个阶段（图 4-28）。一般规律大致如下：①胞体由大变小（巨核细胞由小变大）；②胞核由大变小（红细胞核最终消失，粒细胞核由杆状至分叶，巨核细胞核由小变大呈分叶状），核着色由浅变深；③胞质由少变多，嗜碱性变弱，胞质内特殊颗粒、血红蛋白等从无到有并逐渐增多；④细胞分裂能力逐渐减弱至丧失（成熟淋巴细胞具有潜在的分裂能力）。

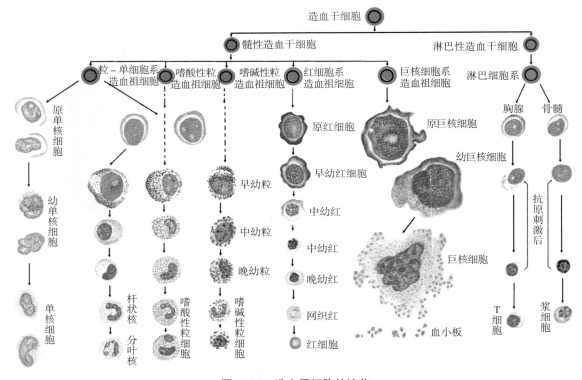

图 4-28 造血干细胞的演化

（龙双涟 莫中成）

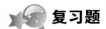 **复习题**

1. 比较成纤维细胞、巨噬细胞、浆细胞和肥大细胞的结构与功能。
2. 比较5种白细胞的光镜结构与功能。

答案要点

1. 列表比较

	成纤维细胞	巨噬细胞	浆细胞	肥大细胞
形态	扁平多突起	形态随功能而变	卵圆形或圆形	卵圆形或圆形
光镜	核大卵圆形；浅染，核仁明显；胞质弱嗜碱性	核小卵圆形；深染，核仁不明显；胞质嗜酸性；含异物颗粒和空泡	核圆，偏位；呈车轮状；胞质嗜碱性	核小圆形，居中；胞质充满异染性的嗜碱性颗粒
电镜	丰富的粗面内质网和发达的高尔基复合体	丰富的溶酶体、吞噬体、吞饮泡、微丝和微管	丰富的粗面内质网和发达的高尔基复合体	大量的膜包颗粒

续表

	成纤维细胞	巨噬细胞	浆细胞	肥大细胞
功能	合成与分泌细胞外基质,参与纤维和基质的形成	趋化性和吞噬防御;呈递抗原,参与免疫应答;分泌生物活性物质	合成与分泌抗体,参与体液免疫应答	释放活性介质(组胺和白三烯等),引起过敏反应

2. 列表比较

	中性粒细胞	嗜酸性粒细胞	嗜碱性粒细胞	淋巴细胞	单核细胞
核	杆状或分叶状,2~5叶	多分2叶	分叶或呈S形	圆形,一侧常有凹痕	卵圆形、肾形或马蹄形
胞质颗粒	细小、均匀、浅红色	粗大、均匀、嗜酸性	大小不等、分布不均、嗜碱性	少量嗜天青颗粒	许多嗜天青颗粒
功能	杀菌作用	减轻超敏反应,还可杀灭寄生虫	参与过敏反应	参与免疫反应	吞噬功能

第 五 章

肌 组 织

学习目标

掌握：骨骼肌、心肌和平滑肌纤维的光镜结构；肌节和闰盘的概念。

熟悉：骨骼肌和心肌纤维的电镜结构。

了解：平滑肌纤维的电镜结构。

肌组织（muscle tissue）主要由肌细胞构成，肌细胞间有少量结缔组织、血管、淋巴管及神经。肌细胞呈细长纤维状，故又称肌纤维（muscle fiber），其细胞膜称肌膜（sarcolemma），细胞质称肌浆（sarcoplasm）。胞质中的滑面内质网称肌浆网（sarcoplasmic reticulum），能贮存 Ca^{2+}。肌组织按其结构与功能分骨骼肌、心肌和平滑肌。

一、骨 骼 肌

骨骼肌（skeletal muscle）由结缔组织连接骨骼肌纤维而成。每条骨骼肌纤维外包有薄层结缔组织，称肌内膜（endomysium）；数量不等的肌纤维聚集成肌束，包绕的结缔组织称肌束膜（perimysium）；许多肌束集合成一块肌肉，包绕的致密结缔组织称肌外膜（epimysium），即解剖学中的深筋膜。结缔组织对骨骼肌有支持、连接、营养和保护作用（图5-1）。

（一）骨骼肌纤维的光镜结构

骨骼肌纤维呈长圆柱状，长 1~40mm，直径 10~100μm；核呈椭圆形，数量多个（数个~数百个），靠近肌膜，染色浅。肌浆内含有许多与细胞长轴平行排列的肌原纤维（myofibril），呈细丝状，直径 1~2μm，其上有明、暗相间的带，各条肌原纤维的明带和暗带都准确地排列在同一平面上，使肌纤维在纵切面上呈现明、暗相间的周期性横纹；肌原纤维在横切面上呈点状（图 5-2）。

明带（light band）又称 I 带，染色浅；暗带（dark band）又称 A 带，染色深。明带中央深染的细线称 Z 线；暗带中部浅染的窄带称 H 带，H 带中央深色的为 M 线。相邻两条 Z 线之间的一段肌原纤维称肌节（sarcomere），包括 1/2I 带 +A 带 +1/2I 带，长度为 2~3μm。肌节递次排列构成肌原纤维，是骨骼肌纤维结构和功能的基本单位（图 5-3）。

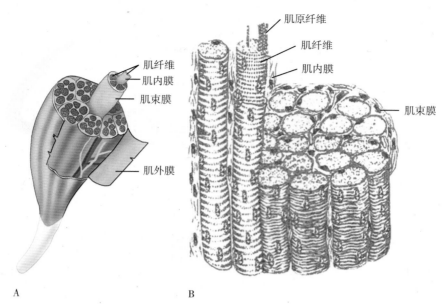

图 5-1 骨骼肌结构模式图

A. 一块骨骼肌 B. 一个肌束

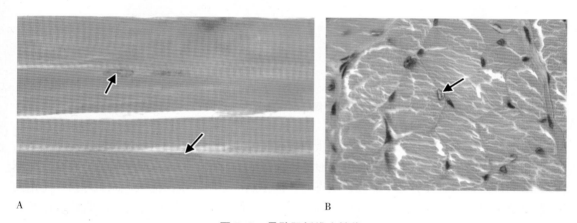

图 5-2 骨骼肌纤维光镜像

A. 纵切面（南华大学医学院图） B. 横切面（四川卫生管理干部学院图） ▲肌细胞核

（二）骨骼肌纤维的超微结构

1. 肌原纤维 由粗、细两种肌丝（myofilament）组成，肌丝沿肌原纤维长轴有规律地平行排列。粗肌丝（thick filament）位于肌节暗带内，中央借 M 线固定，两端游离；细肌丝（thin filament）位于肌节两端，一端固定于 Z 线，另一端游离，平行伸入粗肌丝之间，止于 H 带的外侧。明带只有细肌丝，暗带中的 H 带只有粗肌丝，而其余部分两种肌丝均有（图 5-3）。

粗肌丝长约 1.5μm，直径 15nm，由肌球蛋白（myosin）分子组成，后者形似豆芽，分头部和杆部（图 5-3）。头、杆部连接点及杆上有两处类似关节的结构，可以屈动。所有肌球蛋白分子的头部均朝向两端，称横桥（cross bridge）。肌球蛋白头部具有 ATP 酶活性，结合肌动蛋白位点后被活化，分解 ATP 并释放能量，使横桥屈动。

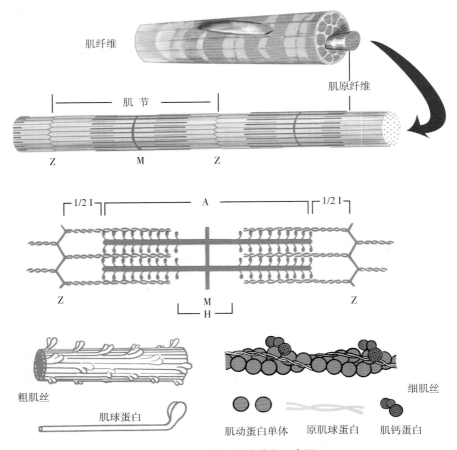

肌纤维

肌原纤维

肌节

Z   M   Z

1/2 I   A   1/2 I

Z   Z

M
H

粗肌丝

肌球蛋白

细肌丝

肌动蛋白单体   原肌球蛋白   肌钙蛋白

图 5-3   骨骼肌连续放大示意图

  细肌丝长约 1μm，直径 5nm，由肌动蛋白（actin）、原肌球蛋白（tropomyosin）和肌钙蛋白（troponin）组成（图 5-3）。肌动蛋白由球形单体连接成串珠状，形成双股螺旋链，有结合肌球蛋白头部的位点，当肌纤维处于非收缩状态时，该位点被原肌球蛋白掩盖。原肌球蛋白是由两条多肽链螺旋状绞合而成的短索，首尾相连。当肌纤维处于非收缩状态时，原肌球蛋白遮盖肌动蛋白的位点。肌钙蛋白由三个球形亚单位构成，附着于原肌球蛋白分子上，可结合 Ca^{2+}。

  2. 横小管　横小管（transverse tubule）又称 T 小管，由肌膜向肌浆内凹陷形成，位于明、暗带交界处。同一水平的横小管分支吻合，与肌纤维长轴垂直，环绕每条肌原纤维（图 5-4），可将肌膜的兴奋迅速传至肌纤维内部。

  3. 肌浆网　位于横小管之间，包绕在肌原纤维周围，大部分走行方向与肌纤维长轴一致，又称纵小管（longitudinal tubule），两端邻近横小管处扩大呈囊状，称终池（terminal cisterna）（图 5-4）。一条横小管与两侧的终池组成三联体（triad），可将兴奋从肌膜传递到肌浆网膜。肌浆网膜兴奋后，其上钙通道开放，大量 Ca^{2+} 涌入肌浆。

  此外，肌原纤维之间还可见大量的线粒体、糖原及少量脂滴，肌浆内还有可与氧结合的肌红蛋白。

  骨骼肌纤维与基膜间有一种扁平、有突起的肌卫星细胞（muscle satellite cell），当骨骼肌纤维受损伤后，该细胞可增殖分化，参与肌纤维的修复。

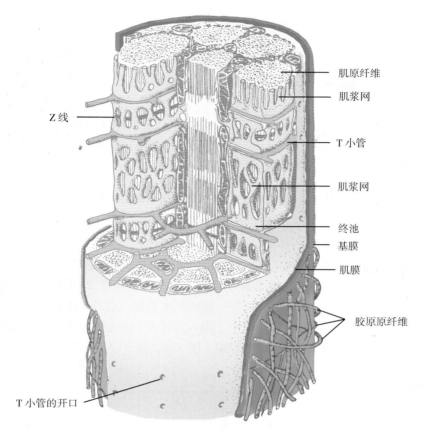

图 5-4　骨骼肌纤维超微结构模式图

相关链接

　　骨骼肌收缩机制为肌丝滑动原理，主要过程为：①运动神经末梢将神经冲动传递给肌膜；②肌膜的兴奋经横小管作用于终池，肌浆网释放Ca^{2+}；③Ca^{2+}结合肌钙蛋白，肌动蛋白位点暴露并结合肌球蛋白头部；④ATP酶活性增高，ATP分解；⑤肌球蛋白的头部向M线方向折动，将细肌丝拉向M线，I带变短，A带长度不变，H带变窄，肌节缩短；⑥收缩结束后，Ca^{2+}被泵回肌浆网内，肌钙蛋白构型恢复，肌纤维松弛。

二、心　　肌

　　心肌（cardiac muscle）主要由心肌纤维和少量结缔组织构成。

（一）心肌纤维的光镜结构

　　心肌纤维呈短圆柱状，有分支，相互连接成网，连接处呈染色较深的阶梯状或横行粗线，称闰盘（intercalated disk）。核一个，呈椭圆形，少数为双核，位于细胞中央。心肌纤维纵切面也有明暗相间的周期性横纹（图 5-5）。

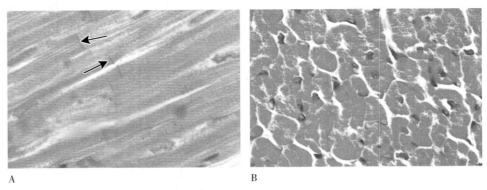

A

B

图 5-5　心肌纤维光镜像（南华大学医学院图）

A 纵切面　B 横切面　↑闰盘

（二）心肌纤维的超微结构

心肌纤维的超微结构类似骨骼肌，也有粗、细两种肌丝及肌节。心肌纤维的特点是：①肌原纤维粗细不等，肌浆中线粒体丰富；②横小管较粗，位于 Z 线水平；③肌浆网稀疏，纵小管不发达，终池小而少，多为横小管与一侧的终池形成二联体（diad）；④闰盘的横向连接部位有中间连接和桥粒，起牢固结合作用；纵向连接部位有缝隙连接，便于细胞间的化学信息交换和传递神经冲动，确保心肌同步舒缩（图 5-6，图 5-7）。

❓ 问题与思考 ●●●

为什么心肌收缩需要从细胞外摄取钙离子？

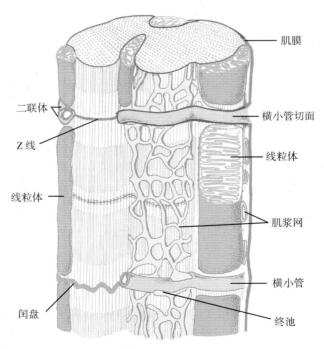

肌膜

二联体

Z线

横小管切面

线粒体

线粒体

肌浆网

闰盘

横小管

终池

图 5-6　心肌纤维超微结构模式图

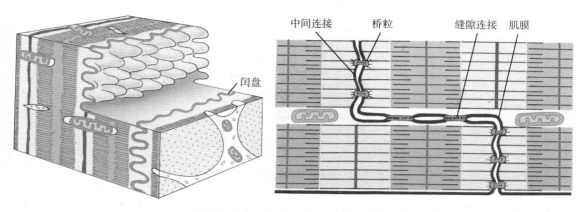

图 5-7　心肌纤维及闰盘超微结构模式图

理论与实践

　　扩张型心肌病是以心室扩大，并伴有心肌肥厚为特征的疾病。表现为心肌纤维肥大、核固缩、变形或消失，胞质内有空泡形成；线粒体肿胀，嵴断裂或消失；肌原纤维可消失。因而，心室收缩功能减退，随着病情发展可引起心力衰竭。

三、平　滑　肌

　　平滑肌（smooth muscle）由平滑肌纤维和少量结缔组织构成，广泛分布于消化道、呼吸道、泌尿管道以及血管等中空性器官的管壁。

（一）平滑肌纤维的光镜结构

　　平滑肌纤维呈长梭形，核单个，呈杆状或椭圆形，位于细胞中央，胞质无横纹。细胞常交错相嵌排列（图 5-8）。平滑肌纤维一般长 200μm，直径 8μm，但大小不均。如小血管管壁的平滑肌短至 20μm，妊娠末期子宫壁的平滑肌纤维可长达 500μm。

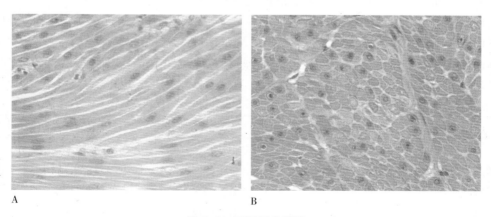

图 5-8　平滑肌光镜像

A. 纵切面（南华大学医学院图）　B. 横切面（郝立宏图）

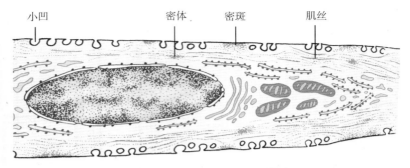

小凹　　　　　　　　密体　　　密斑　　　　　　肌丝

图 5-9　平滑肌纤维超微结构模式图

（二）平滑肌纤维的超微结构

平滑肌纤维内无肌原纤维，有大量的密斑（dense patch）、密体（dense body）、粗肌丝、细肌丝和中间丝等。密斑和密体电子密度较高，密斑为细肌丝的附着点，靠近肌膜；密体为梭形小体，位于肌浆中，是细肌丝和中间丝的共同附着点。粗肌丝由肌球蛋白构成，细肌丝主要由肌动蛋白组成。细胞膜向胞质内凹陷形成浅凹，肌浆网稀疏（图 5-9）。平滑肌纤维之间有较发达的缝隙连接，可迅速传递冲动，使相邻肌纤维同步舒缩。

（龙双涟　莫中成）

复习题

1. 简述肌节的概念及组成。
2. 简述闰盘的结构与功能。
3. 比较三种肌纤维的光镜结构特点。

答题要点

1. 肌节是相邻 Z 线之间的一段肌原纤维，包括 1/2I＋A＋1/2I。
2. 闰盘是心肌纤维的连接结构。

横向连接部位：中间连接和桥粒，起牢固结合作用。

纵向连接部位：缝隙连接，交换信息和传递神经冲动，保证心肌同步舒缩。

3. 三种肌纤维的光镜结构特点比较：

	骨骼肌纤维	心肌纤维	平滑肌纤维
形态	长柱状	短柱状，有分支	长梭形
核的数量及位置	多个，靠近肌膜	一个，偶见两个；居中	一个，居中
横纹	有，且明显	有，但不明显	无
肌原纤维	有，分布均匀	有，核周较少	无
闰盘	无	有	无

第 六 章

神 经 组 织

学习目标

掌握：神经元的结构；化学突触的结构和功能；有髓神经纤维的结构。

熟悉：神经和神经纤维的关系；神经胶质细胞的分类及主要功能。

了解：神经末梢的分类、结构与主要功能。

神经组织（nervous tissue）主要由神经细胞和神经胶质细胞组成。神经细胞（nerve cell）又称神经元（neuron），具有接受刺激、整合信息和传导冲动的能力，是神经系统结构和功能的基本单位。神经胶质细胞（neuroglial cell）对神经元起支持、保护、营养和绝缘等作用，构成神经元生长和功能活动的微环境。

一、神 经 元

神经元的形态多样，大小不一，但都有胞体和突起（图6-1）。

（一）胞体

胞体是神经元的营养和代谢中心，主要位于大脑和小脑皮质、脑干和脊髓灰质以及神经节内。胞体形态多样，常为星形、锥体形、梨形和圆球形等；大小相差悬殊，直径在5~150μm之间。胞体包括细胞膜、细胞质和细胞核（图6-2）。

1. 细胞膜 是可兴奋膜，膜上有不同的受体和离子通道，可接受刺激、产生并传导冲动。

2. 细胞核 大而圆，着色浅，多为单个，位于胞体中央，核仁明显。

3. 细胞质 除有发达的高尔基复合体、滑面内质网，丰富的线粒体、溶酶体及脂褐素等结构外，在光镜下可见尼氏

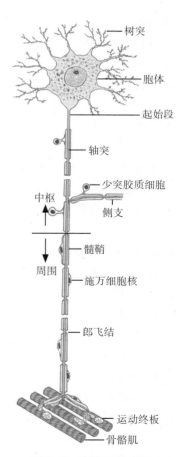

图6-1 神经元模式图

（图中标注：树突、胞体、起始段、轴突、少突胶质细胞、中枢、侧支、髓鞘、周围、施万细胞核、郎飞结、运动终板、骨骼肌）

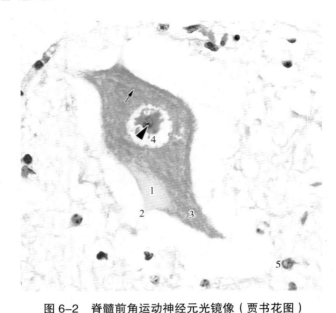

图 6-2 脊髓前角运动神经元光镜像（贾书花图）
1. 轴丘 2. 轴突 3. 树突 4. 神经元细胞核 5. 神经胶质细胞核
▲核仁 ↑尼氏体

体和神经原纤维两种特征性结构。

尼氏体（Nissl body）：HE 染色呈紫蓝色的团块或颗粒状（图 6-2）。电镜下，由丰富的粗面内质网和游离核糖体构成，有活跃的合成蛋白质能力，能合成细胞器更新所需的结构蛋白、神经递质和神经调质所需的酶类及肽类。神经元受损时，尼氏体减少或消失，在轴突再生过程中，尼氏体重新出现并恢复正常功能。

神经原纤维（neurofibril）：HE 染色片上无法分辨，镀银染色呈棕黑色细丝状，交错排列成网，并伸入树突和轴突内（图 6-3）。神经原纤维由神经丝和微管构成，二者构成神经元的细胞骨架，其中微管还参与物质运输。

（二）突起

神经元的突起按形态和功能分为树突和轴突（图 6-1）。

1. 树突 一个或多个，分支短呈树枝状。表面有大量短小突起，称树突棘（dendritic spine）。树突的结构与胞体相似。树突能接受刺激并将神经冲动传向胞体，树突的分支和树突棘扩大了神经元接受刺激的表面积。

2. 轴突 只有一个，较细，长度可由数微米到 1m 以上，分支少且呈直角分出，轴突末端有较多的纤细分支，称轴突终末（axon terminal）。光镜下，胞体发出轴突的部位呈圆锥形，不含尼氏体，染色浅，称轴丘（axon hillock）。轴突表面的胞膜称轴膜（axolemma），内含的胞质称轴质（axoplasm），轴质内无尼氏体，故不能合成蛋白质。轴突的主要功能是将神经冲动从胞体传导至轴突终末。轴丘处的轴膜是神经元产生神经冲动的起始部位，神经冲动的传导在轴膜上进行。

轴突内的物质运送称轴突运输（axonal transport）。胞体内新合成的结构蛋白质、含神经递质或神经调质的小泡及合成递质所需的酶等，由胞体向轴突终末输送，为顺向轴突运输；轴突终末内的代谢产物或由轴突终末摄取的神经营养因子等运输到胞体，为逆向轴突运输。

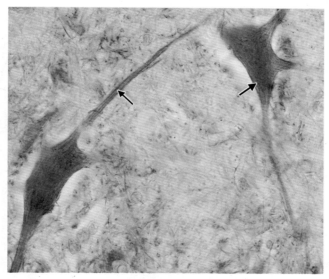

图6-3　神经元及神经原纤维（镀银染色　贾书花图）

箭头示神经原纤维

某些病毒或毒素（如狂犬病毒、脊髓灰质炎病毒和破伤风毒素）可通过逆向轴突运输侵犯神经元胞体。

理论与实践

　　病毒感染（如脊髓灰质炎病毒）、维生素B缺乏、维生素C缺乏和轴突损伤等，常会引起中央性尼氏体溶解。表现为神经元肿胀，丧失典型的多极形状而变为圆形，核偏位，胞质中央的尼氏体崩解成为细尘状颗粒，进而完全溶解消失，或仅在细胞周边部有少量残余，因此胞质着色浅而呈苍白均质状。这是一种可逆性变化，早期病因一旦去除，可恢复正常，若病因长期存在，则病变继续发展导致神经元萎缩死亡。

（三）神经元的分类

　　神经元的种类繁多，常按神经元突起的数目、功能及所释放的神经递质等进行分类。

　　1. 按突起数目　分为：①多极神经元，有一个轴突和多个树突，胞体多位于大、小脑皮质和脑干、脊髓灰质内；②双极神经元，只有一个树突和一个轴突，如耳蜗的神经节细胞和视网膜的双极细胞；③假单极神经元，从胞体发出一个突起，但离胞体不远处即分为两支，一支伸入中枢神经系统，称中枢突，另一支伸向周围组织器官，称周围突，如脑神经节和脊神经节内的感觉神经元（图6-4）。

　　2. 按功能　分为：①感觉神经元，即传入神经元，多为假单极神经元，可感受刺激，并将信息传向中枢；②运动神经元，即传出神经元，一般为多极神经元，可支配肌肉运动和腺细胞分泌；③中间神经元，主要为多极神经元，位于前两种神经元之间，起信息加工和传递作用（图6-4）。

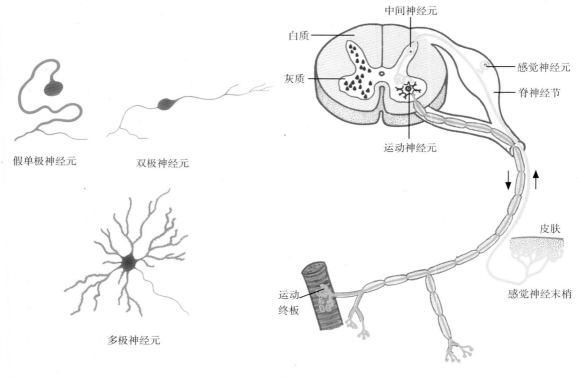

假单极神经元　　双极神经元

多极神经元

图 6-4　不同神经元及其相互关系

3. 按释放的神经递质或神经调质　分为：①胆碱能神经元，释放乙酰胆碱；②胺能神经元，释放肾上腺素、多巴胺等；③肽能神经元，释放脑啡肽、P 物质等神经肽；④氨基酸能神经元，释放 γ- 氨基丁酸等。

二、突　触

突触（synapse）指神经元与神经元之间，或神经元与效应细胞之间传递信息的结构。突触也是一种细胞连接方式，按连接的部位不同，可分为轴 – 树突触、轴 – 棘突触或轴 – 体突触等（图 6-5）。突触分为化学突触和电突触。化学突触（chemical synapse）是以神经递质作为传递信息的媒介，即一般所说的突触。电突触（electrical synapse）即缝隙连接，通过电流传递信息（参见第三章）。

电镜下，化学突触分为突触前成分（presynaptic element）、突触间隙（synaptic cleft）和突触后成分（postsynaptic element）。突触前成分是神经元轴突终末的球状膨大，在镀银染色的切片呈棕黑色纽扣状颗粒，称突触小体（synaptic knob），附在下一神经元的胞体、树突或树突棘上（图 6-6）。

突触前成分内有许多突触小泡（synaptic vesicle），突触小泡是突触前成分的特征性结构，内含神经递质和神经调质。突触后成分为后一神经元或效应细胞与突触前成分相对应的局部区域。突触前、后成分彼此相对的胞膜，分别称突触前膜和突触后膜，均较一般细胞膜略厚；两者之间有 15~30nm 的突触间隙，内有水解神经递质的酶等。突触前膜胞质面还附着有排列

图中标注：中间神经元　白质　灰质　感觉神经元　脊神经节　运动神经元　皮肤　运动终板　感觉神经末梢

规则的锥形致密突起,突起间容纳突触小泡;突触后膜有与神经递质或调质特异性结合的受体及离子通道。

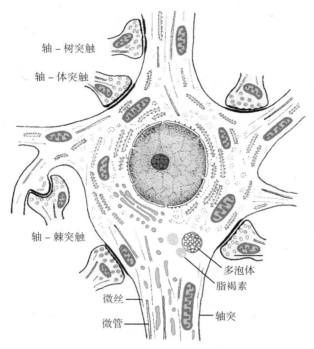

图 6-5 神经元超微结构及不同部位突触模式图

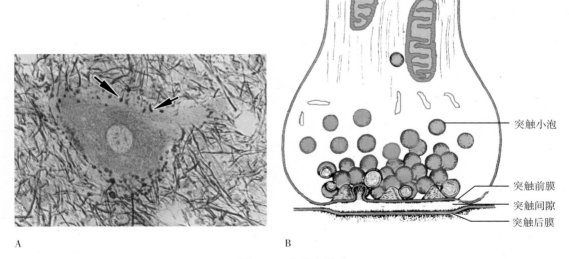

A   B

图 6-6 化学突触

A. 神经元表面的突触小体(▲)(镀银染色 大连医科大学图) B.超微结构模式图

神经冲动传导至突触前膜时,突触小泡移至突触前膜并与之融合,以出胞方式释放神经递质,神经递质与突触后膜的受体结合,导致突触后膜的离子通道开放,膜两侧的离子分布改变,产生兴奋性或抑制性的动作电位。

三、神经胶质细胞

神经胶质细胞存在于神经元与神经元之间，或神经元与其他组织之间。神经胶质细胞也有突起，但不分轴突和树突，无传导神经冲动的功能。HE 染色只能显示胞核和少量胞质，用银染方法能显示其全貌。

（一）中枢神经系统的神经胶质细胞

1. 星形胶质细胞　星形胶质细胞（astrocyte）分为两种：①原浆性星形胶质细胞，多分布在脑和脊髓的灰质内；突起较粗短，分支多，胞质内胶质丝较少（图 6-7A）。②纤维性星形胶质细胞，多分布在脑和脊髓的白质内；突起较长，分支较少，胞质内胶质丝丰富（图 6-7B）。星形胶质细胞参与构成血-脑屏障（参见第七章），并分泌神经营养因子影响神经元的存活和功能活动。在脑和脊髓损伤时，星形胶质细胞可增生，形成胶质瘢痕填补缺损。

2. 少突胶质细胞　少突胶质细胞（oligodendrocyte）胞体较星形胶质细胞小，核较小，呈圆形或椭圆形，着色略深；突起细而少，分支也少（图 6-7C）。电镜下，可见细胞突起的末端扩展成扁平薄膜缠绕轴突表面，形成中枢神经系统有髓神经纤维的髓鞘（图 6-10）。

3. 小胶质细胞　小胶质细胞（microglial cell）是神经胶质细胞中胞体最小的一种，呈细长或椭圆形，核卵圆形或三角形（图 6-7D）。通常认为小胶质细胞来源于血液中的单核细胞，属单核吞噬细胞系统，中枢神经系统损伤时，小胶质细胞可转变成巨噬细胞，吞噬细胞碎屑及退化变性的髓鞘。

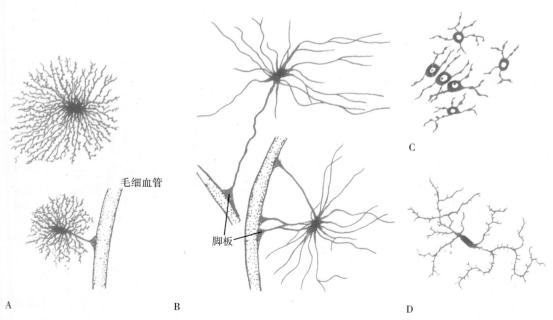

毛细血管

脚板

A　　　　　　　　　　B　　　　　　　　　　D

图 6-7　中枢神经系统的神经胶质细胞模式图

A. 原浆性星形胶质细胞　B. 纤维性星形胶质细胞　C. 少突胶质细胞　D. 小胶质细胞

4. 室管膜细胞 室管膜细胞（ependymal cell）为衬附于脑室和脊髓中央管腔面的单层立方或柱状细胞。位于脉络丛的室管膜细胞可产生脑脊液。

（二）周围神经系统的神经胶质细胞

1. 施万细胞 施万细胞（Schwann cell）又称神经膜细胞（neurolemmal cell），包裹神经元的突起构成周围神经系统神经纤维的髓鞘。施万细胞还可分泌神经营养因子，在受损神经元的存活及轴突的再生过程中起诱导作用。

2. 卫星细胞 卫星细胞（satellite cell）又称被囊细胞，是神经节内围绕神经元胞体的一层扁平或立方形细胞，核染色较深。营养和保护神经节细胞。

四、神经纤维和神经

（一）神经纤维

神经纤维（nerve fiber）由神经元的长突起及包绕在其外面的神经胶质细胞构成。根据神经胶质细胞是否形成髓鞘（myelin sheath），分为有髓神经纤维和无髓神经纤维。

1. 有髓神经纤维

（1）周围神经系统的有髓神经纤维：由施万细胞依次节段性包绕神经元的突起而成。神经纤维的中轴，称轴索；施万细胞的胞膜呈同心圆状反复包绕神经元的长突起，形成髓鞘（图6-8）；被挤压在髓鞘外的细胞膜及其基膜，称神经膜（neurilemma）。相邻施万细胞之间的轴膜裸露，称郎飞结（Ranvier node）；相邻两个郎飞结之间的一段神经纤维，称结间体（internode）。髓鞘的化学成分主要是脂蛋白，HE染色标本中髓鞘因脂质被溶解而呈丝网状（图6-9）。

（2）中枢神经系统的有髓神经纤维：其髓鞘由少突胶质细胞的突起末端形成，一个少突胶质细胞的多个突起末端可包卷多个神经元突起，形成多条神经纤维（图6-10）。

2. 无髓神经纤维

（1）周围神经系统的无髓神经纤维：施万细胞为不规则长柱状，表面有数量不等、深浅不一的纵沟，神经元的突起陷于其中。因此，一条无髓神经纤维可有多条神经元的突起（图6-11）。

（2）中枢神经系统的无髓神经纤维：神经元的突起无特异的神经胶质细胞包裹，因此神经元的突起裸露。

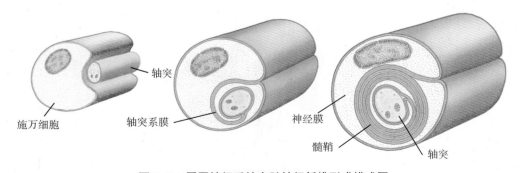

图6-8 周围神经系统有髓神经纤维形成模式图

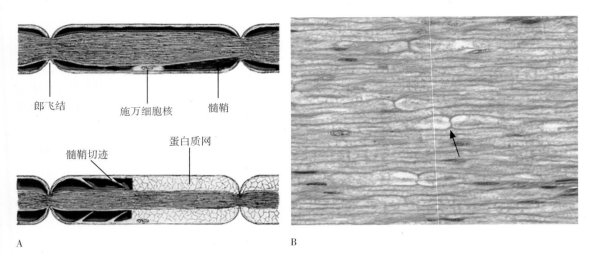

A   B

图 6-9　周围神经系统有髓神经纤维

A. 模式图　B. 坐骨神经纵切光镜像（贾书花图）　↑郎飞结

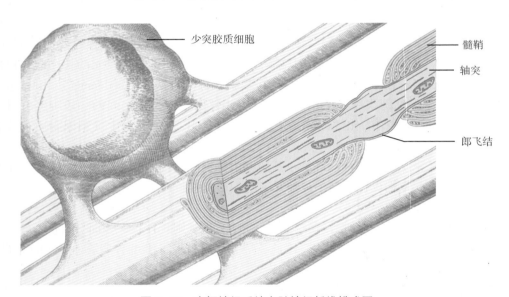

图 6-10　中枢神经系统有髓神经纤维模式图

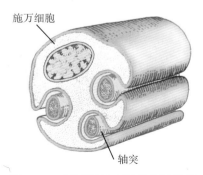

图 6-11　周围神经系统的无髓神经
纤维模式图

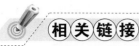

相关链接

神经冲动以动作电位的形式在神经纤维的轴膜上传导。有髓神经纤维由于髓鞘的绝缘作用，动作电位只能在郎飞结处发生，故呈跳跃式传导，从一个郎飞结跳到下一个郎飞结。轴突越粗，其髓鞘越厚，结间体也越长，神经冲动跳跃的距离便越大，传导速度也越快。无髓神经纤维因无髓鞘和郎飞结，神经冲动是沿着轴膜连续传导的，则传导速度慢。

（二）神经

周围神经系统的神经纤维集合形成神经纤维束，若干条神经纤维束平行排列构成神经（nerve）。多数神经兼含感觉、运动及自主神经纤维。由于有髓神经纤维的髓鞘含髓磷脂，故肉眼观察神经通常呈白色。

包裹在神经表面的致密结缔组织，称神经外膜（epineurium）；包绕神经纤维束的结缔组织，称神经束膜（perineurium）；每条神经纤维表面的结缔组织，称神经内膜（endoneurium）。

五、神经末梢

神经末梢是周围神经纤维的终末部分，遍布全身，根据功能分为感觉神经末梢和运动神经末梢。

（一）感觉神经末梢

感觉神经末梢（sensory nerve ending）是感觉神经元（假单极神经元）周围突的末端，它们通常和周围的其他组织共同构成感受器，接收内、外环境的刺激并传至中枢。

1. 游离神经末梢 游离神经末梢（free nerve ending）由感觉神经纤维终末失去髓鞘，裸露的轴突末端反复分成细支而成。广泛分布在表皮、角膜和黏膜上皮细胞之间，或结缔组织内，如真皮、骨膜和牙髓等处，感受冷、热、轻触和痛觉（图6-12）。

2. 触觉小体 触觉小体（tactile corpuscle）呈椭圆形，内有横行排列的扁平细胞，外包结缔组织被囊。有髓神经纤维进入小体前失去髓鞘，分支盘绕在扁平细胞之间。分布于真皮乳头，以手指、足趾掌侧最多，感受应力刺激产生触觉（图6-13）。

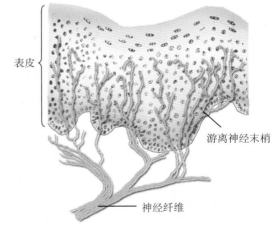

图6-12 表皮内的游离神经末梢模式图

3. 环层小体 环层小体（lamellar corpuscle）呈卵圆形或圆形，大小不一，被囊由多层同心圆排列的扁平细胞构成，中央为一均质状的圆柱体。有髓神经纤维进入小体时失去髓鞘，穿行于小体中央的圆柱体内（图6-14）。分布在皮下组织、腹膜、肠系膜、韧带和关节囊等处，主要感受压觉和振动觉。

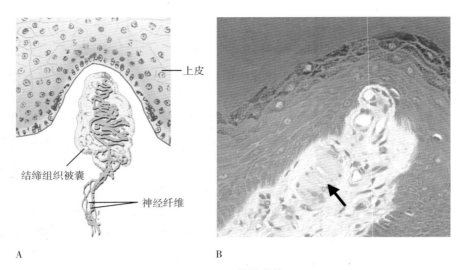

图 6-13　触觉小体

A. 模式图　B. 光镜像（郝立宏图）

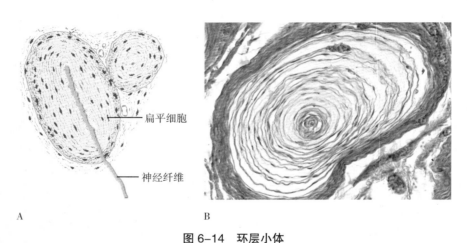

图 6-14　环层小体

A. 模式图　B. 光镜像（贾书花图）

　　4. 肌梭　肌梭（muscle spindle）呈梭形，表面有结缔组织被囊，内有几条较细的梭内肌纤维。梭内肌纤维的核成串排列或集中在肌纤维的中段。感觉神经纤维进入肌梭时失去髓鞘，其终末分支环绕梭内肌纤维的中段；肌梭内还有运动神经末梢，分布在梭内肌纤维的两端（图6-15）。肌梭分布在骨骼肌内，是一种本体感受器，主要感受肌纤维的收缩或舒张的牵张刺激，调节骨骼肌的活动。

　　（二）运动神经末梢

　　运动神经末梢（motor nerve ending）是运动神经元的轴突终末，终止于肌组织和腺体等共同构成效应器，支配肌纤维的收缩和腺体的分泌。

　　1. 躯体运动神经末梢　分布于骨骼肌。脊髓灰质前角或脑干部的运动神经元的轴突，抵达骨骼肌时失去髓鞘，在肌纤维表面形成爪状分支，与骨骼肌纤维形成突触连接，称运动终板（motor end plate）或称神经 – 肌连接（neuro-muscular junction）（图6-16）。

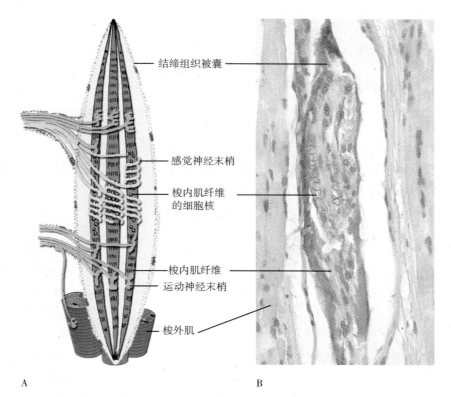

结缔组织被囊

感觉神经末梢

梭内肌纤维
的细胞核

梭内肌纤维
运动神经末梢

梭外肌

A   B

图 6-15 肌梭

A.模式图　B.光镜像（郝立宏图）

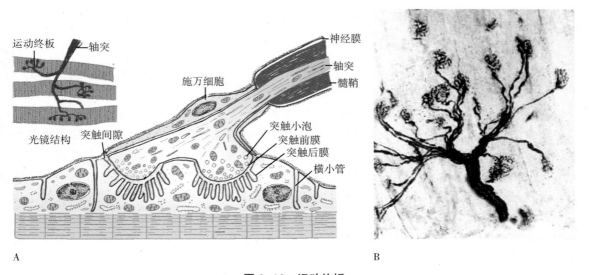

运动终板　　轴突

施万细胞

光镜结构

突触间隙

神经膜
轴突
髓鞘

突触小泡
突触前膜
突触后膜
横小管

A   B

图 6-16 运动终板

A.模式图　B.运动终板（氯化金染色　长治医学院图）

问题与思考 ●●●

学习了运动终板之后，你能够将肌肉收缩与神经支配联系起来了吗？

2. 内脏运动神经末梢　分布于内脏及血管的平滑肌、心肌和腺体等处。这类神经纤维较细，无髓鞘，其轴突终末分支呈串珠样膨体（varicosity），贴于肌纤维的表面，或穿行于腺上皮细胞之间与效应细胞建立突触联系（图6-17）。

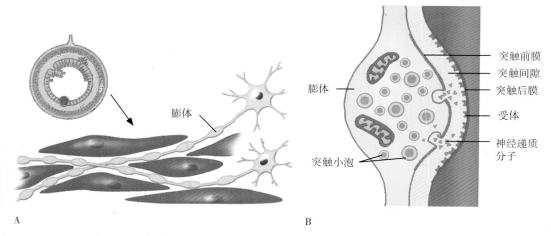

图6-17　内脏运动神经纤维及其末梢（A）与膨体超微结构（B）模式图

相关链接

　　神元是高度分化的细胞，它的再生较为困难和复杂。周围神经的轴突损伤能在神经胶质细胞的诱导和神经营养因子的共同作用下得以修复，而神经元胞体的损伤和中枢神经系统的轴突损伤则难以修复。以往认为，中枢神经系统的神经元在出生前或出生后不久，就失去再生能力。近年发现，神经组织也存在一些具有增殖和分化潜能的细胞，称神经干细胞（neural stem cells，NSC），它可以通过不对等的分裂方式产生神经组织的各类细胞。成人脑组织中NSC主要存在于侧脑室下层和海马齿状回。有研究发现，在缺血缺氧条件下内源性NSC可分化为神经元和神经胶质细胞，因而提示中枢神经系统可通过自身内源性干细胞来修复。

（贾书花）

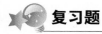 **复习题**

1.简述神经元的结构。

2.什么是突触？试述化学突触的光镜及电镜结构。

3.以周围神经系统为例，简述有髓神经纤维的结构。

答案要点

1. 神经元由胞体、树突和轴突组成。①胞体光镜下可见尼氏体和神经原纤维。电镜下，尼氏体由发达的粗面内质网和游离核糖体构成；神经原纤维由神经丝和微管构成。②树突为一个或多个。③轴突只有一个，无尼氏体。

2. 突触是指神经元与神经元之间，或神经元与效应细胞之间传递信息的结构。化学突触光镜下呈膨大的突触小体，电镜下分为突触前成分、突触间隙和突触后成分。

3.中轴为轴索（神经元轴突或长树突），外包髓鞘，表面为神经膜。相邻施万细胞之间的轴膜裸露处为郎飞结，相邻两个郎飞结之间的一段神经纤维为结间体。

第 七 章

神 经 系 统

学习目标 ▮▮

掌握：大脑、小脑皮质和脊髓灰质的组织结构；血－脑屏障的结构和功能。

熟悉：神经节的分类和基本结构。

了解：大脑皮质和小脑皮质神经元的联系；脑脊膜和脉络丛的结构。

神经系统（nervous system）主要由神经组织构成，分为周围神经系统和中枢神经系统，是机体一切生理活动和思维活动的物质基础。

一、周围神经系统

周围神经系统（peripheral nervous system）由脑神经节、脊神经节、自主神经节、脑脊神经和自主神经构成。神经节（ganglion）一般为卵圆形，是神经元胞体集中的部位，外覆结缔组织被膜。

（一）脑、脊神经节

脑神经节是位于脑神经干通路中的膨大，脊神经节是位于脊髓两侧背根上的膨大。大部分脑、脊神经节是由假单极神经元组成，周围支参与组成脑神经和脊神经，中枢支将感觉冲动传向中枢。神经元胞体呈圆形或卵圆形，大小不等；核圆形，居中，核仁明显；胞质内的尼氏体细小分散。胞体外包以一层扁平或立方形的卫星细胞（satellite cell）。脑神经节内散在着无髓或有髓神经纤维，神经元胞体成群聚集。脊神经节内以有髓神经纤维为主，形成平行排列的神经纤维束，将神经元胞体分隔成群（图7-1）。

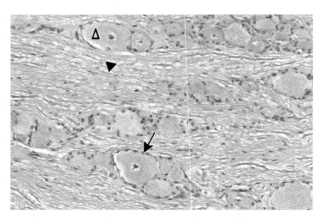

图 7-1　脊神经节的光镜像（哈尔滨医科大学图）

△神经元　↑卫星细胞　▲有髓神经纤维

（二）自主神经节

自主神经节又称植物神经节，包括交感神经节和副交感神经节。交感神经节位于脊柱两旁及前方，副交感神经节则位于器官附近或器官内。节内由大小不等的节细胞（神经元）以及大量无髓和少量有髓神经纤维构成。节细胞属多极的运动神经元，它发出的轴突为节后纤维，支配平滑肌、心肌的运动和腺体的分泌。节细胞有两种：一种是体积略大的主节细胞（principal ganglion cell），占大多数（图7-2），散在分布，大部分主节细胞属于肾上腺素能神经元，少数为胆碱能神经元；另一种节细胞数量少，体积也略小，常聚集成小群，胞质内含多巴胺和去甲肾上腺素，当用甲醛蒸气处理时，在紫外线下可诱发强烈的荧光，又称小强荧光细胞（small intensity fluorescent cell，SIF细胞）。该细胞参与调节交感神经节细胞的功能活动。

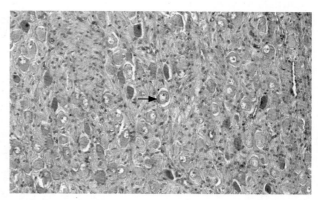

图7-2 交感神经节的光镜像（哈尔滨医科大学图）

→ 主节细胞

二、中枢神经系统

中枢神经系统（central nerve system）由脑和脊髓组成，均可分为灰质和白质。灰质是神经元胞体集中的结构；白质不含神经元，只有神经纤维。大脑半球和小脑的灰质居于表层，又称皮质；深层为白质，或称髓质。脑干的灰质分散于白质内形成许多神经核，灰质和白质相交错排列的部位为网状结构。

（一）脊髓

脊髓位于椎管内，呈扁圆柱形，在其横切面上，可见白质位于周边，灰质呈蝴蝶形居中央，中央管位于中央（图7-3）。

1. 脊髓灰质　按其形态分为前角、后角、中间带以及侧角（侧角主要见于胸腰段脊髓）。

（1）前角的神经元：为大、中型的多极神经元，通常称躯体运动神经元，胞体大小不同，大者称α神经元，数量多，支配梭外肌纤维，引起骨骼肌的收缩；小者称γ神经元，数量少，支配梭内肌纤维，调节肌纤维的张力。还有一种短轴突的小神经元，称闰绍细胞（Ranshaw cell），抑制α神经元的活动。

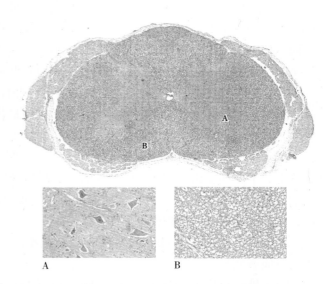

图7-3 脊髓光镜像（哈尔滨医科大学图）

A. 灰质前角　B. 白质

（2）中间带和侧角内的神经元：多为中型的多极神经元，其轴突（节前纤维）出前根后进入交感神经节内并与交感神经节细胞形成突触。

（3）后角内的神经元：为多种中间神经元，主要接受后根纤维（感觉神经元的中枢突）的传入神经冲动，其轴突在白质中形成各种上行传导束而达脑干、小脑和丘脑，所以这些神经元也称束细胞（bundle cell）。

2. 脊髓白质　主要结构为纵行的神经纤维，多数是有髓神经纤维，其粗细差异很大（图7-3）。

理论与实践

肌萎缩侧索硬化症（amyotrophic lateral sclerosis，ALS）又被称为"渐冻症"和清醒的"植物人"，是一种运动神经元病。镜下可见脊髓前角运动神经元、脑干运动神经核及大脑皮质运动区锥体细胞变性、数目减少。患者表现为肌肉萎缩无力，从手部逐渐累及所有肢体，逐渐丧失自理能力，直至不能进食和说话。如累及呼吸肌，则会窒息死亡。但在整个疾病过程中，患者始终意识清醒，智力如常。科学家斯蒂芬·威廉·霍金就患有该病。

（二）大脑皮质

大脑皮质表面有许多的脑回和脑沟，不同区域的大脑皮质厚度不一，由许多大小不等的神经元、神经胶质细胞以及神经纤维构成。

1. 大脑皮质的神经元类型　大脑皮质的神经元都是多极神经元，按细胞的形态可分为三类（图7-4）。

（1）锥体细胞（pyramidal cell）：数量较多，可分为大、中、小三型。胞体呈锥体形，尖端发出一条较粗的顶树突，伸向皮质表面，沿途发出许多分支；胞体还向四周发出一些水平走向的树突。轴突自胞体底部发出，长短不一，长者形成投射纤维或联合纤维。投射纤维下行至脑干或脊髓，联合纤维投射到同侧或对侧的皮质。

（2）颗粒细胞（granular cell）：数量最多。胞体较小，呈颗粒状，细胞的形态多样，有星形细胞、篮状细胞和水平细胞等，以星形细胞最多。一些星形细胞的轴突较长，走向皮质表面。颗粒细胞多为皮质内信息传递的中间神经元，能将信息处理后传递给其他神经元。

（3）梭形细胞（fusiform cell）：数量较少，主要分布在皮质深层。胞体呈梭形，树突自细胞的上、下两端发出。轴突深入髓质，组成投射纤维或联合纤维。

2. 大脑皮质的分层　大脑皮质的神经元分布呈层状，不同脑区有些差别，一般可分为6层，从表面至深层的结构如下（图7-4）：

（1）分子层（molecular layer）：神经细胞小而少，主要是水平细胞和星形细胞，还有许多与皮质表面平行的神经纤维。

（2）外颗粒层（external granular layer）：主要由许多颗粒细胞和少量小锥体细胞组成。

（3）外锥体细胞层（external pyramidal layer）：较厚，主要由中、小型锥体细胞组成。

（4）内颗粒层（internal granular layer）：细胞密集，多为星形细胞。丘脑来的特异性传入的纤维，在此层水平分支，形成密集的横行纤维丛，称 Baillarger 外线，与此层的神经细胞形成突触。

（5）内锥体细胞层（internal pyramidal layer）：主要由大、中型锥体细胞组成。在此层有一明显的横行纤维丛，由来自多方面的纤维所构成，称 Baillarger 内线。

（6）多形细胞层（multiform layer）：以梭形细胞为主，还有少量锥体细胞和颗粒细胞。

3.大脑皮质神经元的联系　神经元的联系也称神经回路，指神经元通过突触联系形成的各种信息传导通路。

大脑皮质的Ⅰ、Ⅱ、Ⅲ和Ⅳ层主要接受和联络神经冲动。从丘脑来的传入纤维进入第Ⅳ层，与颗粒细胞形成突触。起于大脑半球同侧或对侧的联合纤维到达第Ⅱ层和第Ⅲ层，与锥体细胞形成突触。大脑皮质的传出纤维分投射纤维和联合纤维：投射纤维主要起于第Ⅴ层的锥体细胞和第Ⅵ层的大梭形细胞，下行至脑干及脊髓；联合纤维起于第Ⅲ、Ⅴ和Ⅵ层的锥体细胞和梭形细胞，分布于皮质的同侧及对侧脑区。大脑皮质的第Ⅱ、Ⅲ、Ⅳ层细胞主要与各层细胞相互联系，形成复杂的神经微环路（图7-4）。

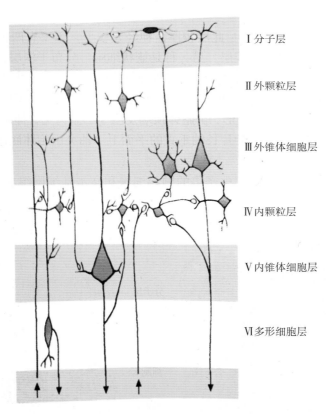

Ⅰ 分子层

Ⅱ 外颗粒层

Ⅲ 外锥体细胞层

Ⅳ 内颗粒层

Ⅴ 内锥体细胞层

Ⅵ 多形细胞层

图 7-4　大脑皮质神经元构筑模式图

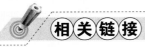

进入老年时期，大脑的重量逐渐下降。大脑皮质可出现不同程度的萎缩，皮质各层神经元减少，Ⅱ层和Ⅳ层尤为明显，并以颗粒细胞减少为主；神经元胞质内色素颗粒和脂褐素增多；神经元树突棘减少甚至消失，轴突终末分支减少等。有科学家提出，老年人的大脑有两类神经元：衰退的神经元和长寿的神经元，而神经元的丢失能够导致长寿细胞补偿性增长。故老年人如果做些力所能及的工作，可能会促进长寿细胞的功能活动，从而利于健康长寿。

（三）小脑皮质

小脑表面有许多平行的横沟，将小脑分隔为许多叶片，叶片表面为皮质，深部为髓质。

1. 小脑皮质的神经元和分层　　皮质内的神经元包括：星形细胞、篮状细胞、普肯耶细胞（Purkinje cell）、颗粒细胞以及高尔基细胞。小脑皮质从外到内明显地分为三层（图7-5，图7-6）：

（1）分子层（molecular layer）：此层较厚，神经元较少，主要有两种。一种是小型多突的星形细胞，轴突较短，分布于浅层。另一种是篮状细胞，分布于深层，胞体较大，其轴突平行于小脑表面走行，末端呈篮状分支包绕普肯耶细胞的胞体并与之形成突触。

（2）普肯耶细胞层（Purkinje cell layer）：由一层普肯耶细胞胞体构成。普肯耶细胞是小脑皮质中最大的神经元，胞体呈梨形，由胞体顶端发出1~2条树突，伸向分子层，反复分支，形如扁薄的扇状，铺展在与小脑叶片长轴垂直的平面上。轴突由胞体底部发出，经颗粒层进入髓质，终止于小脑深部核群。

（3）颗粒层（granular layer）：由密集的颗粒细胞和高尔基细胞组成。颗粒细胞胞体小，

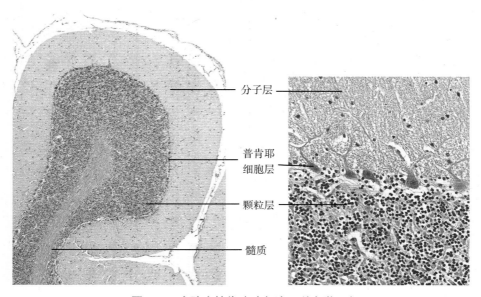

分子层

普肯耶
细胞层

颗粒层

髓质

图 7-5　小脑光镜像（哈尔滨医科大学图）

由胞体发出 3~5 个短树突，末端呈爪状，分布在颗粒层内与苔藓纤维形成突触；其轴突上行入分子层呈 T 形分支，与小脑叶片长轴平行，称平行纤维（parallel fiber）。平行纤维穿行于普肯耶细胞树突之间，并与树突棘形成突触。高尔基细胞的胞体较大，树突分支较多，伸入分子层与平行纤维形成突触，轴突在颗粒层内丛密分支，与颗粒细胞的树突形成突触。

2. 小脑皮质神经元的联系　小脑皮质的 5 种神经元中,普肯耶细胞是唯一的传出神经元,它释放 γ‐氨基丁酸抑制小脑深部核群的活动。其余 4 种为中间神经元，其中颗粒细胞为兴奋性神经元，其他为是抑制性神经元，它们调节普肯耶细胞的活动。

小脑皮质有三种传入神经纤维：①攀缘纤维（climbing fiber）主要是来自延髓的下橄榄核，穿入小脑颗粒层后，分支攀附在普肯耶细胞的树突上，与之形成突触，直接引起普肯耶细胞的强烈兴奋。②苔藓纤维（mossy fiber）起源于脊髓和脑干的核群，进入小脑皮质后末端分支呈苔藓状；每个分支末端膨大与多个颗粒细胞的树突、高尔基细胞的轴突或近端树突形成复杂的突触群，形似小球，故称小脑小球（cerebellar glomerulus）（图 7-6）；通过颗粒细胞，一条苔藓纤维可以引起多个普肯耶细胞的兴奋。③单胺能纤维（monoaminergic fiber）来自脑干的蓝斑核和中缝核，纤维分布于小脑皮质各层，对普肯耶细胞起抑制作用。

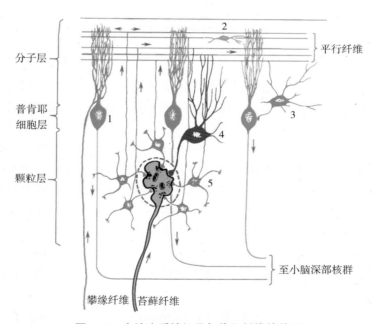

图 7-6　小脑皮质神经元与传入纤维的关系

1. 普肯耶细胞　2. 星形细胞　3. 篮状细胞　4. 高尔基细胞　5. 颗粒细胞
虚线范围代表一个小脑小球

（四）脑脊膜

脑脊膜是包裹在脑和脊髓外面的结缔组织膜，由外向内分为硬膜、蛛网膜和软膜（图 7-7）。

1. 硬膜　由致密结缔组织组成，厚而坚韧。硬脑膜和硬脊膜在枕骨大孔处相延续。硬脊膜与椎骨之间的硬膜外腔是临床上硬膜外麻醉时局麻药注射处。

2. 蛛网膜　由薄层疏松结缔组织构成，它与硬膜之间的狭窄间隙为硬膜下隙，内含少量无色透明液体。蛛网膜与软膜之间，有蛛网膜下隙，腔内充满脑脊液。在颅部，蛛网膜与许多绒毛状突起伸入静脉窦内，称蛛网膜颗粒（arachnoid granule），表面被覆通透性强的间皮样细胞，有利于脑脊液回流到静脉血中。

3. 软膜　为紧贴在脑和脊髓表面的薄层结缔组织，富含血管，可供应脑和脊髓营养。

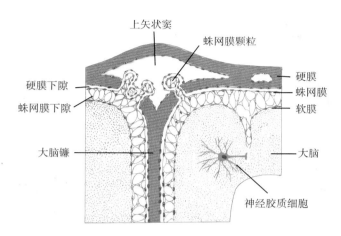

图 7-7　大脑冠状切面示脑膜模式图

（五）脑屏障

中枢神经系统的内环境相对稳定，才能够保证神经元的正常活动，而这依赖于血液、脑脊液和脑组织之间物质交换的调节。目前已知的三个屏障虽然位置和微细结构不同，但功能相互关联。

1. 血-脑屏障　血-脑屏障（blood-brain barrier，BBB）由脑毛细血管的内皮、基膜和神经胶质细胞的突起形成的胶质膜构成（图 7-8）。内皮细胞之间的紧密连接是血-脑屏障的主要结构基础。血-脑屏障具有高度选择性和通透性，防止血液中毒素和其他有害的物质进入脑内，大部分营养物质和代谢产物可以顺利通过。病理状态下，如脑炎、脑肿瘤，该屏障通透性会增加，丧失屏蔽作用，而导致脑内环境紊乱。

2. 血-脑脊液屏障　血-脑脊液屏障（blood-cerebrospinal fluid barrier）主要由脉络丛上皮和脉络丛毛细血管内皮共同构成。该屏障能选择性阻止血液中某些物质进入脑脊液而保持脑脊液成分的相对稳定。

3. 脑脊液-脑屏障　脑脊液-脑屏障（cerebrospinal fluid-brain barrier）主要由脑表面的软膜、胶质膜和脑室的室管膜构成，室管膜上皮一般没有紧密连接，但其通透性、分泌功能和物质转运活动有一定的选择性。有些不易通过血-脑屏障的药物，可以注入脑脊液，经该屏障入脑。

脉络丛血管内皮
血 - 脑脊液屏障
脉络丛上皮间的紧密连接

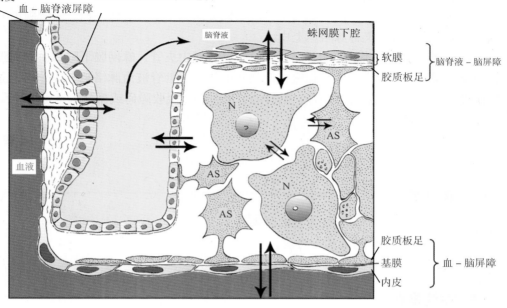

脑脊液
蛛网膜下腔
软膜
胶质板足
脑脊液 - 脑屏障
N
AS
AS
AS
N
血液
胶质板足
基膜
内皮
血 - 脑屏障

A

紧密连接 胶质界膜
基膜
周细胞

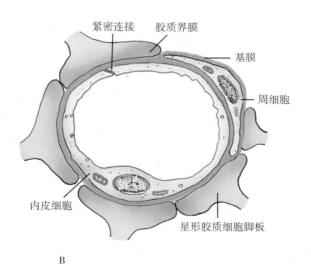

内皮细胞
星形胶质细胞脚板

B

图 7-8　脑屏障结构模式图

问题与思考

治疗颅内感染、脑肿瘤等疾病时，在选用药物和给药途径上需要注意些什么？

（六）脉络丛和脑脊液

脉络丛是由富含血管的软膜与室管膜共同突向脑室的皱襞状结构。室管膜由一层立方形或矮柱状上皮组成，又称脉络丛上皮。

脑脊液为无色透明的液体，充填于脑室、脊髓中央管、蛛网膜下隙和血管周隙，对脑和脊髓起到缓冲、保护、营养和运输代谢物质的作用。脑脊液由脉络丛上皮分泌，通过蛛网膜颗粒吸收回血，形成脑脊液循环。脑脊液分泌过多或吸收障碍或循环阻塞都可导致脑积水。

（曹　博）

复习题

1. 试述小脑皮质的分层及各层的特点。
2. 简述血−脑屏障的结构和功能。

答案要点

1. 小脑皮质各层主要特点比较：

分层	一般特点	神经元
分子层	较厚，神经元小而少，突起较短	星形细胞 篮状细胞
普肯耶细胞层	小脑皮质中最大的神经元	普肯耶细胞
颗粒层	细胞密集，胞体小	颗粒细胞 高尔基细胞

2. 血−脑屏障由脑毛细血管的内皮、内皮细胞之间的紧密连接、基膜和神经胶质细胞的突起形成的胶质膜构成。具有高度选择性和通透性，维持脑组织内环境的相对稳定。

第 八 章

循 环 系 统

循环系统（circulatory system）是连续而封闭的管道系统，包括心血管系统和淋巴管系统。心血管系统由心脏、动脉、毛细血管和静脉组成，血液在心血管系统中定向地循环流动，不断实现物质运输和交换。淋巴管系统由毛细淋巴管、淋巴管和淋巴导管组成，是一个辅助的循环管道，主要功能是回收部分组织液形成淋巴，并将其导入静脉。循环系统中的一些细胞还具有内分泌功能。

循环系统的器官除毛细血管和毛细淋巴管外，管壁结构一般分为三层。部分器官管壁内还分布有营养血管和神经（图 8-1）。

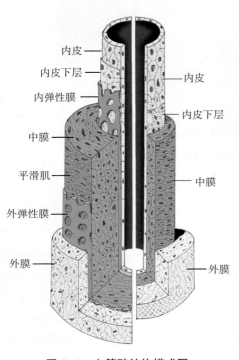

内皮
内皮下层
内弹性膜
中膜
平滑肌
外弹性膜
外膜
内皮
内皮下层
中膜
外膜

图 8-1　血管壁结构模式图

一、毛细血管

毛细血管连接于动、静脉之间。管径小，多为 7~9μm，分布最为广泛，多形成分支并互相吻合成网。毛细血管是血液与周围组织进行物质交换的主要部位。不同组织器官内毛细血管网的疏密程度差别很大，代谢旺盛的组织和器官如骨骼肌、心肌、肺和肾等，毛细血管网很密集；代谢较低的如骨、肌腱和韧带等，毛细血管网则较稀疏。

（一）毛细血管的结构

毛细血管管壁薄，主要由内皮细胞和基膜组成，二者之间常有散在的周细胞（图 8-2）。依据管径粗细不同，管壁由 1~4 个内皮细胞围成。基膜薄，只有基板。周细胞（pericyte）呈扁平状，有突起（图 8-3），内含肌动蛋白丝和肌球蛋白等，有收缩功能；周细胞还有分化潜能，毛细血管受损时，可增殖分化为内皮细胞和成纤维细胞，参与创伤修复过程中的组织再生。

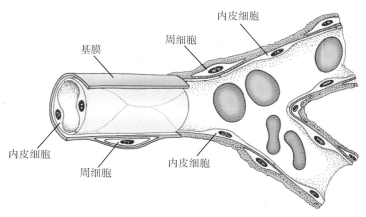

图 8-2　毛细血管立体模式图

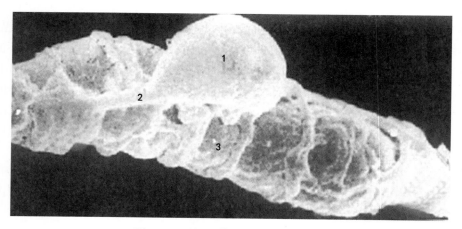

图 8-3　毛细血管周细胞扫描电镜像

1.周细胞胞体　2.周细胞突起　3.毛细血管

（二）毛细血管的分类

电镜下，根据内皮细胞的结构特征，将其分为三类（图 8-4）。

1. **连续毛细血管**　连续毛细血管（continuous capillary）的内皮细胞相互连续，细胞间由紧密连接封闭，基膜完整（图 8-4）。内皮胞质中含有许多吞饮小泡，为血管内外物质运输的一种方式。最常见于结缔组织、肌组织、肺和中枢神经系统等处，参与构成屏障。

2. **有孔毛细血管**　有孔毛细血管（fenestrated capillary）内皮不含核的部分胞质极薄，有许多贯穿内皮的窗孔，孔径 60~80nm，多有厚度仅 4~6nm 的隔膜封闭；细胞间有紧密连接，基膜完整（图 8-4）。内皮窗孔有利于毛细血管内外中、小分子物质的交换。主要分布于胃肠黏膜、某些内分泌腺和肾血管球等处。

3. 血窦　血窦（sinusoid）又称窦状毛细血管（sinusoid capillary），管腔较大（直径可达30~40μm），形状不规则。内皮不连续，相邻细胞间常有较大的间隙，也有许多贯穿内皮的窗孔，但往往无隔膜封闭，基膜不完整或缺如（图 8-4）。这些结构有利于大分子物质，甚至血细胞出入血管。主要分布在肝、脾、骨髓和一些内分泌腺中。

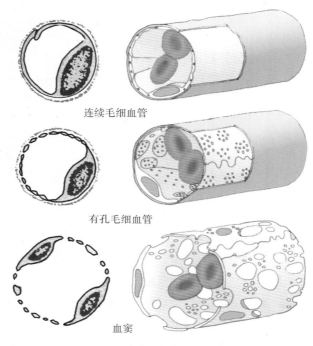

连续毛细血管

有孔毛细血管

血窦

图 8-4　毛细血管分类模式图

二、动　脉

动脉是将心脏泵出的血液输送到毛细血管的管道，分为大动脉、中动脉、小动脉和微动脉，管壁由内至外依次分为内膜、中膜和外膜（图 8-1），随着管腔的逐渐缩小，管壁组织成分和厚度会发生变化，以中膜最明显。

（一）大动脉

大动脉包括主动脉、肺动脉、无名动脉、颈总动脉、锁骨下动脉和髂总动脉等，管壁很厚，有大量的弹性膜和弹性纤维，平滑肌纤维较少，故又称弹性动脉（elastic artery）（图 8-5）。弹性动脉实际上起到一个辅助泵的作用，使心脏节律性搏动而间断性泵出的血液在血管中保持连续流动状态。

1. 内膜　内膜（tunica intima）为管壁的最内层，较薄，由内皮和内皮下层组成。

（1）内皮（endothelium）：为单层扁平上皮，游离面光滑，可减少血流阻力。电镜下，胞质中有长杆状的 W-P 小体（Weibel-Palade body），由单位膜包裹，是内皮细胞特有的细胞器。W-P 小体内含许多直径约 15nm 的平行细管，能合成和储存 von Willebrand 因子（vWF）。

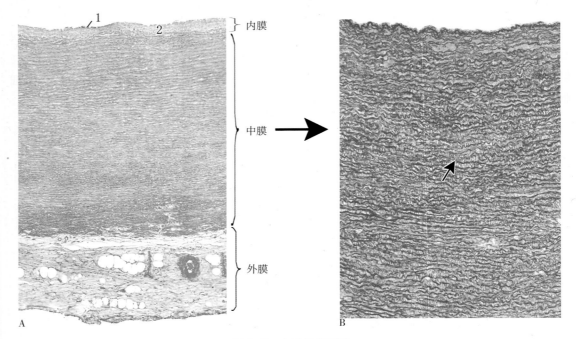

图 8-5　大动脉光镜像

A.　HE 染色（大连医科大学图）　1. 内皮　2. 内皮下层
B. 弹性染色　↑弹性膜（吉林医药学院　窦肇华图）

vWF 可同时与胶原纤维和血小板结合，参与凝血。

（2）内皮下层（subendothelial layer）：为薄层结缔组织，内含少量胶原纤维、弹性纤维及纵形平滑肌纤维。

2. 中膜　中膜（tunica media）最厚，成人厚约 500μm，主要由 40~70 层弹性膜构成，各层弹性膜之间由弹性纤维相连。在血管横切面上，由于血管收缩，弹性膜呈波浪状（图 8-5）。弹性膜之间还有少量环形平滑肌纤维和胶原纤维。血管的平滑肌纤维可合成和分泌胶原纤维、弹性纤维和基质。

理论与实践

病理状态下，动脉中膜的平滑肌纤维可移入内膜增生，并产生结缔组织，使内膜增厚，这是动脉硬化发生的重要病理基础。动脉硬化是随着人年龄增长而出现的血管疾病，可使动脉管壁增厚、变硬，失去弹性，管腔狭小。致病因素包括高脂血症、高血压、吸烟和遗传因素等。

3. 外膜　外膜（tunica adventitia）较薄，由结缔组织构成，分布有小的营养血管和神经束，供应动脉管壁外侧部分的营养。

（二）中动脉

除大动脉外，凡在解剖学中有命名的动脉多属中动脉。中动脉中膜的平滑肌纤维相当丰富，故又名肌性动脉（muscular artery）（图8-6）。中膜平滑肌纤维的收缩和舒张可调节管径的大小，从而分配身体各部和各器官的血流量。在所有血管中，中动脉管壁的三层结构分界最为明显。

1. 内膜　由内皮和内皮下层组成，内皮下层薄或缺如。内皮下层与中膜之间有1~2层内弹性膜（internal elastic membrane），内弹性膜由弹性蛋白组成，膜上有许多小孔，切片上因血管收缩而呈波纹状，可视为内膜与中膜的分界。

2. 中膜　较厚，由10~40层环形排列的平滑肌纤维组成，肌纤维间有少量弹性纤维和胶原纤维，均由平滑肌纤维产生。

3. 外膜　厚度与中膜相近，由疏松结缔组织构成，含营养性小血管和较多的神经纤维。在外膜与中膜的交界处有较明显的外弹性膜（external elastic membrane），结构类似内弹性膜，可视为外膜与中膜的分界。

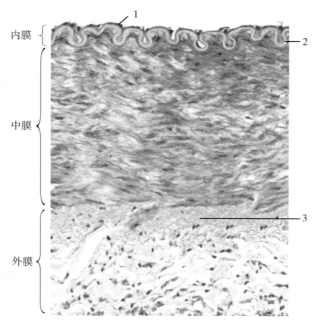

图 8-6　中动脉光镜像（大连医科大学图）
1. 内皮　2. 内弹性膜　3. 外弹性膜

（三）小动脉

小动脉管径0.3~1.0mm，结构类似中动脉，但各层均变薄，仅较大的小动脉内膜可见明显的内弹性膜。中膜有3~9层环形平滑肌纤维，故也属肌性动脉。外膜厚度与中膜相近，一般无外弹性膜（图8-7）。

（四）微动脉

管径在0.3mm以下的动脉，称微动脉（arteriole）。微动脉各层均薄，无内、外弹性膜，中膜仅含1~2层平滑肌纤维（图8-7）。

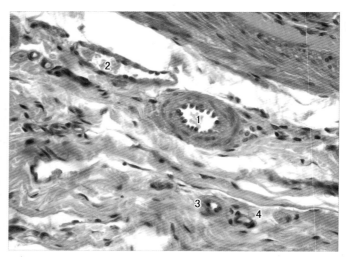

图 8-7　小动脉与小静脉光镜像（南华大学医学院图）

1.小动脉　2.小静脉　3.微动脉　4.微静脉

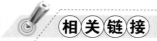相关链接

　　小动脉和微动脉又称外周阻力血管，其平滑肌纤维的收缩和舒张，能显著调节局部组织的血流量和血压。血管外周阻力的改变对人体血压中的收缩压和舒张压都有影响，但对舒张压的影响更为明显，舒张压的高低可反映外周阻力的大小。

三、静　　脉

　　静脉收集毛细血管的血液并运回心脏，由细至粗逐级汇合，管壁也逐渐增厚。根据管径大小分为微静脉、小静脉、中静脉和大静脉。静脉常与动脉相伴行，与动脉相比，静脉的管径较粗，管腔较大，管壁较薄，弹性较小，故切片中的静脉管壁常呈塌陷状，管腔变扁或呈不规则形。静脉管壁大致也可分为内膜、中膜和外膜，三层之间的界限不如动脉明显。

　　1. 微静脉　微静脉（venule）管腔不规则，管径 50~200μm。中膜平滑肌纤维散在分布，外膜薄（图 8-7）。微静脉的起始端称毛细血管后微静脉（postcapillary venule），管径较毛细血管略粗（10~50μm），管壁结构类似毛细血管，内皮细胞间隙较大，故通透性较大，有利于物质交换。淋巴组织和淋巴器官内的毛细血管后微静脉还具有特殊的结构和功能。

　　2. 小静脉　小静脉管径一般在 200μm 以上。内、外膜均很薄，中膜有一至数层较完整的平滑肌纤维，外膜逐渐变厚（图 8-7）。

　　3. 中静脉　除大静脉外，凡有解剖学命名的静脉多属中静脉，管径为 2~9mm。内膜薄，内皮下层含少量平滑肌纤维，内弹性膜不发达或缺如。中膜较相伴行的动脉薄许多，含数层排列疏松的环形平滑肌纤维。外膜一般比中膜厚，无外弹性膜，可见纵行平滑肌纤维束。

　　4. 大静脉　大静脉管径大于 10mm。内膜较薄，无内弹性膜，中膜很不发达，为数层疏松的环形平滑肌纤维。外膜则很厚，结缔组织内可见大量纵行平滑肌束（图8-8）。

5. 静脉瓣　管径2mm以上的静脉常有静脉瓣，为成对的半月形薄片，由内膜凸入管腔而成，根部与内膜相连。瓣膜表面覆以内皮，中间为含弹性纤维的结缔组织。静脉瓣的游离缘朝向血流方向，可防止血液逆流。

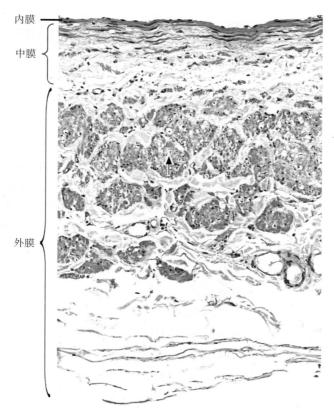

图8-8　大静脉光镜像（大连医科大学图）

↑纵形平滑肌束

四、微　循　环

微循环（microcirculation）指微动脉到微静脉之间的血液循环，是血液循环的基本功能单位。通过微循环，可以按组织的需要调节局部血流量，以适应组织器官的代谢水平，满足物质交换的需要。微循环一般都由下述几部分组成（图8-9）。

1. 微动脉　管壁平滑肌纤维可受体内神经体液因素的调节而产生舒缩活动，控制微循环血流量，因此称其为微循环的"总闸门"。

2. 毛细血管前微动脉和中间微动脉　微动脉的分支称毛细血管前微动脉（precapillary arteriole），后者继而分支为中间微动脉（meta-arteriole），其管壁平滑肌纤维稀疏分散。

3. 真毛细血管　指中间微动脉分支形成相互吻合的毛细血管网，即通常所说的毛细血管。真毛细血管行程迂回曲折，血流甚慢，是物质交换的主要部位。在真毛细血管的起点，有少许环形平滑肌纤维组成的毛细血管前括约肌（precapillary sphincter），是调节微循环的分闸门。

内膜　中膜　外膜

85

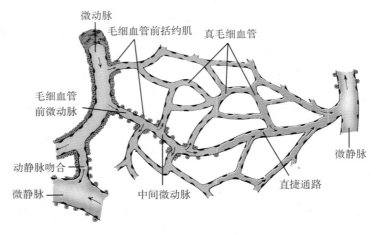

图 8-9　微循环模式图

4. 直捷通路　　直捷通路（thoroughfare channel）是中间微动脉的延伸部分，结构与毛细血管相似，管径略粗。一般情况下，微循环的血流大部分由微动脉经中间微动脉和直捷通路快速进入微静脉，只有小部分血液流经真毛细血管。当组织功能活跃时，毛细血管前括约肌开放，大部分血液流经真毛细血管网，进行充分的物质交换。

5. 动静脉吻合　　动静脉吻合（arteriovenous anastomosis）是指由微动脉发出的侧支直接与微静脉相通的血管，管壁较厚，有发达的纵行平滑肌纤维和丰富的血管运动神经末梢。动静脉吻合一般为关闭状态，血液由微动脉流入毛细血管；在应急情况下，动静脉吻合开放，微动脉血液经此直接流入微静脉，从而缩短循环途径，加快血液向心脏的回流速度。

6. 微静脉　　已如前述。

五、心　　脏

心脏是有腔的肌性器官，产生节律性收缩和舒张，是血液循环流动的动力器官。心壁很厚，主要由心肌纤维构成。心脏还具有内分泌功能。

（一）心壁的结构

心壁结构类似血管壁，由心内膜、心肌膜和心外膜组成（图 8-10）。

1. 心内膜　　心内膜（endocardium）分为内皮和内皮下层。内皮与大血管的内皮相连续。内皮下层分为内层和外层：内层是薄层细密结缔组织，含少量平滑肌纤维；外层靠近心肌膜，又称为心内膜下层（subendocardial layer），为疏松结缔组织，含小血管和神经。心室的心内膜下层有普肯耶纤维，是心脏传导系统的分支（图 8-11）。

2. 心肌膜　　心肌膜（myocardium）最厚，主要由心肌纤维构成。心室的心肌膜较心房厚，左心室最厚。心肌纤维多集合成束，呈螺旋状排列，大致可分为内纵、中环和外斜三层，肌束间有丰富的毛细血管。在心房肌和心室肌之间，有由致密结缔组织组成的纤维环构成心脏的支架，称心骨骼（cardiac skeleton），也是心肌纤维的附着处。

心室和心房的肌纤维结构和功能基本相同。电镜下，可见部分心房肌纤维含电子致密的分泌颗粒，称心房特殊颗粒（specific atrial granule），有膜包裹，内含肽类物质，即心房钠尿

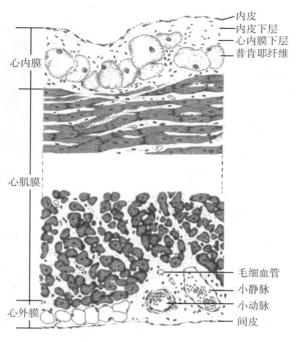

图 8-10　心壁结构仿真图

肽（atrial natriuretic peptide）。此激素具有强大的利尿、排钠、扩张血管和降低血压的作用。此外，心肌纤维还具有合成血管紧张素的能力，对促进心肌纤维生长及增强心肌收缩力等有重要作用。

3. 心外膜　心外膜（epicardium）即心包的脏层，表面有间皮，为浆膜，结缔组织中含有血管、神经和脂肪细胞。

4. 心瓣膜　心瓣膜（cardiac value）位于心脏的房室孔和动脉口处，是心内膜突向心腔形成的薄片状结构，包括动脉瓣、二尖瓣和三尖瓣。心瓣膜表面覆以内皮，内部为致密结缔组织，含平滑肌纤维和弹性纤维。心瓣膜的功能是阻止心室和心房收缩时血液逆流。

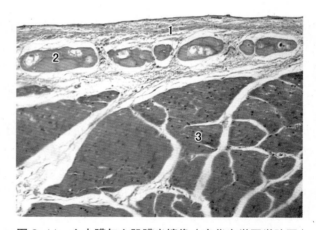

图 8-11　心内膜与心肌膜光镜像（南华大学医学院图）
1.心内膜　2.普肯耶纤维　3.心肌膜

（二）心脏传导系统

心脏传导系统是由特殊的心肌纤维组成，包括窦房结、房室结、房室束及分支（图 8-12）。其中除窦房结位于右心房心外膜深部外，其余均分布于心内膜下层。这些特殊的心肌纤维含少量或不含肌原纤维，基本无收缩功能，常聚集成结或束，其功能为产生冲动和传导冲动，亦受相应神经纤维的支配。组成心脏传导系统的细胞有三种。

1. 起搏细胞 起搏细胞（pacemaker cell）又称 P 细胞，位于窦房结和房室结的中央。细胞较小，着色浅；核大而圆，居中，核仁 1~2 个；胞质呈空泡状，含细胞器较少，有少量肌原纤维和吞饮小泡，含糖原较多。P 细胞是心脏产生节律性收缩的起搏点。

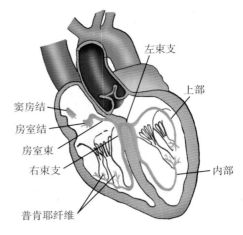

图 8-12　心脏传导系统分布模式图

2. 移行细胞 移行细胞（transitional cell）又称 T 细胞，主要位于窦房结和房室结的周边及房室束，因其形态结构介于 P 细胞和一般心肌纤维之间，故称移行细胞。细胞呈细长形，比心肌纤维细而短，胞质内含肌原纤维较 P 细胞略多。T 细胞起传导冲动的作用。

3. 普肯耶纤维 普肯耶纤维（Purkinje fiber）组成房室束及其分支。其比心肌纤维短而粗，胞质中富含线粒体和糖原，肌原纤维较少且呈松散的细丝状，位于细胞周边（图 8-11）。细胞间由较发达的闰盘相连。房室束分支末端的细胞与心室肌纤维相连。普肯耶纤维能快速将冲动传到心室各处，引发心室同步收缩。

? 问题与思考 ●●●

学习了心脏传导系统的结构，可以理解为什么心脏的舒缩具有自主性吗？

六、淋巴管系统

人体除中枢神经系统、软骨、骨髓、胸腺和牙等处没有淋巴管分布，其余的组织和器官大多有淋巴管。

1. 毛细淋巴管 毛细淋巴管以盲端起始于组织内，互相吻合成网，再汇入淋巴管。管腔大而不规则，管壁薄，仅由内皮和极薄的结缔组织构成，无周细胞。电镜下，毛细淋巴管内皮细胞间有较大间隙，无基膜，故通透性大，大分子物质易进入。

2. 淋巴管 淋巴管的结构与静脉相似，但管径较大，管壁薄，由内皮、少量平滑肌纤维和结缔组织构成，瓣膜较多。

3. 淋巴导管 淋巴导管的结构类似大静脉，但管壁薄，三层分界不明显，中膜平滑肌纤维较发达，外膜中有纵形平滑肌纤维束和营养血管。

（莫中成　龙双涟）

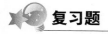 **复习题**

1. 简述各类毛细血管壁的结构特点。
2. 静脉与动脉比较有哪些结构特点?
3. 简述心壁的组织学结构。

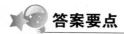 **答案要点**

1. 各类毛细血管壁结构比较:

	内皮细胞	细胞间隙	基膜	分布
连续毛细血管	连续,吞饮小泡多	有紧密连接	连续,完整	结缔组织、肌组织、肺和中枢神经系统
有孔毛细血管	连续,有窗孔	有紧密连接	连续,完整	胃肠黏膜、内分泌腺和肾血管球
血窦	不连续,有大量窗孔	宽,多无紧密连接	不连续或完全缺如	肝、脾、骨髓和肾上腺

2. 与动脉比较,静脉的结构特点包括:①腔大、壁薄、弹性小;②内、外弹性膜不明显,三层分界不清;③中膜平滑肌较少,外膜比中膜厚,常含纵行平滑肌束;④稍大的静脉有静脉瓣。

3. 心壁的结构包括:①心内膜,包括内皮和内皮下层,心室心内膜下层含有传导系统分支;②心肌膜,主要由心肌纤维组成;③心外膜,为浆膜。

第 九 章

免 疫 系 统

学习目标

掌握：单核吞噬细胞系统、抗原呈递细胞、淋巴组织和淋巴细胞再循环的概念；血－胸腺屏障、淋巴结和脾的结构及功能。

熟悉：淋巴细胞的分类及功能；淋巴组织的分类及结构特点。

了解：胸腺和扁桃体的结构及功能。

免疫系统（immune system）是机体的防御性系统，主要由免疫细胞、淋巴组织和淋巴器官组成。免疫系统的功能主要为：①免疫防御：识别和清除侵入机体的微生物、异体细胞或大分子物质（抗原）；②免疫监视：识别和清除表面抗原发生变异的细胞，如肿瘤细胞和病毒感染的细胞等；③免疫稳定：识别和清除体内衰老和死亡的细胞，维持机体内环境的稳定。

一、免疫细胞

免疫细胞包括淋巴细胞、巨噬细胞、抗原呈递细胞、浆细胞、粒细胞和肥大细胞等，它们或聚集于淋巴组织中，或分散于血液、淋巴及其他组织内。

（一）淋巴细胞

淋巴细胞是构成免疫系统的主要细胞群体，是执行免疫功能的主要成员。根据发生来源、表面标志、结构和功能的不同，一般分为三类。

1. T细胞　胸腺依赖淋巴细胞（thymus dependent lymphocyte）简称T细胞，由胸腺内的淋巴干细胞增殖、分化而成，是淋巴细胞中数量最多、功能最复杂的一类，占淋巴细胞总数的60%~75%。T细胞受抗原刺激后增殖分化，大部分形成有免疫功能的效应T细胞，小部分回复为静息状态的记忆性T细胞。T细胞一般分为三个亚群：①细胞毒性T细胞（cytotoxic T cell，Tc细胞），能直接攻击带异抗原的肿瘤细胞、病毒感染细胞和异体细胞，是细胞免疫应答的主要细胞；②辅助性T细胞（helper T cell，Th细胞），能识别抗原，通过分泌细胞因子辅助Tc细胞产生细胞免疫应答,辅助B细胞产生体液免疫应答；③抑制性T细胞(suppressor T cell，Ts细胞)，数量较少,常在免疫应答后期增多,通过分泌抑制因子减弱或抑制免疫应答。

2. B细胞　骨髓依赖淋巴细胞（bone marrow dependent lymphocyte）简称B细胞，由骨髓

中的淋巴干细胞增殖、分化而成，数量较少，占淋巴细胞总数的 10 % ~15 %。B 细胞受抗原刺激后增殖分化，大部分形成效应 B 细胞，即浆细胞，通过分泌抗体清除相应的抗原，参与体液免疫应答；小部分细胞形成记忆性 B 细胞。

3. NK 细胞　　自然杀伤细胞（nature killer cell）简称 NK 细胞，由骨髓中的淋巴干细胞增殖分化形成，胞体常较 T、B 细胞大，约占淋巴细胞总数的 10%。NK 细胞可直接杀伤肿瘤细胞和病毒感染细胞，是非特异性免疫的重要组成部分。

（二）巨噬细胞与单核吞噬细胞系统

巨噬细胞由血液中的单核细胞在不同部位穿出血管壁进入组织和器官内分化而来。单核细胞和由其分化而来的有吞噬功能的细胞，统称单核吞噬细胞系统（mononuclear phagocytic system，MPS）。该系统广泛分布于机体内，包括血液中的单核细胞、淋巴组织和结缔组织的巨噬细胞、肝巨噬细胞（库普弗细胞）、肺巨噬细胞（尘细胞）、神经组织的小胶质细胞及骨组织的破骨细胞等，它们均来源于骨髓内的幼单核细胞。这些细胞有很强的吞噬功能，并参与免疫应答。

（三）抗原呈递细胞

抗原呈递细胞（antigen presenting cell）指能够捕获、吞噬、加工和处理抗原，并将抗原呈递给 T 细胞，激发 T 细胞活化、增殖的一类细胞。这类细胞广泛分布于人体与外界接触部位及淋巴组织内，主要包括巨噬细胞和树突状细胞，是免疫应答起始阶段的重要辅佐细胞。

二、淋 巴 组 织

淋巴组织（lymphoid tissue）以网状组织为支架，网眼中含有大量的淋巴细胞、浆细胞及巨噬细胞等。一般将淋巴组织分为两种。

（一）弥散淋巴组织

弥散淋巴组织（diffuse lymphoid tissue）分布广泛，淋巴细胞呈弥散性分布，与周围无明显界限。主要含有 T 细胞，也含少量 B 细胞和浆细胞，是 T 细胞分裂分化的部位。弥散淋巴组织中常有毛细血管后微静脉（postcapillary venule），其特征是内皮细胞为单层立方形或矮柱状，故又称高内皮微静脉，细胞间有间隙，基膜不完整，是淋巴细胞由血液迁入淋巴组织的重要通道。当弥散淋巴组织受抗原刺激时，可出现淋巴小结。

淋巴细胞再循环（recirculation of lymphocyte）：周围淋巴器官和淋巴组织内的淋巴细胞可经淋巴管进入血液循环于全身，又可通过毛细血管后微静脉再回到淋巴器官或淋巴组织内，如此周而复始，淋巴细胞从一个淋巴器官到另一个淋巴器官，从一处淋巴组织至另一处淋巴组织，此现象称淋巴细胞再循环（图 9-1）。通过再循环，淋巴细胞可以周流全身各淋巴器官或淋巴组织，使分散在全身各处的淋巴细胞成为一个相互关联的统一体，增加了淋巴细胞识别抗原的机会，有利于发现和识别抗原，促进免疫细胞间的协作，使免疫系统成为有机整体。

（二）淋巴小结

淋巴小结（lymphoid nodule）又称淋巴滤泡，是由 B 细胞密集而成的淋巴组织，呈圆形或椭圆形，边界清楚。淋巴小结的数量和结构随生长发育程度和免疫功能状态而处于动态变化之中。在抗原刺激下，淋巴小结增多增大，产生生发中心，是体液免疫应答的重要标志，抗原被清除后淋巴小结逐渐消失。无生发中心的淋巴小结较小，称初级淋巴小结；有生发中

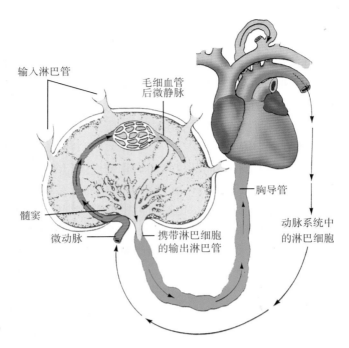

图 9-1 淋巴细胞再循环示意图

心的称次级淋巴小结。

三、淋 巴 器 官

淋巴器官是以淋巴组织为主要成分的器官，依据结构和功能的不同分为两类：①中枢淋巴器官（central lymphoid organ）：包括胸腺和骨髓，此处的淋巴性造血干细胞在特殊的微环境影响下，增殖分化为 T 细胞或 B 细胞，这两类细胞被输送到外周淋巴器官和淋巴组织，并决定外周淋巴器官的发育程度；②外周淋巴器官（peripheral lymphoid organ）：包括淋巴结、脾和扁桃体，接受中枢淋巴器官输送来的淋巴细胞，在抗原刺激下，器官内的淋巴细胞增殖为效应细胞，是进行免疫应答的主要场所。

（一）胸腺

胸腺的结构与功能状态随年龄有明显改变，在胚胎期至两岁内发育最快，青春期后逐渐退化萎缩。

1. 胸腺的结构　胸腺表面有薄层结缔组织被膜，被膜的结缔组织随同神经、血管伸入胸腺实质形成小叶间隔，将胸腺分成许多不完整的小叶（图 9-2）。每个小叶分为皮质和髓质，相邻小叶的髓质彼此相连。

（1）皮质：位于胸腺小叶周边，以胸腺上皮细胞为支架，间隙内含有大量胸腺细胞和少量巨噬细胞等（图 9-3）。

胸腺上皮细胞（thymic epithelial cell）：又称上皮性网状细胞，分布于被膜下和胸腺细胞之间，呈星形，有突起，相邻细胞的突起以桥粒相连形成网架。某些被膜下上皮细胞体积较大，胞质丰富，包绕着一些胸腺细胞，称哺育细胞（nurse cell），分泌胸腺素（thymosin）和胸腺生成素（thymopoietin），为胸腺细胞发育所必需。

胸腺细胞（thymocyte）：即胸腺内分化发育的 T 细胞，密集于皮质内，占胸腺皮质细胞总数的 85％~90％，故皮质染色较深。皮质浅层的淋巴细胞较大而幼稚，近髓质处的淋巴细胞较小而成熟。

（2）髓质：髓质内胸腺上皮细胞较多，胸腺细胞较少、分布稀疏，故染色较浅。髓质胸腺上皮细胞呈球形或多边形，胞体较大，细胞间以桥粒相连。部分胸腺上皮细胞形态扁平，

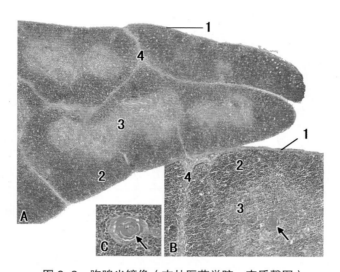

图 9-2　胸腺光镜像（吉林医药学院　李质馨图）

A.40×　B.100×　C.400×

1. 被膜　2. 皮质　3. 髓质　4. 小叶间隔　↑胸腺小体

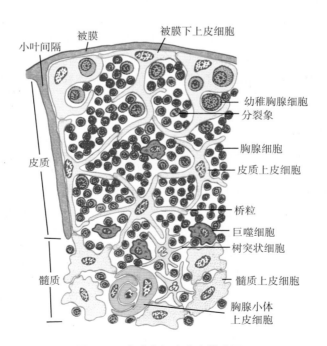

图 9-3　胸腺内细胞分布模式图

呈同心圆状排列形成胸腺小体（thymic corpuscle），是胸腺的特征性结构（图9-3）。胸腺小体功能未明，但缺乏胸腺小体的胸腺不能培育出成熟的T细胞。

血-胸腺屏障（blood-thymus barrier）是胸腺皮质部阻挡血液中的大分子物质进入胸腺的结构，包括：①连续毛细血管及其内皮细胞间完整的紧密连接；②内皮周围连续的基膜；③毛细血管周隙，内含巨噬细胞；④胸腺上皮细胞基膜；⑤一层连续的胸腺上皮细胞（图9-4）。血-胸腺屏障对维持胸腺内环境的稳定，保证胸腺细胞的正常发育起着重要作用。

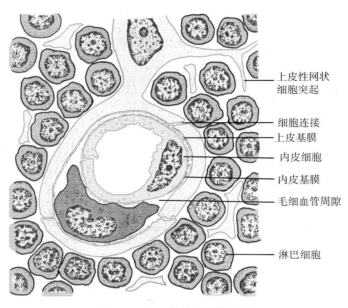

图9-4　血-胸腺屏障模式图

2. 胸腺的功能　胸腺是培育和选择T细胞的重要器官，培育的初始T细胞经血流输送至外周淋巴器官和淋巴组织进一步分化成熟。胸腺对于新生儿和婴幼儿淋巴组织的正常发育至关重要，若切除胸腺会导致机体缺乏T细胞，不能排斥异体移植物，机体产生抗体的能力也明显下降，进而导致患儿死亡。

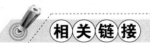

相关链接

　　胸腺细胞是胸腺内分化发育的T细胞，一般分为三种。早期胸腺细胞：由骨髓迁移来的淋巴性造血干细胞穿越内皮进入胸腺皮质被膜下，经数次分裂后移向皮质深层。普通胸腺细胞：是反复分裂后的细胞，正处于逐渐分化和被选择阶段。成熟胸腺细胞：普通胸腺细胞从皮质迁入髓质，在胸腺细胞与胸腺上皮细胞或交错突细胞的直接接触和诱导下转变为成熟胸腺细胞，迁出胸腺后即成为初始T细胞。一般认为，胸腺是胸腺细胞死亡的坟场，98%左右的胸腺细胞死亡并被巨噬细胞清除。也有观点认为，皮质内大量胸腺细胞经血管和淋巴管离开胸腺，这些细胞染色体断裂成小段，不能转录，注定死亡，将在胸腺外被巨噬细胞清除。

（二）淋巴结

淋巴结位于淋巴回流通路上，其大小和结构与机体的免疫功能状态密切相关。

1. 淋巴结的结构　表面有薄层被膜，在其凸面有数条输入淋巴管（afferent lymphatic vessel）穿过被膜通入被膜下淋巴窦。淋巴结的一侧凹陷，为门部，血管、神经和输出淋巴管（efferent lymphatic vessel）由此进出。被膜和门部的结缔组织伸入淋巴结实质形成相互连接的小梁，构成淋巴结的粗支架；实质内的网状组织构成细支架，其内充满大量淋巴组织及其他免疫细胞。淋巴结分为皮质和髓质，两者间无截然分界（图9-5）。

（1）皮质：位于淋巴结的外周，由浅层皮质、副皮质区及皮质淋巴窦组成（图9-6）。

浅层皮质（superfacial cortex）：是紧贴被膜下窦的薄层淋巴组织，可见淋巴小结及其间的弥散淋巴组织，主要由B细胞组成。

副皮质区（paracortex zone）：位于皮质深层，为较大片的弥散淋巴组织，主要由T细胞聚集而成，为胸腺依赖区。副皮质区有许多毛细血管后微静脉。血液流经此段时，约有10%的淋巴细胞穿越内皮细胞进入副皮质区。

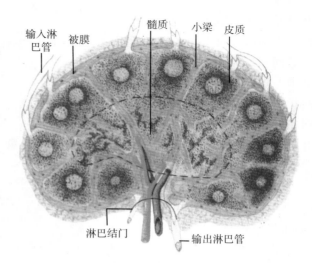

图9-5　淋巴结模式图

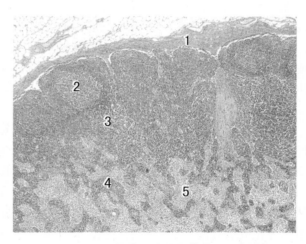

图9-6　淋巴结光镜像（吉林医药学院　李质馨图）

1. 被膜　2. 淋巴小结　3. 副皮质区　4. 髓索　5. 髓窦

? 问题与思考 ●●●

为什么切除新生动物的胸腺，淋巴结副皮质区将不能发育？

皮质淋巴窦（cortical sinus）：包括被膜下淋巴窦和小梁周窦。被膜下淋巴窦是包围整个淋巴结实质的大扁囊，其被膜侧有数条输入淋巴管通入（图9-7）。小梁周窦是一些末端为盲管的淋巴窦，属于被膜下淋巴窦随小梁的延伸。

淋巴窦（lymphatic sinus）是淋巴结内淋巴流动的通道。窦壁有内皮贴衬，内皮外有薄层基质、少量网状纤维及一层扁平的网状细胞。窦腔内有许多网状细胞和网状纤维相互交织成网支撑窦腔，网孔内有淋巴细胞和巨噬细胞等。淋巴在窦内缓慢流动，有利于巨噬细胞清除抗原。

（2）髓质：位于淋巴结深部，由髓索和髓窦组成。髓索（medullary cord）是相互连接的索条状淋巴组织，内含 B 细胞、T 细胞、浆细胞、肥大细胞及巨噬细胞。髓窦（medullary sinus）与

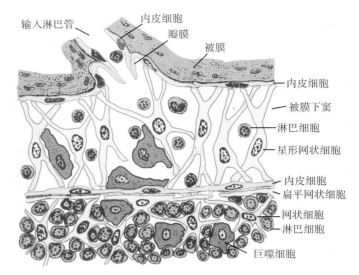

图 9-7　被膜下窦模式图

皮质淋巴窦结构相似，但较宽大，腔内的巨噬细胞较多，故有较强的滤过作用。

（3）淋巴结内的淋巴通路：淋巴从输入淋巴管进入被膜下淋巴窦和小梁周窦，部分渗入皮质淋巴组织，然后流入髓窦；部分经小梁周窦进入髓窦；最后经输出淋巴管出淋巴结。输出的淋巴中含有较多的抗体和淋巴细胞。

2. 淋巴结的功能

（1）滤过淋巴：病原体侵入皮下或黏膜后，通过毛细淋巴管的内皮间隙进入淋巴循环，回流入淋巴结。当淋巴缓慢流经淋巴窦时，巨噬细胞即可清除其中的异物，如对细菌的清除率可达 99%，但对病毒及肿瘤细胞的清除率常较低。

（2）免疫应答：病原菌等抗原进入淋巴结后，巨噬细胞和交错突细胞可捕获与处理抗原，然后将抗原信息传递给 T、B 细胞，T 细胞和 B 细胞受抗原刺激后母细胞化，再大量分裂增殖，最后分化成效应性 T 细胞和浆细胞，分别参与细胞免疫应答和体液免疫应答。

理论与实践

　　淋巴结肿大的常见原因有三种：①良性肿大，包括各种感染、结缔组织病和变态反应等引起的肿大，临床常呈良性经过，随着病因去除，在一定时间内可以完全恢复。②恶性肿大，包括原发于淋巴结的恶性肿瘤，如淋巴瘤、淋巴细胞性白血病和恶性组织细胞病等；其他恶性肿瘤的淋巴结转移，如肺癌、胃癌和乳腺癌等。临床呈恶性经过，淋巴结持续性进行性肿大，若不积极治疗，常会进行性恶化致死亡。③介于良性与恶性间的肿大，如血管原始免疫细胞性淋巴结病和血管滤泡性淋巴结增生症等。开始常为良性，可恶变而致命。因此在确定淋巴结肿大后，关键是确定其原因和性质，局部肿大伴明显疼痛者常提示感染；进行性无痛性肿大者常提示恶性肿瘤性疾病。

（三）脾

脾为人体最大的外周淋巴器官，位于血液循环通路上。

1. 脾的结构 表面覆有较厚的被膜，被膜表面被覆间皮。被膜和脾门的结缔组织伸入脾内形成许多分支的小梁，它们相互连接构成脾的粗支架。小梁之间的网状组织构成脾的微细支架。被膜和小梁内富含弹性纤维及平滑肌纤维，其伸缩可调节脾的容积和血量。脾实质由含大量血细胞的淋巴组织构成，分为白髓、边缘区和红髓（图9-8）。

（1）白髓（white pulp）：在新鲜脾切面上呈分散的灰白色小点状，故称白髓。白髓为密集的淋巴组织，由动脉周围淋巴鞘和淋巴小结构成。

动脉周围淋巴鞘（periarterial lymphatic sheath）：脾小梁中的动脉分支离开小梁进入脾实质，称中央动脉。围绕在中央动脉周围的弥散淋巴组织，即动脉周围淋巴鞘，主要含大量T细胞，但无毛细管后微静脉。当发生细胞免疫应答时，T细胞分裂增殖，动脉周围淋巴鞘增厚。

淋巴小结：又称脾小体（splenic corpuscle），即脾内的淋巴小结，位于动脉周围淋巴鞘一侧，主要含大量B细胞。健康人脾内淋巴小结很少，当抗原侵入引起体液免疫应答时，淋巴小结数量增多，抗原被清除后又逐渐减少。

（2）边缘区（marginal zone）：位于白髓和红髓交界处，宽约100μm，该区的淋巴细胞较白髓稀疏，但较红髓密集，含有B细胞、T细胞和较多的巨噬细胞，并有少量红细胞。从骨髓或胸腺迁入脾的初始淋巴细胞常先聚集于此区继续成熟。中央动脉侧支末端在此区膨大形成的小血窦，称边缘窦（marginal sinus），是血液内抗原以及淋巴细胞进入淋巴组织的重要通道，为脾内最先接触抗原引起免疫应答的重要部位。白髓内的淋巴细胞也可进入边缘窦，参与淋巴细胞再循环。

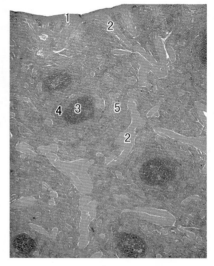

图9-8 脾光镜像（吉林医药学院 李质馨图）

1.被膜 2.小梁 3.白髓
4.边缘区 5.红髓

（3）红髓（red pulp）：因含有大量血细胞，在新鲜脾切面上呈现红色，约占脾实质的2/3，分布于被膜下、小梁周围及边缘区外侧。红髓由脾索及脾血窦组成（图9-9）。

脾索（splenic cord）：为富含血细胞的索状淋巴组织，宽窄不等，在血窦之间相互连接成网。索内含有T细胞、B细胞、浆细胞、树突状细胞及巨噬细胞，是脾滤血的主要场所。

脾血窦（splenic sinus）：即脾索之间的血窦，形态不规则。窦壁内皮细胞呈长杆状，沿血窦长轴排列，细胞之间有裂隙，呈栅栏状，基膜不完整，利于血细胞自由进出脾窦。血窦外侧有较多的巨噬细胞，其突起可通过内皮间隙伸向窦腔。

2. 脾的血液循环 脾动脉从脾门进入脾后分支进入小梁形成小梁动脉。小梁动脉分支进入动脉周围淋巴鞘形成中央动脉。中央动脉发出侧支形成毛细血管供应白髓，末端膨大形成边缘窦。中央动脉主干穿出白髓，大部分开口于脾索，小部分直接开口于脾血窦。脾血窦汇入小梁内的小梁静脉，最后在门部汇成脾静脉出脾（图9-10）。

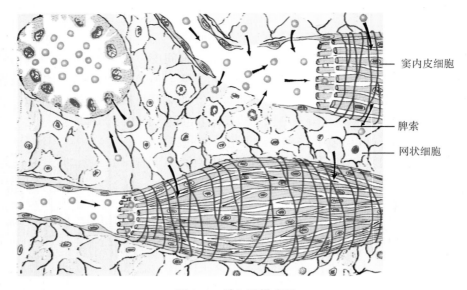

图 9-9 脾红髓模式图

右侧标注（图 9-9）：
窦内皮细胞
脾索
网状细胞

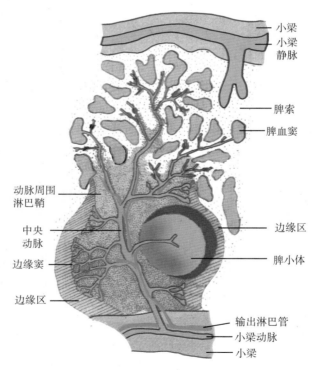

图 9-10 脾血流通路模式图

右侧标注（图 9-10）：
小梁
小梁静脉
脾索
脾血窦
边缘区
脾小体
输出淋巴管
小梁动脉
小梁

左侧标注（图 9-10）：
动脉周围淋巴鞘
中央动脉
边缘窦
边缘区

3. 脾的功能

（1）滤血：滤血的主要部位是脾索和边缘区，此处含大量巨噬细胞，可吞噬清除血液中的病原体和衰老、死亡的血细胞。当脾功能亢进时，红细胞破坏过多，可引起红细胞或血小板的减少。

（2）造血和储血：胚胎早期的脾有造血功能，自骨髓开始造血后，脾则逐渐变为淋巴器官。但脾内仍含有少量造血干细胞,当机体严重缺血或某些病理状态下,脾可以恢复造血功能。脾约可储血 40ml,主要储于血窦内,当机体缺血时,可将血液输入血循环,以应急需。

（3）免疫应答:侵入血液的病原体,如细菌、寄生虫等,可使脾内产生免疫应答。体液免疫应答时,淋巴小结增多增大,脾索内浆细胞增多;细胞免疫应答时,动脉周围淋巴鞘显著增厚。脾是体内产生抗体最多的器官。

（四）扁桃体

扁桃体包括腭扁桃体、咽扁桃体和舌扁桃体。腭扁桃体呈卵圆形,黏膜表面覆有复层扁平上皮,上皮向固有层内陷入形成 10~30 个分支的隐窝（crypt）。隐窝周围的固有层内有大量弥散淋巴组织及淋巴小结。隐窝深部的复层扁平上皮内含有较多 T 细胞、B 细胞、浆细胞和少量巨噬细胞与朗格汉斯细胞等,称上皮浸润部。咽扁桃体和舌扁桃体体积较小,结构与腭扁桃体相似。

扁桃体是一个易于接受抗原刺激的周围淋巴器官,可引起局部或全身的免疫应答,对机体有重要的防御、保护作用。同时也容易遭受病菌侵袭,常引起炎症。

（田洪艳）

复习题

1. 简述血-胸腺屏障的结构及作用。
2. 试述脾的微细结构及功能。
3. 在细胞免疫应答和体液免疫应答过程中,淋巴结和脾的结构各发生哪些变化?

答案要点

1. 结构:①连续毛细血管及其内皮间完整的紧密连接;②内皮周围连续的基膜;③血管周隙,内含巨噬细胞;④胸腺上皮细胞基膜;⑤一层连续的胸腺上皮细胞。作用:维持胸腺内环境稳定。

2. 微细结构:被膜、小梁及间质;实质包括白髓（动脉周围淋巴鞘和脾小体）、边缘区和红髓（脾索和脾窦）。功能:滤血、造血和储血、免疫应答。

3. T细胞引起细胞免疫应答,淋巴结副皮质区和脾动脉周围淋巴鞘增厚、扩大;B细胞引起体液免疫应答,淋巴结浅层皮质和脾小体增多、增大。

第 十 章

内分泌系统

学习目标

掌握：含氮激素细胞和类固醇激素细胞的超微结构特点；甲状腺、肾上腺和腺垂体的内分泌细胞及其所分泌的激素。

熟悉：甲状旁腺的内分泌细胞及其所分泌的激素；神经垂体的功能。

了解：下丘脑－垂体－靶器官轴和弥散神经内分泌系统的概念及组成。

内分泌系统（endocrine system）主要由内分泌细胞组成，在体内有三种存在形式：①独立的内分泌器官（又称内分泌腺），如甲状腺、甲状旁腺、肾上腺、垂体和松果体等；②位于其他器官内的内分泌细胞团，如胰岛和黄体等；③散在的内分泌细胞。内分泌系统是机体重要的功能调节系统，与免疫系统和神经系统相互作用，形成神经内分泌免疫网络系统，共同完成对全身生命活动的调节。

内分泌器官和内分泌细胞团表面被覆薄层结缔组织被膜；腺细胞排列成索状、团状或滤泡状；毛细血管丰富。内分泌细胞的分泌物称激素（hormone），通过血液循环作用于远处的特定细胞；亦可直接作用于邻近的细胞，称旁分泌（paracrine）。能接受激素调节的器官或细胞，称靶器官（target organ）或靶细胞（target cell）。内分泌细胞按其分泌激素的化学性质，分为：①含氮激素细胞（nitrogenous hormones-secreting cell）：胞质内有丰富的粗面内质网、高尔基复合体及有膜包裹的分泌颗粒，机体绝大部分内分泌细胞属于此类；②类固醇激素细胞（steroid-secretory cell）：胞质内有丰富的滑面内质网、管状嵴的线粒体和脂滴，仅包括肾上腺皮质细胞和性腺的内分泌细胞。

一、甲 状 腺

甲状腺被覆薄层结缔组织被膜，实质被结缔组织分为许多不明显的小叶，小叶内有大量甲状腺滤泡，滤泡间有少量结缔组织和丰富的毛细血管，其中有滤泡旁细胞。

（一）滤泡

滤泡（follicle）大小不等，呈圆形或不规则形。滤泡由单层排列的滤泡上皮细胞（follicular epithelial cell）围成，腔内为上皮细胞的分泌物，即碘化的甲状腺球蛋白，称胶质（colloid），

HE 染色切片上呈均质状，嗜酸性。滤泡上皮细胞的形态和胶质的量与甲状腺功能状态密切相关。一般情况下，滤泡上皮细胞呈立方形。当甲状腺功能旺盛时，细胞变高呈柱状，腔内胶质减少；反之，滤泡上皮细胞变矮呈扁平状，腔内胶质增加（图 10-1）。

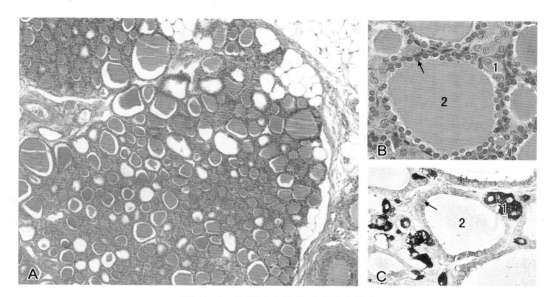

图 10-1　甲状腺光镜像（郝立宏图）

A、B.HE 染色　C.镀银染色
↑滤泡上皮细胞　1.滤泡旁细胞　2.胶质

电镜下，细胞游离面有少量微绒毛，侧面有紧密连接，基底部有少量质膜内褶。胞质内有散在的线粒体、发达的粗面内质网及溶酶体；近游离面的胞质内有高尔基复合体、分泌颗粒和含有胶质的胶质小泡（图 10-2）。

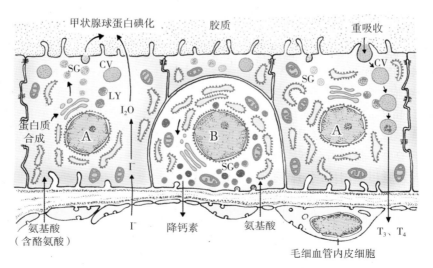

图 10-2　滤泡上皮细胞（A）和滤泡旁细胞（B）超微结构和激素合成与分泌模式图

SG：分泌颗粒　CV：胶质小泡　LY：溶酶体

滤泡上皮细胞可合成甲状腺球蛋白前体，排入滤泡腔贮存，同时从血液中摄取碘离子，使其活化后排入滤泡腔内，与甲状腺球蛋白前体结合成碘化甲状腺球蛋白。在垂体分泌的促甲状腺激素的影响下，滤泡上皮细胞重新吸收碘化甲状腺球蛋白入胞，并将其分解为四碘甲腺原氨酸（T_4）和三碘甲腺原氨酸（T_3），二者合称甲状腺激素（thyroid hormone）。其主要功能为增进机体的新陈代谢，促进机体生长发育，提高神经系统的兴奋性。

理论与实践

在胎儿和婴幼儿时期，甲状腺功能低下可引起呆小症。呆小症又称"克汀病"，是由于甲状腺先天性发育不全或功能低下而造成的幼儿甲状腺发育障碍。主要表现为生长发育过程明显受阻，特别是骨骼系统和神经系统，如身体矮小，动作迟缓，智力低下等。地方性"克汀病"，是由于自然环境中缺乏微量元素碘，致使孕妇缺碘，供应胎儿的碘不足，影响甲状腺激素的合成，导致胎儿期甲状腺激素合成不足而引发呆小症。在成人，甲状腺功能低下则引起新陈代谢率降低、毛发稀少、精神呆滞、发生黏液性水肿等。甲状腺功能亢进时，新陈代谢率增高，可导致突眼性甲状腺肿。

（二）滤泡旁细胞

滤泡旁细胞（parafollicular cell）成团积聚在滤泡之间，少量镶嵌在滤泡上皮细胞之间。细胞体积较大，HE染色标本，胞质浅染；银染见基底部胞质内有嗜银颗粒（图10-1）。滤泡旁细胞分泌降钙素（calcitonin），使血钙浓度降低。

二、甲状旁腺

甲状旁腺表面包有薄层结缔组织被膜。腺细胞呈团或索状排列，细胞分主细胞和嗜酸性细胞。间质中有丰富的有孔毛细血管网（图10-3）。

（一）主细胞

主细胞（chief cell）是腺实质的主要细胞，呈圆形或多边形，体积较小；核圆形，位于中央；胞质着色浅。电镜下，胞质内含大量粗面内质网、高尔基复合体和膜包分泌颗粒，亦可见糖原颗粒、脂滴、溶酶体和脂褐素等。

主细胞分泌甲状旁腺激素（parathyroid hormone），使血钙浓度增高。甲状旁腺激素和降钙素协同作用，维持体内血钙的稳定。

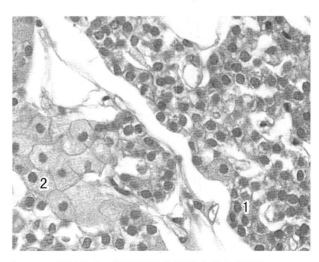

图10-3 甲状旁腺光镜像（郝立宏图）
1.主细胞 2.嗜酸性细胞

问题与思考 ●●●

甲状腺手术时，如误伤甲状旁腺会导致怎样后果？

（二）嗜酸性细胞

从青春期开始，甲状旁腺内出现嗜酸性细胞（oxyphil cell），并随年龄增长而增多。细胞单个或成群分布于主细胞之间，体积较大，核小而圆，染色深，胞质内充满嗜酸性颗粒，即电镜下的线粒体，其他细胞器不发达。该细胞功能不清。

三、肾　上　腺

肾上腺表面包有结缔组织被膜，少量结缔组织伴随神经、血管深入实质。实质由周围的皮质和中央的髓质构成。二者在结构、功能和胚胎发育上均为独立存在的两个部分。皮质来源于中胚层，分泌类固醇激素；髓质来源于外胚层，分泌含氮激素。

（一）皮质

皮质约占肾上腺体积的90%，根据内分泌细胞的位置、形态、排列以及功能的不同，由外向内分为球状带、束状带和网状带，三个带之间无截然的分界（图10-4）。肾上腺皮质三个带的细胞均具有类固醇激素细胞的超微结构特点（图10-5A）。腺细胞之间均有丰富的血

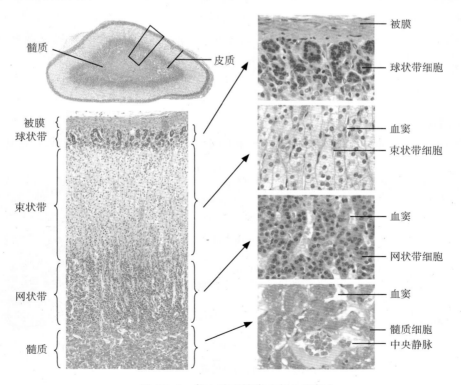

图 10-4　肾上腺光镜像（郝立宏图）

窦和少量结缔组织。

1. 球状带　球状带（zona glomerulosa）位于被膜深部，肾上腺皮质的外层。此带较薄，染色较深。腺细胞排列成团状，胞体较小，呈多边形，核小染色较深，有少量脂滴（图10-4）。

球状带细胞分泌盐皮质激素（mineralocorticoid），其主要成分为醛固酮，能促进肾远端小管和集合管重吸收 Na^+ 和排出 K^+。

2. 束状带　束状带（zona fasciculata）位于球状带深层，此层最厚。腺细胞排列成单排或呈 2~3 个细胞并排的细胞索。细胞较大，呈多边形，胞质内充满较大的脂滴，由于脂滴在制片过程中被溶解，故染色较浅（图10-4）。

束状带细胞分泌糖皮质激素（glucocorticoid），主要成分为皮质醇和皮质酮。人体多种细胞的胞质内有糖皮质激素受体，所以该激素具有多种生物功能。其主要作用是促使蛋白质及脂肪分解并转变成糖（糖异生），对机体免疫系统有较强的抑制作用。

3. 网状带　网状带（zona reticularis）位于皮质的最深层，腺细胞排列成细胞索，并互相连接成网。此带细胞较小，核小，胞质内脂滴少而小，但有较多的脂褐素颗粒，且随增龄而增多（图10-4）。网状带细胞主要分泌雄激素，也可以分泌少量糖皮质激素和雌激素。

理论与实践

由不同病因造成肾上腺皮质分泌过量的糖皮质激素，可引起一系列临床症状：满月脸，向心性肥胖，突出的锁骨上窝和背颈部脂肪垫（水牛背），肌消瘦无力，皮肤菲薄、萎缩，骨质疏松，高血压等；因同时伴有性激素（主要是雄激素）分泌增多，女性可见多毛、月经失调，甚至男性化改变。这一系列临床综合征称肾上腺皮质功能亢进症，又称库欣综合征（Cushing syndrome）。

（二）髓质

髓质约占肾上腺体积的 10%，位于肾上腺的中央，主要由髓质细胞组成（图10-4）。髓

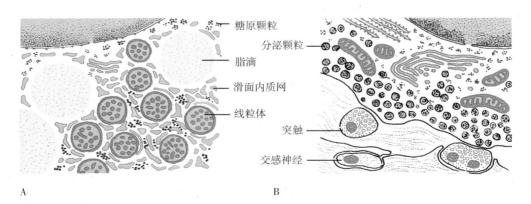

图 10-5　肾上腺细胞的超微结构模式图

A. 束状带细胞　B. 髓质细胞

质细胞排列成索状，细胞索之间有丰富的血窦、成束的无髓神经纤维和少量单个或成簇的交感神经节细胞，后者细胞体积大，核圆，核仁明显。

　　髓质细胞呈多边形，用铬盐处理的标本，胞质内可见棕黄色颗粒，故又称嗜铬细胞（chromaffin cell）。该细胞为含氮激素细胞（图 10-5B），大部分细胞分泌肾上腺素（adrenaline），少部分细胞分泌去甲肾上腺素（noradrenaline）。

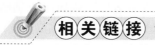

　　髓质细胞表面常与交感神经末梢形成突触。因此，情绪紧张等刺激，可通过交感神经的兴奋引起髓质细胞分泌肾上腺素和去甲肾上腺素。肾上腺素可引起一系列情绪爆发的典型体征：如心跳加速、呼吸加深、胃肠抑制、皮肤出汗、立毛肌收缩、血糖增高；骨骼肌血管扩张，血流量增加。这些表现对应急反应有重要作用，临床上，肾上腺素常用于心搏骤停、过敏性休克的抢救。去甲肾上腺素可使血压增高，心、脑和骨骼肌内的血流加速。

四、垂　　体

　　垂体表面包有结缔组织被膜，由腺垂体和神经垂体组成。腺垂体（adenohypophysis）包括远侧部、结节部和中间部；神经垂体（neurohypophysis）分为神经部和漏斗（包括正中隆起和漏斗柄），漏斗与下丘脑相连。远侧部又称垂体前叶，中间部和神经部合称垂体后叶（图 10-6）。垂体对很多内分泌腺有调控作用，其本身的内分泌活动又直接受下丘脑的控制，故

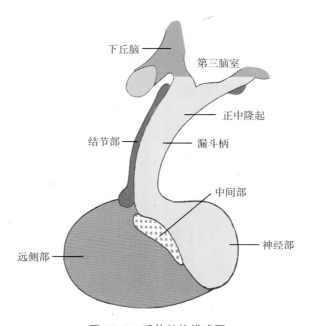

图 10-6　垂体结构模式图

它在神经系统和内分泌器官的相互作用中居枢纽地位。

（一）腺垂体

1. 远侧部　远侧部（pars distalis）约占垂体的75%。腺细胞排列成团或索，少数围成小滤泡，细胞间有少量结缔组织和丰富的血窦。在 HE 染色标本中，根据细胞的染色性质分为嗜酸性细胞和嗜碱性细胞（合称嗜色细胞）及嫌色细胞（图 10-7A）。电镜下各种腺细胞均有含氮激素细胞的结构特点。各种腺细胞以其所分泌的激素命名。

（1）嗜酸性细胞（acidophilic cell）：数量较多，体积大，圆形或多边形，胞质内充满嗜酸性颗粒。包括：①生长激素细胞（somatotroph），分泌生长激素（growth hormone，GH），促进机体的生长和代谢，促进骨骼增长；如分泌过盛，在幼年引起巨人症，成人可发生肢端肥大症；如儿童时期生长激素分泌不足，可引起垂体性侏儒症。②催乳激素细胞（mammotroph），分泌催乳激素（prolactin，PRL），促进乳腺发育和乳汁分泌。

（2）嗜碱性细胞（basophilic cell）：数量较少，椭圆形或多边形，胞质内含有嗜碱性颗粒。包括：①促甲状腺激素细胞（thyrotroph），分泌促甲状腺激素（thyroid stimulating hormone，TSH），促进甲状腺激素的合成和释放。②促性腺激素细胞（gonadotroph），分泌促卵泡素（follicle stimulating hormone，FSH）和促黄体素（luteinizing hormone，LH），促卵泡素在女性可促进卵泡发育，在男性促进精子发生；黄体生成素在女性可促进卵巢排卵和黄体形成，在男性则刺激睾丸间质细胞分泌雄激素。③促肾上腺皮质激素细胞（corticotroph），分泌促肾上腺皮质激素（adrenocorticotropic hormone，ACTH），主要促进肾上腺皮质分泌糖皮质激素。

（3）嫌色细胞（chromophobe cell）：数量最多，体积小，胞质少，着色浅，细胞轮廓不清。有些嫌色细胞含少量分泌颗粒，故认为它们多数是脱颗粒的嗜色细胞，或处于嗜色细胞形成的初级阶段。其余多数嫌色细胞有突起，伸入腺细胞之间起支持作用。

2. 中间部　中间部（pars intermedia）是位于远侧部与神经部之间的狭窄部分。有较小细胞围成的大小不等的滤泡，腔内含有胶质。在滤泡周围还散在一些嫌色细胞和嗜碱性细胞，可能产生促黑激素和 β- 内啡肽的前体。

3. 结节部　结节部（pars tuberalis）呈套状包围着神经垂体的漏斗，在漏斗的前方较厚，后方较薄或缺如。结节部有丰富的纵行毛细血管，称垂体门微静脉（hypophyseal portal venule）。

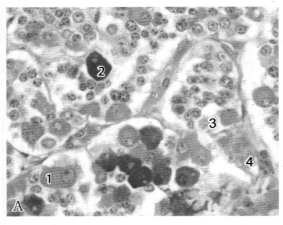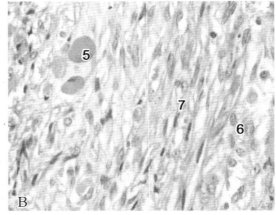

图 10-7　垂体远侧部（A）及神经部（B）光镜像（郝立宏图）

1.嗜酸性细胞　2.嗜碱性细胞　3.嫌色细胞　4.血窦　5.赫令体　6.垂体细胞　7.神经纤维

腺细胞沿血管呈索状排列，细胞较小，主要是嫌色细胞及少量嗜酸性细胞和嗜碱性细胞，此处的嗜碱性细胞分泌促性腺激素。

（二）神经垂体

神经垂体由无髓神经纤维、垂体细胞和丰富的毛细血管组成。垂体细胞（pituicyte）即神经胶质细胞，形态多样，胞质内常含褐色的色素颗粒。电镜下，垂体细胞包绕着含有分泌颗粒的无髓神经纤维，其突起常达毛细血管壁。垂体细胞对神经纤维有支持和营养作用，并可能对激素的释放有调节作用。在 HE 染色切片上可见的嗜酸性团块，为赫令体（图10-7B）。

（三）下丘脑 – 垂体 – 靶器官的相互关系

下丘脑的视上核和室旁核为神经内分泌细胞，其轴突经漏斗进入神经部，构成该部的无髓神经纤维，胞体形成的激素沿轴突运输至神经部，在轴突沿途和终末，分泌颗粒常聚集成串珠状膨大，即赫令体（Herring body），为激素在神经垂体的临时贮存形式。视上核和室旁核主要合成抗利尿激素（antidiuretic hormone，ADH）和催产素（oxytocin）。抗利尿素可促进肾远端小管和集合小管对水的重吸收，使尿液浓缩。当超过一定量时，使小血管平滑肌收缩，血压升高，又称加压素（vasopressin）。催产素可引起妊娠子宫平滑肌收缩，并促进乳腺分泌。神经垂体只是贮存和释放下丘脑所形成激素的部位，二者在结构和功能上有着直接联系，共同组成下丘脑神经垂体系（图10-8）。

下丘脑与腺垂体的联系通过垂体门脉系统实现。腺垂体的血液供应主要来自大脑动脉环发出的垂体上动脉，在漏斗处形成第一次毛细血管网；继而入结节部汇集成数条垂体门微静脉，下行至远侧部再度形成第二次毛细血管网。垂体门微静脉及两端的毛细血管网共同构成垂体门脉系统（hypophyseal portal system）（图10-8）。远侧部的毛细血管最后汇集成垂体静脉离开垂体。

下丘脑的弓状核等分泌多种激素，对腺垂体细胞的分泌起促进作用的，称释放激素（releasing hormone，RH）；反之，称释放抑制激素（release inhibiting hormone，RIH）。这些神经内分泌细胞将含有上述激素的分泌颗粒沿轴突运输到漏斗处释放，在该处进入第一次毛细血管网，经垂体门脉系统进入腺垂体，以其中的各种激素分别调节相应腺细胞的分泌活动（图10-8）。下丘脑与腺垂体虽无结构上的直接联系，但由其所产生的激素经垂体门脉系统调节腺垂体的分泌，而腺垂体分泌的各种激素又可调节相应靶器官的分泌和功能活动；另一方面，靶细胞所分泌的激素和其他物质，又可影响腺垂体和下丘脑的分泌活动，该调节称反馈性调节。机体通过这种调节维持内环境的稳定和正常的生理功能。

五、弥散神经内分泌系统

近年来发现，机体内除上述内分泌腺外，在神经系统以及其他器官内还存在大量散在的内分泌细胞，分泌多种激素和激素样物质。这些细胞都具有通过摄取胺前体并在细胞内脱羧后合成和分泌胺和（或）肽类物质的共同特点，称弥散神经内分泌系统（diffuse neuroendocrine system，DNES）。至今已知 DNES 细胞有 50 余种，分中枢和周围两部分。中枢部分包括下丘脑 – 垂体轴的细胞（如视上核、室旁核、弓状核及腺垂体远侧部和中间部的内分泌细胞）和松果体细胞。周围部分包括胃肠道和呼吸道的内分泌细胞、胰岛细胞、肾的

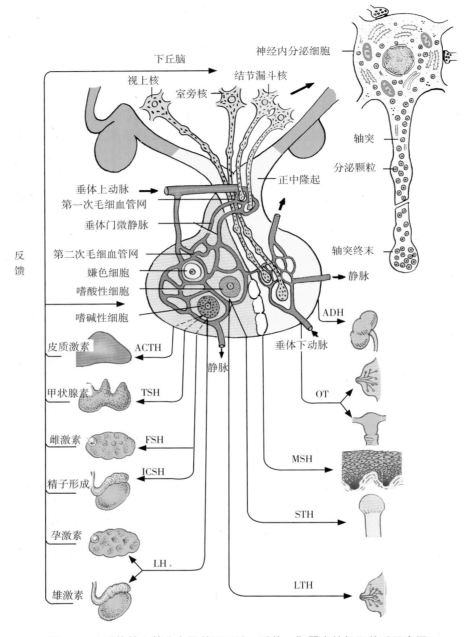

下丘脑

神经内分泌细胞

视上核

室旁核

结节漏斗核

轴突

分泌颗粒

垂体上动脉
第一次毛细血管网
垂体门微静脉

正中隆起

第二次毛细血管网
嫌色细胞
嗜酸性细胞
嗜碱性细胞

轴突终末

静脉

反馈

ADH

皮质激素   ACTH

静脉

垂体下动脉

甲状腺素   TSH

OT

雌激素   FSH

精子形成   ICSH

MSH

孕激素

STH

LH

雄激素

LTH

图 10-8　垂体的血管分布及其下丘脑 – 垂体 – 靶器官的相互关系示意图

球旁细胞、甲状腺滤泡旁细胞、甲状旁腺细胞、肾上腺髓质细胞和部分心肌与平滑肌纤维等。DNES 把神经系统和内分泌系统统一为一个整体，共同调节机体生理活动的平衡。

（郝立宏）

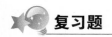 **复习题**

1. 试述含氮激素细胞和类固醇激素细胞的超微结构特点及其分布。
2. 联系功能说明甲状腺中有哪些内分泌细胞，其分泌何种激素？
3. 试述肾上腺的结构和功能。
4. 腺垂体的内分泌细胞有哪些？各分泌何种激素？

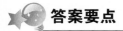 **答案要点**

1. 列表比较：

	含氮激素细胞	类固醇激素细胞
超微结构	粗面内质网、高尔基复合体及膜包分泌颗粒	滑面内质网、管状嵴的线粒体和脂滴
分布	机体绝大部分内分泌细胞（即DNES细胞）	仅肾上腺皮质细胞和分泌性激素的细胞

2. 甲状腺的主要功能是分泌甲状腺激素（T_3和T_4），由滤泡上皮细胞分泌；滤泡旁细胞分泌降钙素，与甲状旁腺的主细胞分泌的甲状旁腺激素共同调节体内血钙平衡。

3. 肾上腺被覆结缔组织被膜，实质包括皮质和髓质。皮质的内分泌细胞为类固醇激素细胞，分为球状带、束状带和网状带。球状带分泌盐皮质激素，束状带分泌糖皮质激素，网状带分泌性激素和少量的糖皮质激素。肾上腺髓质的内分泌细胞为含氮激素细胞，分泌肾上腺素和去甲肾上腺素。

4. 腺垂体的内分泌细胞有嗜酸性细胞、嗜碱性细胞和嫌色细胞。嗜酸性细胞分泌催乳素和生长激素；嗜碱性细胞分泌促甲状腺激素、促卵泡素、促黄体素和促肾上腺皮质激素；嫌色细胞的功能不清。

第十一章

消 化 系 统

学习目标 ▌▌

掌握：消化管壁的一般结构；胃底腺、小肠绒毛和小肠腺的结构及功能；肝小叶、门管区，胰腺外分泌部和胰岛的结构与功能。

熟悉：食管、结肠和阑尾的结构。

了解：舌乳头、大唾液腺和胆囊的结构特点。

消化系统（digestive system）由消化管和消化腺组成。

一、消 化 管

消化管（digestive tract）是从口腔至肛门的一条连续性管道，包括口腔、咽、食管、胃、小肠和大肠。其主要功能是对食物进行消化和吸收，供给机体生长和代谢的需要。

（一）消化管的一般结构

除口腔与咽外，消化管壁自内向外一般分为4层（图11-1）。

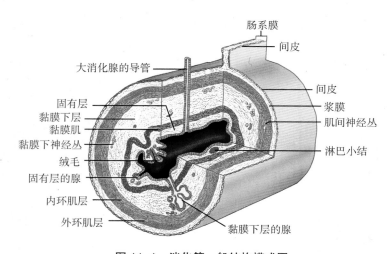

图 11-1　消化管一般结构模式图

1. 黏膜 黏膜（tunica mucosa）是消化管各段结构差异最大、功能最重要的部分，自内向外分为三层：

（1）上皮：其类型因部位而异。口腔、咽、食管及肛门（即消化管两端）为复层扁平上皮，以保护功能为主；胃、小肠和大肠为单层柱状上皮，以消化吸收功能为主。上皮向管壁内凹陷形成小消化腺。

（2）固有层（lamina propria）：为疏松结缔组织，含丰富的血管和淋巴管。胃肠固有层内有大量小消化腺和丰富的淋巴组织。

小肠的上皮和固有层向肠腔内突起，形成小肠绒毛。

（3）黏膜肌（muscularis mucosa）：为薄层平滑肌，其收缩和舒张可加速固有层内腺体分泌物的排出，同时加快血液运行，有利于营养物质的吸收。

2. 黏膜下层 黏膜下层（submucosa）由疏松结缔组织组成，内含较大的血管与淋巴管，此外还可见黏膜下神经丛，后者由多极神经元与无髓神经纤维构成，可调节黏膜肌的舒缩和腺体的分泌。在食管和十二指肠的黏膜下层，分别有食管腺与十二指肠腺。

黏膜与部分黏膜下层向消化管腔内突入，形成环行或纵行的皱襞（plica）。绒毛与皱襞均扩大了消化管的表面积。

3. 肌层 肌层（tunica muscularis）一般分内环行、外纵行两层，除了口腔、咽、食管上段与肛门处的肌层为骨骼肌外，其余大部均为平滑肌。两层肌之间有肌间神经丛（图 11-2），结构与黏膜下神经丛相似，由肠神经节和节间纤维束构成网络状结构，可调节肌纤维的舒缩活动。

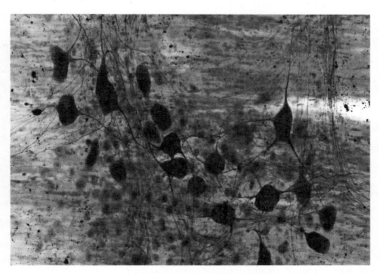

图 11-2 肌间神经丛光镜像（镀银染色 哈尔滨医科大学图）

4. 外膜 外膜（tunica adventitia）分纤维膜和浆膜。仅由结缔组织构成者，称纤维膜（fibrosa），与周围组织无明显界限。由薄层结缔组织与间皮共同构成者，称浆膜（serosa），其表面光滑，利于器官活动。

（二）口腔与咽

1. 口腔 黏膜只有上皮和固有层，无黏膜肌。上皮为复层扁平上皮，仅在硬腭部出现角化。

固有层突向上皮，其内毛细血管丰富，故黏膜呈红色。在口腔底部的上皮较薄，通透性好，利于某些化学物质的吸收，如治疗心绞痛的硝酸甘油，通过舌下含服可迅速吸收。

舌由表面的黏膜和深部的舌肌组成。舌肌由纵行、横行及垂直走向的骨骼肌纤维束交织构成。黏膜由复层扁平上皮与固有层组成。舌背部黏膜形成许多乳头状隆起，称舌乳头（lingual papillae）（图 11-3），主要有丝状乳头、菌状乳头和轮廓乳头，其中菌状乳头和轮廓乳头的上皮内分布有一些卵圆形小体，称味蕾（taste bud），为味觉感受器。

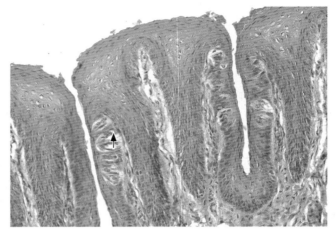

图 11-3 菌状乳头光镜像（哈尔滨医科大学图）

↑味蕾

2. 咽　咽是消化管和呼吸道的交叉部位，分鼻咽、口咽和喉咽。咽壁的结构从内向外依次分为黏膜、肌层和外膜。黏膜由上皮和固有层组成。鼻咽部的上皮为假复层纤毛柱状上皮，口咽部与喉咽部的上皮为未角化的复层扁平上皮；固有层的结缔组织内有丰富的淋巴组织、黏液腺或混合腺。肌层由内纵行与外斜行或环行的骨骼肌组成，其间可见黏液腺。外膜为纤维膜，是富含血管及神经纤维的结缔组织。

（三）食管

食管腔面有 7~9 条纵形皱襞，无食物通过时，皱襞相互靠拢使食管几乎呈封闭状态，食物通过时则皱襞消失。

1. 黏膜　表面为未角化的复层扁平上皮，下端与胃贲门部的单层柱状上皮骤然相接，是食管癌的好发部位。固有层为结缔组织。黏膜肌由薄层纵行平滑肌束构成（图 11-4）。

2. 黏膜下层　为疏松结缔组织，含有黏液性的食管腺，其导管穿过黏膜，开口于食管腔。

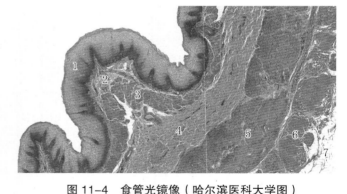

图 11-4 食管光镜像（哈尔滨医科大学图）

1. 上皮　2. 固有层　3. 黏膜肌　4. 黏膜下层
5. 内环肌层　6. 外纵肌层　7. 外膜

3. 肌层　分内环行、外纵行两层。食管上 1/3 段为骨骼肌，下 1/3 段为平滑肌，中 1/3 段兼有骨骼肌与平滑肌。食管两端的内环行肌增厚，分别形成食管上、下括约肌。

4. 外膜　为纤维膜。

相关链接

食管肌层的最突出特点是存在骨骼肌。在大多数哺乳动物，骨骼肌几乎占据食管肌层的全长，并可延伸入胃肌层。这种结构特点与食物入胃时的近于水平方向相适应，对于某些动物的反刍也十分重要。

（四）胃

胃是消化管膨大的部分，能贮存食物，并将食物与胃液混合为食糜，可初步消化蛋白质，吸收部分水、无机盐和醇类。

1. 黏膜　胃空虚时腔面可见许多纵行皱襞，充盈时皱襞几乎消失。黏膜表面有许多浅沟，将黏膜分成直径 2~6mm 的胃小区。黏膜表面遍布约 350 万个不规则的小孔，为上皮凹陷入固有层形成的胃小凹。每个胃小凹底部有 3~5 条胃腺开口（图 11-5，图 11-6）。

（1）上皮：为单层柱状上皮，主要由表面黏液细胞（surface mucous cell）和极少量的内分泌细胞组成。表面黏液细胞呈柱状，核椭圆形，位于细胞基部；顶部胞质内充满黏原颗粒，在 HE 染色切片上着色浅。细胞分泌富含 HCO_3^- 的不可溶性黏液，覆盖于上皮表面，具有重要的保护作用。

（2）固有层：为结缔组织，内有大量胃腺。根据胃腺所在部位和功能的不同，分为胃底腺、贲门腺和幽门腺。其中胃底腺数量最多，功能最为重要。

胃底腺（fundic gland）：分布于胃底和胃体部。腺体为单管状或分支管状，每个腺体分为颈、体和底。胃底腺由主细胞、壁细胞、颈黏液细胞、干细胞及内分泌细胞组成（图 11-6）。

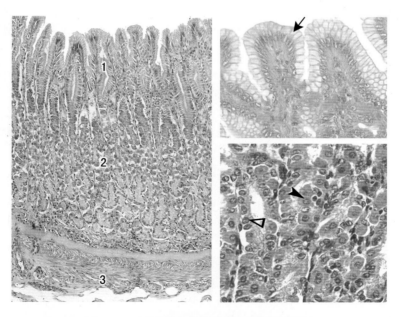

图 11-5　胃黏膜光镜像（大连医科大学图）

1. 胃小凹　2. 胃底腺　3. 黏膜肌 ↑ 表面黏液细胞　▶ 壁细胞 △ 主细胞

主细胞（chief cell），又称胃酶细胞（zymogenic cell），数量最多，主要分布于腺的体、底部。细胞呈柱状，核圆形，位于基部；胞质基部呈强嗜碱性，顶部含大量的酶原颗粒，在普通固定染色的切片上，此颗粒多被溶解，故该部位呈空泡状。电镜下，可见胞质内有大量的粗面内质网和丰富的高尔基复合体。主细胞分泌胃蛋白酶原（pepsinogen）（图 11-7）。

壁细胞（parietal cell），又称泌酸细胞（oxyntic cell），主要分布于腺的颈部和体部。胞体较大，呈圆锥形；核圆而深染，居中，可有双核；胞质强嗜酸性。电镜下，细胞游离面胞膜向胞质内凹陷，形成迂曲分支的小管，称细胞内分泌小管，小管腔内有许多微绒毛。胞质内可见大量线粒体。当壁细胞功能不活跃时，在细胞顶部可见表面光滑的小管和小泡，称微管泡系统（图 11-8）。

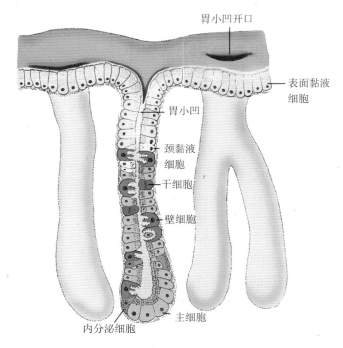

图 11-6　胃上皮与胃底腺立体模式图

壁细胞能合成和分泌盐酸，盐酸能激活胃蛋白酶原，使之成为胃蛋白酶，对蛋白质进行初步消化；此外盐酸还有杀菌作用。人的壁细胞还分泌内因子，能与食物中的维生素 B_{12} 结合成复合物，使维生素 B_{12} 在肠管内不被分解破坏，并促进回肠对维生素 B_{12} 的吸收，为红细胞的形成提供原料。内因子缺乏所造成的贫血，称恶性贫血。

颈黏液细胞（mucous neck cell）的数量很少，位于腺颈部，夹在其他细胞之间，其分泌物为富含酸性黏多糖的可溶性黏液。

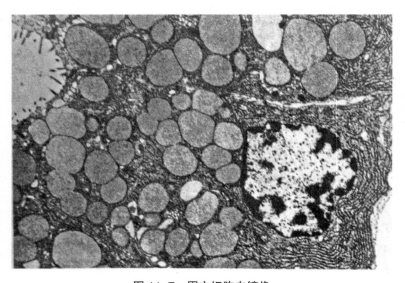

图 11-7　胃主细胞电镜像

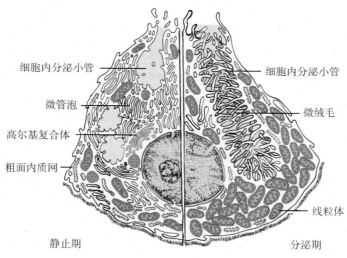

图 11-8 壁细胞超微结构模式图

干细胞（stem cell）存在于胃底腺颈部至胃小凹深部，可增殖分化为表面黏液细胞和胃腺的各种细胞。于普通切片中不易辨认。

内分泌细胞（endocrine cells）见（七）胃肠的内分泌细胞。

贲门腺：分布于贲门处，为分支管状的黏液腺。

幽门腺：分布于幽门处，为分支较多而弯曲的管状黏液腺。此区胃小凹甚深，有较多内分泌细胞。

（3）黏膜肌：由内环行与外纵行两层平滑肌组成。

理论与实践

胃液内含有高浓度的盐酸和胃蛋白酶，但胃黏膜并不被损害。这是由于胃黏膜的表面黏液细胞之间存在紧密连接，并能分泌大量含有 HCO_3^- 的不溶性黏液凝胶，以及胃上皮细胞的快速更新，这些结构特点均起了重要的保护作用。

溃疡病是一种常见的慢性全身性疾病，胃酸和胃蛋白酶对黏膜自身的消化是其发病的主要原因。另外，某些胃溃疡的发病与幽门螺杆菌的感染有关，这是因为幽门螺杆菌分泌的尿素酶、蛋白酶、磷脂酶及过氧化物酶等可破坏胃黏膜上皮细胞及胃黏膜功能。

2. 黏膜下层　为疏松结缔组织，内含较大的血管、淋巴管和神经。

3. 肌层　较厚，由内斜行、中环行及外纵行三层平滑肌构成。环行肌在贲门部和幽门部增厚，分别形成贲门括约肌和幽门括约肌。

4. 外膜　为浆膜。

（五）小肠

小肠是消化和吸收的主要部位，分为十二指肠、空肠和回肠。小肠壁具有典型的 4 层结构（图 11-9）。

1. 黏膜　小肠腔面的环形皱襞从距幽门约 5cm 处开始出现，在十二指肠末段和空肠头段非常发达，向下逐渐减少和变矮，至回肠中段以下基本消失。黏膜表面有许多细小的小肠绒毛（intestinal villus），由上皮和固有层向肠腔突起而成，以十二指肠和空肠头段最发达。绒毛根部的上皮下陷至固有层，形成小肠腺（small intestinal gland），并直接开口于肠腔（图11-9）。

（1）上皮：为单层柱状上皮。绒毛表面上皮由吸收细胞、杯状细胞和少量内分泌细胞组成；小肠腺上皮除上述细胞外，还有帕内特细胞和干细胞。

吸收细胞（absorptive cell）数量最多，呈高柱状，核椭圆形，位于细胞基部。绒毛表面的吸收细胞，其游离面在光镜下可见明显的纹状缘（图 3-3），后者是密集而规则排列的微绒毛。微绒毛表面尚有一层厚 0.1~0.5μm 的细胞衣，内有双糖酶和肽酶，并吸附有胰蛋白酶、胰淀粉酶等，参与消化糖类和蛋白质，故细胞衣是消化吸收的重要部位。

杯状细胞（goblet cell）散在于吸收细胞间，可分泌黏液，有润滑和保护作用。从十二指肠至回肠，杯状细胞逐渐增多。

帕内特细胞（Paneth cell）是小肠腺的特征性细胞，常三五成群分布于小肠腺底部（图11-9）。细胞呈锥体形，胞质顶部充满粗大的嗜酸性颗粒，内含溶菌酶、防御素等，释放后对肠道内微生物有一定的杀灭作用。

干细胞（stem cell）位于小肠腺下半部，散在于其他细胞之间。胞体较小，呈柱状，胞质嗜碱性。细胞可不断增殖、分化以补充表面衰老脱落的细胞。

内分泌细胞（endocrine cells）见（七）胃肠的内分泌细胞。

（2）固有层：为结缔组织，内有大量小肠腺和丰富的免疫细胞，如淋巴细胞、浆细胞、巨噬细胞和嗜酸性粒细胞等。绒毛中轴的固有层结缔组织内有 1~2 条纵行毛细淋巴管，称中央乳糜管（central lacteal）。吸收细胞释出的乳糜微粒由中央乳糜管转运入血。中央乳糜管周围有丰富的有孔毛细血管，肠上皮吸收的氨基酸、单糖等水溶性物质主要经此入血。固有层尚可见淋巴小结，在十二指肠和空肠处多为孤立淋巴小结，在回肠多为集合淋巴小结。

（3）黏膜肌：由内环、外纵两层平滑肌组成。

2. 黏膜下层　为疏松结缔组织，内含有较大的血管和淋巴管。十二指肠的黏膜下层内有

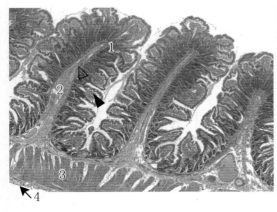
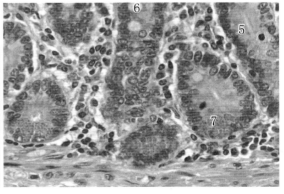

图 11-9　空肠光镜像（哈尔滨医科大学图）

1. 黏膜　2. 黏膜下层　3. 肌层　4. 浆膜　5. 吸收细胞　6. 杯状细胞　7. 帕内特细胞　▲小肠绒毛　△小肠腺

十二指肠腺（duodenal gland）（图 11-10），为复管泡状的黏液性腺体，其导管穿过黏膜肌开口于小肠腺底部，能分泌较稠的碱性黏液（pH 8.2~9.3），以保护十二指肠黏膜免受酸性胃液的侵蚀。

3.肌层　由内环、外纵两层平滑肌组成，两层间有丰富的肌间神经丛。

4.外膜　除十二指肠后壁为纤维膜外，小肠其余部分均为浆膜。

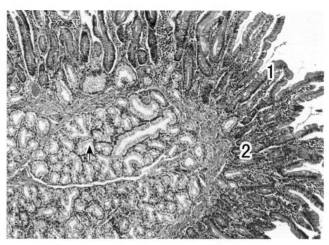

图 11-10　十二指肠光镜像（哈尔滨医科大学图）

↑十二指肠腺

问题与思考

小肠是消化和吸收的主要部位。你能总结一下，小肠中有哪些结构与其吸收的功能相适应？小肠的结构中，并没有提到消化酶的分泌，吸收细胞表面的消化酶来自哪儿？

（六）大肠

大肠各段结构基本相似，管壁也具有 4 层结构（图 11-11）。主要功能为吸收水分、电解质及形成粪便。

1.盲肠与结肠　大肠腔面在结肠袋之间的横沟处有半月形皱襞，但无绒毛。黏膜上皮为单层柱状上皮，由吸收细胞与大量杯状细胞组成；固有层内含有大量呈管状的大肠腺（图 11-11），直而长，腺上皮除吸收细胞和大量杯状细胞外，腺的底部有少量干细胞和内分泌细胞。黏膜下层为疏松结缔组织，含有较多的脂肪细胞。肌层由内环、外纵两层平滑肌构成，其内层环行肌局部节段性增厚形成结肠袋，外层纵行肌集合成三条纵行肌束，形成结肠带，各带之间的纵行肌甚薄。

2.阑尾　为盲肠的细长管状突起，腔小而不规则，管壁较薄。黏膜固有层内肠腺短而小，淋巴组织丰富，含大量淋巴小结，并伸入黏膜下层，致使黏膜肌断裂不完整；肌层薄，分为内环和外纵两层；外膜为浆膜（图 11-12）。

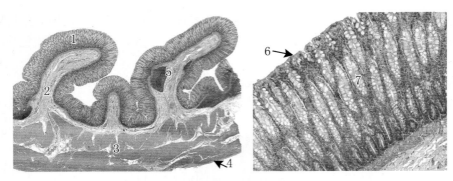

图 11-11　结肠光镜像（哈尔滨医科大学图）

1.黏膜　2.黏膜下层　3.肌层　4.外膜　5.淋巴组织　6.上皮　7.大肠腺

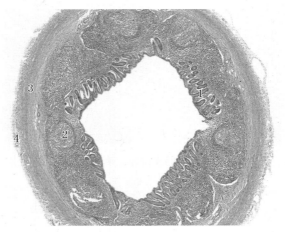

图 11-12　阑尾光镜像（哈尔滨医科大学图）

1.大肠腺　2.淋巴小结　3.肌层　4.浆膜

3. 直肠与肛管　直肠及齿状线以上的肛管，其黏膜结构与结肠相似。在齿状线处，单层柱状上皮骤变为未角化的复层扁平上皮，逐渐与皮肤表皮相延续，大肠腺与黏膜肌消失。近肛门处有环肛腺（顶泌汗腺）。直肠下段固有层和黏膜下层内有丰富的静脉丛，该处易发生淤血而形成静脉曲张，是痔的好发部位。肌层为内环、外纵两层平滑肌，内环肌在肛管处增厚形成肛门内括约肌。近肛门处，外纵肌周围有骨骼肌形成的肛门外括约肌。直肠上 1/3 大部分和中 1/3 前壁的外膜为浆膜，其余部分为纤维膜。

（七）胃肠的内分泌细胞

在胃、小肠和大肠的上皮及腺体中散在着种类繁多的内分泌细胞，其中尤以胃幽门部和十二指肠上段为多。由于胃肠道黏膜的面积巨大，这些内分泌细胞的总量众多（约 3×10^9 个），超过所有内分泌腺的腺细胞总和，它们分泌的多种激素统称胃肠激素（gut hormone）。胃肠激素一方面协调胃肠道自身的运动和分泌功能，另一方面也参与调节其他器官的活动，因此在某种意义上，胃肠是体内最大、最复杂的内分泌器官。

胃肠内分泌细胞可分为开放型和封闭型两种。开放型细胞呈不规则的圆锥形，基底部附于基膜，细胞最显著的特点是底部胞质中含大量分泌颗粒，细胞的游离面可达到管腔，游离面上有微绒毛伸出，此类细胞主要对管腔食物的刺激和 pH 变化等化学信息有较强的感受性，从而引起其内分泌活动的变化。封闭型细胞的顶部被相邻上皮细胞覆盖而未到达腔面，此类细胞主要受胃肠运动的机械刺激或受其他激素的调节而改变其内分泌状态。

（八）消化管的淋巴组织

消化管通过口腔和肛门与外界相通，各种细菌、病毒及寄生虫卵等有害抗原物质不可避免地随饮食进入，它们大多被胃酸和消化酶所破坏，其余或以原形排出体外，或受到消化管淋巴组织的免疫抵御。消化管淋巴组织又称肠相关淋巴组织（gut-associated lymphoid tissue），包括黏膜淋巴小结（尤以咽、回肠及阑尾处发达）、固有层中弥散分布的淋巴细胞、浆细胞、巨噬细胞及上皮内的淋巴细胞等成分。消化管淋巴组织能接受消化管内的抗原刺激，主要通过产生免疫球蛋白而参与免疫应答。

在肠集合淋巴小结处，肠上皮内有散在的小结相关上皮细胞，因其游离面有一些微皱褶与短小的微绒毛，又称微皱褶细胞（microfold cell，M 细胞）。M 细胞基底面胞膜内陷形成一较大的穹隆状凹腔，内含一至多个淋巴细胞（图 11-13）；基膜多不完整，淋巴细胞易通过。M 细胞可摄取肠腔内的抗原物质，并将其传递给深部的淋巴细胞。后者进入黏膜淋巴小结与肠系膜淋巴结内分化增殖，然后经淋巴细胞再循环大部分返回到消化管黏膜，并转变为浆细胞。浆细胞除产生少量免疫球蛋白 G（IgG）进入循环系统外，主要产生免疫球蛋白 A（IgA）。IgA 能与上皮细胞产生的一种糖蛋白即分泌片相结合，形成分泌性 IgA（secretory IgA，sIgA）。sIgA 可特异性地与抗原结合，从而抑制细菌增殖、中和病毒，降低抗原物质与上皮细胞的黏着与入侵，保护肠黏膜。

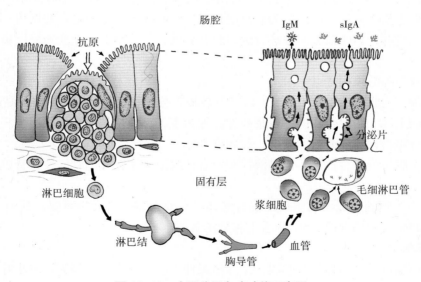

图 11-13　小肠分泌免疫功能示意图

二、消 化 腺

消化腺（digestive glands）包括大消化腺和小消化腺。小消化腺分布于消化管壁内，如胃腺、肠腺等；大消化腺位于消化管外，借导管与消化管相连，构成独立的器官，如大唾液腺、胰腺和肝。

（一）大唾液腺

大唾液腺包括腮腺、下颌下腺和舌下腺，它们的导管均开口于口腔。

1. 大唾液腺的一般结构　大唾液腺为复管泡状腺，外包以结缔组织被膜，结缔组织伸入实质将腺分隔成许多小叶，血管、淋巴管和神经也随同进入腺内。腺实质由腺泡（acinus）及导管构成。

（1）腺泡：呈泡状或管泡状，分为浆液性、黏液性和混合性腺泡（图11-14）。

（2）导管：为与腺泡相连的上皮性管道，是腺的排泄部。导管分以下几段：

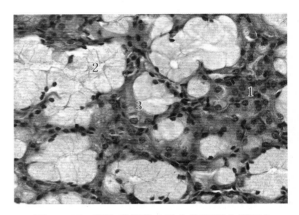

图 11-14　腺泡光镜像（哈尔滨医科大学图）
1. 浆液性腺泡　2. 黏液性腺泡　3. 混合性腺泡

1）闰管：直接与腺泡相连。管径细，管壁为单层扁平或立方上皮。

2）纹状管：又称分泌管，与闰管相连接。管壁为单层柱状上皮，胞核位于细胞顶部，胞质嗜酸性，细胞基部可见垂直纵纹，电镜下为质膜内褶和纵行排列的线粒体。其上皮细胞能主动吸收分泌物中的 Na^+，将 K^+ 排入管腔，并可重吸收或排出水，故可调节唾液中的电解质含量和唾液量。

3）小叶间导管和总导管：小叶间导管由纹状管汇合形成，行于小叶间结缔组织内；管径较粗，管壁上皮由单层柱状移行为假复层柱状。小叶间导管逐级汇合并增粗，最后形成一条或几条总导管并开口于口腔；总导管近口腔开口处，其管壁上皮渐变为复层扁平，与口腔上皮相连续。

2. 三种唾液腺的结构特点

（1）腮腺：为浆液性腺，闰管长，纹状管较短。分泌物含唾液淀粉酶多，黏液少。

（2）下颌下腺：为混合性腺，以浆液性腺泡为主，黏液性和混合性腺泡少。闰管短，纹状管发达。分泌物含唾液淀粉酶较少，黏液较多。

（3）舌下腺：为混合性腺，以黏液性和混合性腺泡为主，无闰管，纹状管也较短。分泌物以黏液为主。

3. 唾液　为唾液腺分泌物组成的混合液体，主要来自三对大唾液腺，其中70%由下颌下腺分泌，25%由腮腺分泌，5%由舌下腺分泌。

（二）胰腺

胰腺表面覆以薄层结缔组织被膜，结缔组织伸入腺内将实质分隔为许多小叶，但人胰腺小叶分界不明显。胰腺实质分为外分泌部和内分泌部。

1. 外分泌部　由腺泡和导管组成。

（1）腺泡：为纯浆液性腺泡，由胰腺泡细胞（pancreatic acinar cell）组成（图11-15）。腺细胞具有典型的蛋白质分泌细胞的超微结构特点，顶部胞质含酶原颗粒，内含消化酶，如胰蛋白酶、胰糜蛋白酶、胰淀粉酶、胰脂肪酶、DNA酶和RNA酶等，分别消化食物中的各种营养成分。

胰腺腺泡腔内还可见一些较小的扁平或立方形细胞，称泡心细胞（centroacinar cell），胞质染色淡，核圆形或卵圆形。泡心细胞是闰管上皮细胞延伸入腺泡腔内形成的。

（2）导管：胰腺的闰管长，无纹状管，闰管逐渐汇合形成小叶内导管，在小叶间结缔组织内汇合成小叶间导管，后者再汇合成一条主导管，贯穿胰腺全长，并在胰头部与胆总管汇合，开口于十二指肠乳头。闰管腔小，从小叶内导管至主导管，管腔渐增大，上皮由单层立方逐渐变为单层柱状，主导管为单层高柱状上皮，上皮内可见杯状细胞。

问题与思考 ● ● ●

学习了胰腺外分泌部的结构和功能，你可以理解小肠中的消化酶主要来自哪儿了吗？

2. 内分泌部　是散在于外分泌部腺泡之间的内分泌细胞团，又称胰岛（pancreas islet）（图 11-15）。成人胰腺约有 100 万个胰岛，约占胰腺体积的 1.5%。胰岛大小不一，小的仅由 10 多个细胞组成，大的有数百个细胞。胰岛细胞呈索状分布，细胞间有孔毛细血管丰富，细胞释放激素入血，主要参与糖代谢的调节。人胰岛主要有 A、B、D、PP 和 D1 细胞，细胞之间有紧密连接和缝隙连接，HE 染色切片中不易区分。

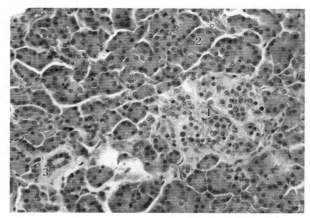

图 11-15　胰腺光镜像（大连医科大学图）
1. 胰岛　2. 浆液性腺泡　3. 导管

（1）A 细胞：约占胰岛细胞总数的 20%，细胞较大，多分布在胰岛周边。A 细胞分泌高血糖素（glucagon），升高血糖，故又称高血糖素细胞。

（2）B 细胞：数量较多，约占胰岛细胞总数的 70%，主要位于胰岛的中央。B 细胞分泌胰岛素（insulin），使血糖降低，故又称胰岛素细胞。高血糖素和胰岛素的协同作用，使血糖水平保持稳定。

（3）D 细胞：数量少，约占胰岛细胞总数的 5%，散在于 A、B 细胞之间，并与 A、B 细胞紧密相贴，细胞间有缝隙连接。D 细胞分泌生长抑素，它以旁分泌方式或经缝隙连接直接作用于邻近的 A、B 或 PP 细胞，抑制这些细胞的分泌功能。生长抑素也可进入血液循环对其他细胞功能起调节作用。

（4）PP 细胞：数量很少，除存在于胰岛内，还可见于外分泌部的导管上皮内及腺泡细胞间。PP 细胞分泌胰多肽，有抑制胃肠运动和胰液分泌以及抑制胆囊收缩的作用。

（5）D1 细胞：在人的胰岛内较少，占胰岛细胞总数的 2%~5%，主要分布在胰岛的周边，少数分布在胰腺外分泌部和血管周围。D1 细胞分泌血管活性肠肽。

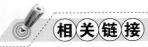

　　放射免疫法显示，糖尿病患者中仅少数缺乏胰岛素，而多数患者血液中含有正常或超常量的胰岛素，这可能是由于靶细胞膜上胰岛素受体减少或其亲和力下降。也有的患者对胰岛素产生慢性耐受性，主要表现为体内形成抗胰岛素受体抗体，此时用免疫抑制剂可控制症状，使患者对胰岛素的敏感性恢复正常。

（三）肝

　　肝是人体最大的消化腺，具有复杂多样的生物化学功能。肝产生的胆汁作为消化液参与脂类物质的消化；肝是机体进行物质代谢和转化的重要器官，胃肠吸收的物质经门静脉入肝，在肝细胞内进行合成、分解、转化和贮存；肝内有大量巨噬细胞，能清除从胃肠进入机体的微生物等。

　　肝表面覆以致密结缔组织被膜，并富含弹性纤维，被膜大部分属浆膜。肝门处的结缔组织随门静脉、肝动脉和肝管的分支伸入肝内，将肝实质分隔成许多肝小叶。肝小叶之间各种管道密集的部位为门管区。

　　1. 肝小叶　肝小叶（hepatic lobule）是肝的基本结构与功能单位，呈多面棱柱体，高约2mm，宽约1mm。成人肝有50万~100万个肝小叶。每个肝小叶由中央静脉、肝板、肝血窦、胆小管和窦周隙组成（图11-16，图11-17）。人的肝小叶间结缔组织很少，故肝小叶分界不明显。

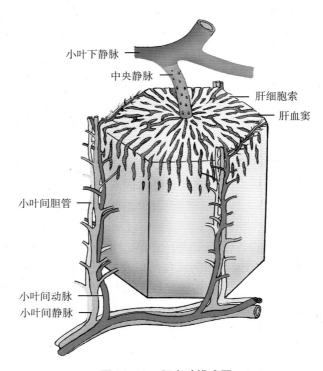

小叶下静脉

中央静脉

肝细胞索

肝血窦

小叶间胆管

小叶间动脉

小叶间静脉

图 11-16　肝小叶模式图

（1）中央静脉（central vein）：位于肝小叶中央并沿其长轴走行。管壁由一层内皮围成，周围仅有少量结缔组织，管壁上有肝血窦的开口。

（2）肝板（hepatic plate）：是肝细胞以中央静脉为中心单行排列形成的板状结构，大致呈放射状。肝板凹凸不平，相邻肝板吻合连接，形成迷路样结构。在切片中，肝板的断面呈索状，称肝索（hepatic cord）。

肝细胞（hepatocyte）约占肝内细胞总数的80%，是实现肝功能的结构基础。细胞体积较大，直径20~30μm，呈多面体形。HE染色，胞质嗜酸性，并含有散在的嗜碱性颗粒；核大而圆，居中，常染色质丰富，核膜清楚，核仁一至数个，部分肝细胞有双核（图11-17）。正常成体，四倍体核的肝细胞约占肝细胞总数的60%，还有少量肝细胞呈八倍体核。一般认为，双核和多倍体核的肝细胞功能比较活跃。肝细胞是一种高度分化并具有多种功能的细胞。

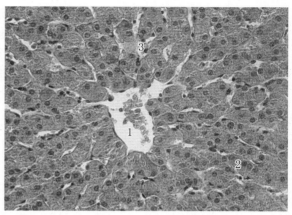

图11-17　肝小叶光镜像（哈尔滨医科大学图）

1.中央静脉　2.肝索　3.肝血窦

电镜下，肝细胞含有丰富的内质网、高尔基复合体、线粒体、溶酶体和微体等（图11-18）。粗面内质网可以合成多种血浆蛋白；滑面内质网与糖、胆汁、脂类和激素的代谢以及解毒等功能密切相关。

肝细胞有三种不同的功能面，即血窦面、细胞连接面和胆小管面。血窦面和胆小管面有发达的微绒毛，使细胞表面积增大。相邻肝细胞的连接面之间存在有紧密连接、桥粒和缝隙连接。

（3）肝血窦（hepatic sinusoid）：为存在于肝板之间的窦状毛细血管。血窦经肝板上的孔互相通连，吻合成网状。血窦腔大而不规则，血液从肝小叶的周边经血窦汇入中央静脉。血窦壁的内皮细胞扁而薄，含核的部分凸向窦腔；扁薄的胞质有许多大小不等的窗孔，孔上无隔膜；胞质内细胞器较少，但吞饮小泡较多；内皮外无基膜，可见散在的网状纤维。内皮细胞间常有0.1~0.5μm宽的间隙，因此肝血窦通透性大，有利于肝细胞摄取血浆物质和排泄其分泌产物。血浆中除乳糜微粒外，其他大分子物质均可自由通过血窦壁，肝细胞产生的脂蛋白等也可通过血窦壁进入血窦。

肝巨噬细胞又称库普弗细胞（Kupffer cell）是定居在肝血窦的巨噬细胞（图11-18）。细胞形态不规则，有许多板状或丝状伪足，表面有许多皱褶和微绒毛。细胞常以其伪足附于内皮细胞上或穿过内皮细胞窗孔或细胞间隙伸入窦周隙内。胞质内溶酶体甚多，并常见吞噬体和残余体。肝巨噬细胞来自血液单核细胞，具有变形运动和活跃的吞饮与吞噬能力，构成机体一道重要防线，尤其在吞噬清除从胃肠进入门静脉的细菌、病毒和异物方面起关键作用。肝巨噬细胞还可监视、抑制和杀伤体内的肿瘤细胞，尤其是肝癌细胞。此外，肝巨噬细胞还能处理和传递抗原、诱导T细胞增殖及参与调节机体免疫应答。

（4）胆小管（bile canaliculi）：相邻两个肝细胞之间局部胞膜凹陷形成的微细管道，在肝板内连接成网。电镜下，胆小管腔面有肝细胞膜形成的微绒毛突入腔内，周围的肝细胞膜形成由紧密连接、桥粒等组成的连接复合体封闭胆小管（图 11-18）。正常情况下，肝细胞分泌的胆汁排入胆小管时，胆汁不会从胆小管溢出。当肝细胞发生变性、坏死或胆道堵塞内压增大时，胆小管的正常结构被破坏，胆汁则溢入窦周隙，继而进入血窦，出现黄疸。

（5）窦周隙（perisinusoidal space）：为血窦内皮细胞与肝细胞之间宽约 0.4 μm 的狭小间隙（图 11-18）。血窦内的血浆成分经血窦壁进入窦周隙，故窦周隙内充满血浆，肝细胞血窦面的微绒毛浸于血浆之中。窦周隙也互相通连成网状通道，它是肝细胞与血液之间进行物质交换的场所。窦周隙内有散在的网状纤维，起支持血窦内皮的作用。

窦周隙内有贮脂细胞（fat-storing cell），形态不规则，有突起，附于内皮细胞及肝细胞表面（图 11-18）。电镜下，胞质内含有许多脂滴，粗面内质网和高尔基复合体也较发达。脂滴内含有维生素 A，人体摄取的维生素 A 的 70%~80% 贮存于此，在机体需要时释放入血。贮脂细胞还能产生网状纤维。

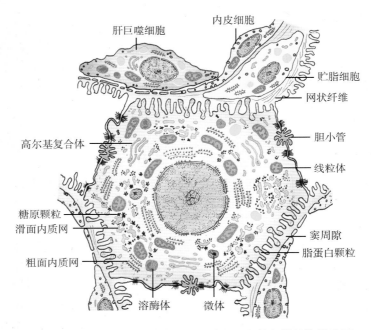

图 11-18　肝细胞、肝血窦、窦周隙和胆小管超微结构模式图

理论与实践

在肝纤维化病变中，贮脂细胞增多，结构类似于成纤维细胞，并产生大量网状纤维，故认为贮脂细胞是一种特殊的成纤维细胞。它在肝正常微环境中，细胞内形成脂滴，以摄取和贮存维生素A的功能为主，而合成纤维的功能受抑制；在病理状况下，贮脂细胞增多并转化为成纤维细胞，合成纤维的功能增强，参与肝纤维增生性病变（肝硬化）的发生过程。

2. 肝门管区 从肝门进出的门静脉、肝动脉和肝管，在肝内反复分支，伴行于小叶间结缔组织内，分别称小叶间静脉、小叶间动脉和小叶间胆管。在肝切片中，肝小叶周围角缘处，可见较多的结缔组织，含有上述三种伴行管道的断面，称门管区（portal area）（图 11-19）。

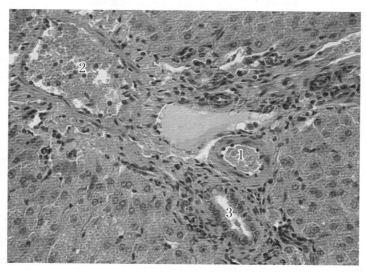

图 11-19 门管区光镜像（哈尔滨医科大学图）

1. 小叶间动脉 2. 小叶间静脉 3. 小叶间胆管

3. 肝的血液循环 肝的血液供应非常丰富，有门静脉和肝动脉双重血供。门静脉是肝的功能血管，其血量占肝总血量的 3/4，主要汇集来自胃肠静脉和脾静脉的血流，内含丰富的营养物质。肝动脉是肝的营养血管，其血量占肝总血量的 1/4，含氧量高。

肝动脉→小叶间动脉→终末肝微动脉

肝血窦→中央静脉→小叶下静脉→肝静脉

门静脉→小叶间静脉→终末门微静脉

4. 肝内胆汁排出途径 胆小管起自肝板内，肝细胞分泌的胆汁首先排入胆小管，从肝小叶的中央流向周边，在小叶边缘处汇集成若干短小的闰管（或称 Herring 管），出肝小叶后汇入小叶间胆管，后者再汇合成左、右肝管出肝。

（四）胆囊与胆管

1. 胆囊 胆囊壁由黏膜、肌层和外膜组成（图 11-20）。黏膜有发达的皱襞。黏膜上皮为单层柱状上皮，无杯状细胞。

胆囊的功能是贮存和浓缩胆汁。上皮细胞主动吸收胆汁中水和无机盐，使胆汁浓缩。胆囊的收缩排空受激素的调节，食物的刺激，使小肠内分泌细胞分泌促胰酶素，刺激胆囊肌层收缩，排出胆汁。

2. 胆管 胆管与胆总管的管壁较厚，由黏膜、肌层和外膜组成。胆总管黏膜的上皮为单层柱状上皮，有杯状细胞。胆总管的下端与胰管汇合之前，环行平滑肌增厚，形成胆总管括约肌，其收缩可阻止胆汁流出，使胆汁贮入胆囊。胆总管与胰管汇合穿入十二指肠壁，局部

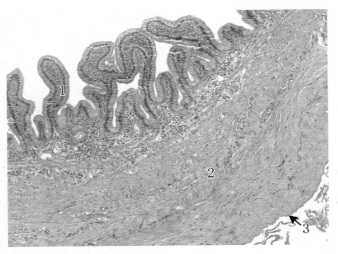

图 11-20　胆囊光镜像（哈尔滨医科大学图）
1.黏膜　2.肌层　3.外膜

扩大形成肝胰壶腹，此处的环行平滑肌增厚，形成壶腹括约肌（或称 Oddi 括约肌），它的舒缩可控制胆汁和胰液的排出。进食后，胆总管括约肌和壶腹括约肌松弛，胆汁输入十二指肠。倘若壶腹括约肌收缩过强，可使胆汁逆流入胰腺，引起胰腺炎。

（曹　博）

复习题

1. 试比较消化管各段的主要结构特点。
2. 比较胃底腺中的壁细胞和主细胞的结构和功能。
3. 与小肠吸收功能相适应的结构有哪些？
4. 胰岛的主要细胞及功能。
5. 肝小叶的结构与功能。

答案要点

1. 消化管各段主要结构特点：

		食　管	胃	小　肠	大　肠
黏膜层	上皮	复层扁平上皮	单层柱状上皮	单层柱状上皮，有杯状细胞	单层柱状上皮，杯状细胞甚多
	固有层		贲门腺、胃底腺、幽门腺	小肠腺	大肠腺
	黏膜肌	平滑肌	平滑肌	平滑肌	平滑肌

续表

	食 管	胃	小 肠	大 肠
黏膜下层	有食管腺		十二指肠有十二指肠腺	
肌层	骨骼肌和平滑肌	内斜、中环、外纵三层平滑肌	内环、外纵两层平滑肌	同小肠，外纵肌形成三条结肠带
外膜	纤维膜	浆膜	大部分为浆膜	同小肠

2. 胃底腺中的壁细胞和主细胞的比较：

	壁细胞	主细胞
光镜	圆形或锥体形，核圆居中，有双核，胞质嗜酸性	柱状，核圆形，靠近细胞基部，胞质嗜碱性
电镜	细胞内分泌小管和微管泡系统，线粒体发达	粗面内质网和高尔基复合体发达
功能	分泌盐酸和内因子	分泌胃蛋白酶原

3. 与吸收相适应的结构：①环形皱襞、绒毛和微绒毛；②微绒毛表面的细胞衣（酶）；③绒毛中轴固有层结缔组织中的毛细血管（与蛋白质和糖类的吸收相关）和中央乳糜管（与脂肪的吸收相关）。

4. 人胰岛细胞的分类及其分泌的物质和作用：

细胞类型	分泌激素	作 用
A细胞	高血糖素	升高血糖
B细胞	胰岛素	降低血糖
D细胞	生长抑素	调节A、B细胞的分泌功能
PP细胞	胰多肽	抑制胰液分泌、胃肠运动及胆囊收缩
D1细胞	血管活性肠肽	引起胰腺泡细胞的分泌，抑制胃酶的分泌，刺激胰岛素和胰高血糖素的分泌

5. 肝小叶的结构与功能：

主要成分	结构特点	功 能
中央静脉	位于肝小叶中央，管壁由内皮和少量结缔组织构成	将肝细胞的代谢产物运出肝小叶
肝板（肝索）	肝细胞单行排列而成，肝细胞内各种细胞器丰富	肝细胞合成胆汁，参与多种代谢，有生物转化、解毒等功能
肝血窦	位于肝板之间，含巨噬细胞	肝细胞与血液进行物质交换 巨噬细胞处理异物和细菌
窦周隙	位于肝细胞与血窦内皮之间，有少量网状纤维和贮脂细胞	贮脂细胞贮存维生素A和合成网状纤维
胆小管	相邻肝细胞局部胞膜凹陷而成	将肝细胞合成的胆汁运出肝小叶

127

第十二章

呼 吸 系 统

学习目标 ▮▮

掌握：气管壁的结构；导气部的结构变化规律；肺泡上皮及气－血屏障的结构与功能。

熟悉：呼吸性细支气管、肺泡管和肺泡囊的结构特点；肺泡隔及其主要结构。

了解：鼻腔及喉黏膜的结构特点。

呼吸系统（respiratory system）由鼻、咽、喉、气管、支气管和肺组成，分为导气部和呼吸部。从鼻腔到肺内终末细支气管为导气部，主要功能是传送气体和净化空气。呼吸部从呼吸性细支气管到肺泡，是气体交换的主要场所。

一、鼻 和 喉

（一）鼻腔

鼻腔的内表面覆盖黏膜，由上皮和固有层构成；黏膜深部为软骨、骨或骨骼肌。根据结构和功能的不同，鼻黏膜分为前庭部、呼吸部和嗅部。

1. 前庭部　表面被覆未角化的复层扁平上皮，固有层结缔组织致密且富含汗腺和皮脂腺，易发疖肿。此处的鼻毛能阻挡空气中尘埃等异物。

2. 呼吸部　占鼻黏膜的大部分，因血管丰富而呈粉红色。上皮为假复层纤毛柱状上皮，富含杯状细胞。固有层内有大量的腺体和丰富的静脉丛与淋巴组织。腺体和杯状细胞的分泌物可粘着细菌及尘埃颗粒。丰富的血管对吸入的空气起加温和加湿的作用，同时也容易损伤出血。呼吸部黏膜与鼻窦黏膜相沿续，因此鼻黏膜慢性炎症时，易导致鼻窦黏膜发炎。

3. 嗅部　位于鼻中隔上部两侧和上鼻甲处。黏膜呈浅黄色，由嗅上皮和固有层组成。嗅上皮为假复层柱状上皮，无杯状细胞，由嗅细胞、支持细胞和基细胞组成。嗅细胞为双极神经元，能感受嗅觉。

（二）喉

喉由软骨、软骨间连接、喉肌及表面被覆的黏膜构成。

喉腔侧壁黏膜形成两对皱襞，上为室襞，下为声襞，二者之间为喉室。室襞和喉室的黏膜上皮为假复层纤毛柱状上皮，夹有杯状细胞；固有层和黏膜下层为疏松结缔组织，有较多的弹性纤维、混合性腺和淋巴组织，此处组织特别疏松，炎症时易发喉水肿，并引发喉阻塞。声襞即声带，其较薄的游离缘为膜部，基部为软骨部。膜部覆有复层扁平上皮，固有层较厚，大量弹性纤维与表面平行排列，形成了致密板状结构，称声韧带；固有层深面的骨骼肌构成声带肌。声带软骨部的黏膜结构与室襞相似，黏膜下层为疏松结缔组织，含有混合性腺，外膜的结缔组织中含有软骨和骨骼肌。

二、气管与支气管

（一）气管

气管管壁从内向外分为黏膜、黏膜下层和外膜，各层间无截然分界（图 12-1）。

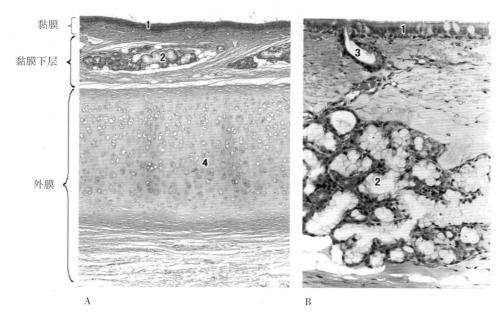

图 12-1　气管光镜像
A. 低倍（郝立宏图）　B. 高倍（新乡医学院　高福莲图）
1. 上皮　2. 气管腺分泌部　3. 气管腺导管　4. 软骨

1. 黏膜　表面覆盖假复层纤毛柱状上皮，深面为结缔组织构成的固有层。上皮由下列细胞组成（图 12-2）。

（1）纤毛细胞（ciliated cell）：呈柱状，游离面有密集的纤毛。纤毛能向咽部作快速摆动，将黏液及附着其上的尘埃颗粒、细菌等推向咽部排出。

（2）杯状细胞（goblet cell）：胞质内含大量黏原颗粒，分泌的黏液与管壁内腺体的分泌物在上皮表面共同构成一道黏液性屏障，有助于黏附吸入的异物和溶解一些有害气体。

（3）刷细胞（brush cell）：呈柱状，游离面有许多排列整齐的微绒毛，形似刷状而得名。

（4）弥散神经内分泌细胞（diffuse neuroendocrine cell）：又称小颗粒细胞（small granule cell），细胞呈锥体形，因胞质内有许多致密颗粒而得名。颗粒中含有 5-羟色胺等胺类或肽类物质，属于内分泌细胞。其分泌物可调节呼吸道和血管壁平滑肌的收缩和腺体的分泌。

（5）基细胞（basal cell）：呈锥体形，位于上皮深部，可分化形成以上各型细胞。

固有层的结缔组织内含有较多的弹性纤维，也常见淋巴组织。其中的浆细胞能合成 IgA，

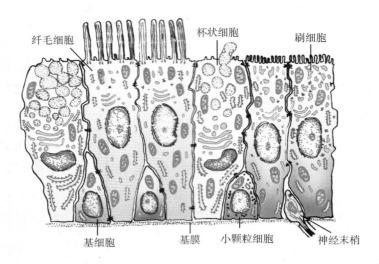

纤毛细胞　　　　　　杯状细胞　　　　刷细胞

基细胞　　　　基膜　　小颗粒细胞　　神经末梢

图 12-2　气管上皮超微结构模式图

可与上皮细胞产生的分泌片结合形成分泌性免疫球蛋白 A（sIgA），后者对呼吸道内细菌的繁殖和病毒复制有抑制作用。

2. 黏膜下层　为疏松结缔组织，含较多的混合性气管腺（tracheal gland）。黏液性腺泡所分泌的黏液与杯状细胞分泌的黏液共同形成较厚的黏液层，覆盖在黏膜表面；浆液性腺泡分泌的稀薄液体，位于黏液层下方，利于纤毛的正常摆动。

3. 外膜　由 C 形透明软骨环和疏松结缔组织构成。软骨环之间有弹性纤维构成的膜状韧带连接，共同构成管壁支架，以保持呼吸管道的畅通。软骨环缺口朝向背侧，缺口处有结缔组织、平滑肌束和较多的气管腺。

（二）支气管

与气管相比，支气管管径较小，管壁较薄，三层分界不明显。管壁内的软骨成分减少，形态也不规则；平滑肌成分增多。

相关链接

气管和支气管如果反复受到有害气体（如吸烟等）刺激，可导致纤毛细胞减少，杯状细胞增多，腺体肥大，分泌增强，以至呼吸道免疫防御功能降低，容易受细菌及病毒的感染。

三、肺

肺表面覆以浆膜，为胸膜脏层。肺组织分实质和间质，实质是指肺内各级支气管及其相连的肺泡。间质包括肺内结缔组织、血管、淋巴管和神经等。由肺间质将肺分隔成若干大叶和许多小叶。肺外支气管从肺门入肺后反复分支，依次为叶支气管、段支气管、小支气管、细支气管、终末细支气管、呼吸性细支气管、肺泡管、肺泡囊及肺泡。由于反复分支的肺内支气管形似树枝状，故称其为支气管树。从叶支气管到终末细支气管为肺的导气部，仅行使气体运送功能。呼吸性细支气管及其以下部分能行使气体交换功能，称肺的呼吸部。（图12-3）

每一细支气管连同它所属的分支和末端相连的肺泡共同组成一个肺小叶（pulmonary lobule）。肺小叶是肺的结构单位（图12-4）。临床上将累及肺小叶的炎症称小叶性肺炎。

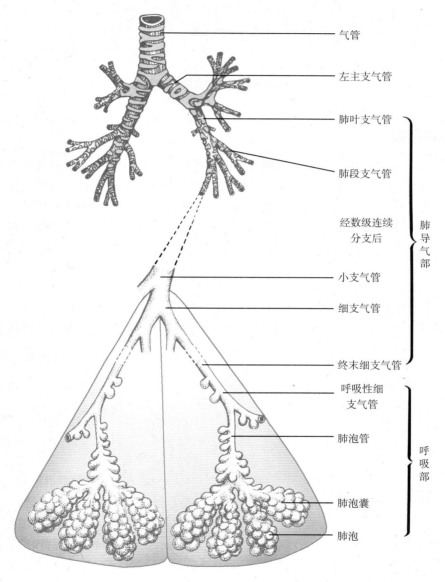

图 12-3 肺实质模式图

131

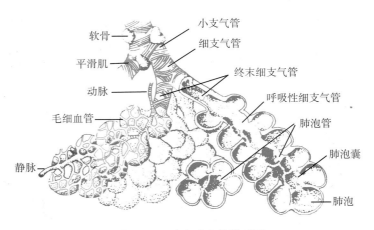

图 12-4　肺小叶立体模式图

理论与实践

　　肺炎根据病变部位分为大叶性肺炎、小叶性肺炎和间质性肺炎。病变波及整个肺或多个肺大叶者称大叶性肺炎，通常是由肺炎双球菌引起的急性炎症，起病急骤，患者有寒战、高热、胸痛和咳铁锈样痰等症状。小叶性肺炎以肺小叶为病灶，由金黄色葡萄球菌引起的以细支气管为中心的化脓性炎症；患者有发热、咳嗽和咳痰症状。间质性肺炎通常由病毒或支原体引起，主要病变发生在肺间质，临床特点以干咳为主。

（一）肺导气部

　　导气部的各段管道随分支增多，管径渐细，管壁渐薄，管壁三层结构的分界渐不明显（图12-5A）。

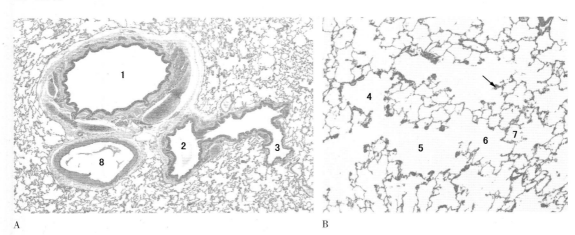

A   B

图 12-5　肺光镜像

A. 导气部（郝立宏图）　B. 呼吸部（新乡医学院　高福莲图）

1.小支气管　2.细支气管　3.终末细支气管　4.呼吸性细支气管　5.肺泡管

6.肺泡囊　7.肺泡　8.肺动脉分支　↑结节状膨大

1. 叶支气管至小支气管　管壁结构特点为：①上皮为假复层纤毛柱状上皮，但逐渐变薄，杯状细胞减少；②腺体逐渐减少；③软骨逐渐渐少，并呈不规则片状；④平滑肌逐渐增多。

2. 细支气管和终末细支气管　细支气管（bronchiole）上皮由假复层纤毛柱状上皮逐渐变为单层纤毛柱状上皮，此时杯状细胞、腺体以及透明软骨均已很少或消失，而平滑肌增多，形成环行肌束环绕管壁。终末细支气管（terminal bronchiole）杯状细胞、腺体以及透明软骨均已全部消失，平滑肌形成完整的环形，黏膜上有皱襞。终末细支气管的单层柱状上皮中除少量纤毛细胞外，大多数为无纤毛的分泌细胞，又称克拉拉细胞（Clara cell），其分泌物所含的蛋白水解酶能分解管腔内的黏液，利于黏液排出。

? 问题与思考 •••

学过细支气管和终末细支气管的结构后，请想一想在发生支气管哮喘时会有怎样的症状？

（二）呼吸部

1. 呼吸性细支气管　其结构特点是管壁上有肺泡开口，因此具有气体交换功能。管壁上皮为单层立方上皮，上皮深面的结缔组织内有少量平滑肌。

2. 肺泡管　管壁上的肺泡开口数量逐渐增多，因此自身管壁结构所剩无几，在切面上仅呈现为相邻肺泡开口之间的结节状膨大。膨大处的表面由单层立方上皮或单层扁平上皮覆盖，上皮深面有薄层结缔组织和少量环行平滑肌。

3. 肺泡囊　与肺泡管相连续，是相邻多个肺泡的共同开口之处，由多个肺泡共同围成。相邻肺泡开口之间没有环行平滑肌，仅有少量结缔组织，因此无结节状膨大。

4. 肺泡　是支气管树的终末部分，也是气体交换的主要场所。成人每侧肺有 3 亿 ~4 亿个肺泡。肺泡（pulmonary alveolus）为多面体形有开口的囊泡，开口于肺泡囊、肺泡管或呼吸性细支气管（图 12-5B）。肺泡表面覆以单层的肺泡上皮，外有基膜。相邻肺泡间为肺泡隔。

（1）肺泡上皮：由 I 型肺泡细胞和 II 型肺泡细胞构成（图 12-6）。

I 型肺泡细胞（type I alveolar cell）：细胞扁平，含核部分较厚并凸向肺泡腔，无核部分胞质菲薄，厚约 0.2μm，光镜下难以辨认。电镜下，胞质中有较多吞饮小泡。I 型肺泡细胞覆盖了肺泡表面的大部分，参与构成气 – 血屏障。此类细胞无增殖能力，损伤后由 II 型肺泡细胞增殖补充。

II 型肺泡细胞（type II alveolar cell）：细胞呈圆形或立方形，位于 I 型肺泡细胞之间，数量较多，但覆盖肺泡表面积少。光镜下，胞质着色浅，呈泡沫状，核圆形。电镜下，胞质内富含线粒体、溶酶体及较发达的粗面内质网和高尔基复合体，核上方有较多同心圆或平行排列的板层状结构，电子密度高，有膜包被，称嗜锇性板层小体，其主要成分为磷脂（主要是二棕榈酰卵磷脂）、蛋白质和糖胺多糖等。这些物质被释放到肺泡上皮表面后形成一层膜，称表面活性物质（surfactant）（图 12-7）。该物质能降低肺泡表面张力，防止肺泡塌陷及肺泡过度扩张，起到稳定肺泡直径的作用。创伤、休克、中毒或感染时，肺泡表面活性物质的合成与分泌受到抑制或破坏，可引起肺泡塌陷，影响肺泡的气体交换。Ⅱ型肺泡细胞有增殖分化能力，能够修复受损的Ⅰ型肺泡细胞。

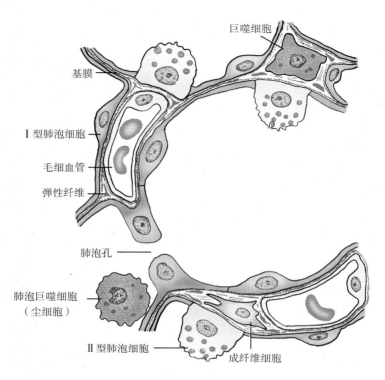

图 12-6 肺泡及肺泡孔模式图

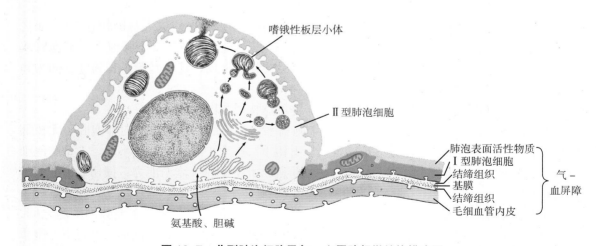

图 12-7 Ⅱ型肺泡细胞及气－血屏障超微结构模式图

理论与实践

　　新生儿呼吸窘迫综合征，又称新生儿肺透明膜病。该病主要见于妊娠28周前的早产儿。由于Ⅱ型肺泡细胞在胚胎7个月时开始分泌表面活性物质，故早产儿易因缺乏表面活性物质，导致肺泡表面张力增加，呼气时肺泡易萎缩塌陷，出现肺不张，肺通气减少，换气不良，而引起呼吸困难。由于毛细血管通透性增加，血浆蛋白渗出，在肺泡表面形成一层透明的嗜酸性膜，故称为肺透明膜病。

　　（2）肺泡隔（alveolar septum）：为相邻肺泡之间的薄层结缔组织，属于肺间质。肺泡隔内含丰富的毛细血管、弹性纤维及成纤维细胞、肺巨噬细胞和肥大细胞等（图12-6）。毛细血管网有利于肺泡与血管内的气体交换。弹性纤维有助于保持肺泡的弹性，当肺泡弹性纤维变性时，可使肺泡弹性减弱、肺泡过度扩大，导致肺气肿。肺巨噬细胞是参与肺防御免疫功能的重要成分之一，具有活跃的吞噬功能，能吞噬吸入的尘粒、细菌、异物及渗出的红细胞等。吞噬尘粒后的巨噬细胞又称尘细胞（dust cell）。肺巨噬细胞除位于肺泡隔，也可积存于肺间质的其他部位及肺门淋巴结内，它还可进入肺泡腔，随呼吸道分泌物排出。

　　（3）肺泡孔（alveolar pore）：为相邻肺泡之间的小孔（图12-6），可均衡肺泡之间的气体含量。肺部感染时，病菌可通过肺泡孔扩散，使炎症蔓延。

　　（4）气–血屏障（blood-air barrier）：位于肺泡与肺泡隔毛细血管之间，是肺泡与血液进行气体交换所必须通过的结构，包括肺泡表面活性物质层、Ⅰ型肺泡细胞与基膜、薄层结缔组织、连续性毛细血管基膜与内皮（图12-7）。屏障中任何一层发生病理改变，均会导致气体交换功能障碍。

（三）肺间质

　　肺内结缔组织及其中的血管、淋巴管和神经构成肺的间质。肺间质主要分布于支气管树的周围，随着支气管树分支增加，间质逐渐减少。肺间质的组成与一般疏松结缔组织相同，但有较多的弹性纤维和巨噬细胞。

（四）肺的血管

　　肺有两套血管：①肺动脉和肺静脉：肺动脉是肺的功能性血管，入肺后不断分支与各级支气管伴行直至肺泡，在肺泡隔内形成密集的毛细血管网，与肺泡进行气体交换后，再逐渐汇集成肺静脉出肺；②支气管动脉与支气管静脉：支气管动脉是肺的营养性血管，与支气管伴行入肺，其终末支至呼吸性细支气管时，一部分毛细血管网与肺动脉的毛细血管网吻合，汇入肺静脉；另一部分汇成支气管静脉，与支气管伴行，经肺门出肺。

（宫晓洁）

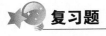

复习题

　　1. 简述气管管壁结构特点。
　　2. 简述肺导气部的结构变化规律。

3. 简述Ⅰ型肺泡细胞和Ⅱ型肺泡细胞的结构和功能。

答案要点

1. 管壁由内向外依次为黏膜、黏膜下层和外膜。黏膜由假复层纤毛柱状上皮和固有层构成。黏膜下层为含有较多气管腺的疏松结缔组织。外膜由C形透明软骨环和疏松结缔组织构成。

2. 管壁的主要结构变化是"三少一多"：上皮由假复层纤毛柱状逐渐演变为单层纤毛柱状再到单层柱状上皮；杯状细胞、腺体、软骨片逐渐减少最终消失；平滑肌纤维逐渐增多，最终形成完整的环形平滑肌束。

3. 列表比较：

	形状	胞质特点	功能
Ⅰ型肺泡细胞	扁平形	较多吞饮小泡	参与构成气-血屏障，是进行气体交换的部位
Ⅱ型肺泡细胞	立方形或圆形	较多嗜锇性板层小体	分泌表面活性物质，降低肺泡表面张力；增殖分化为Ⅰ型肺泡细胞

第 十 三 章

泌 尿 系 统

学习目标

掌握：肾单位及滤过膜的结构及功能。

熟悉：球旁复合体的结构与功能。

了解：肾间质的功能；排尿管道的结构。

泌尿系统包括肾、输尿管、膀胱和尿道。血液经肾滤过形成尿液，由排尿管道排出体外。

一、肾

肾是人体最主要的排泄器官，通过形成尿液，排出体内代谢废物，以维持机体内环境的稳定。肾的某些细胞，还能分泌生物活性物质。

（一）肾的一般结构

肾表面被覆致密结缔组织被膜，肾组织分为实质和间质。间质包括结缔组织、血管和神经等；实质分为皮质和髓质。新鲜肾的冠状剖面上，皮质位于浅层，色深；髓质位置较深，色浅。髓质由 10 余个肾锥体（renal pyramid）组成，锥体尖端钝圆，突入肾小盏内，称肾乳头，乳头管开口于此处。位于肾锥体之间的皮质，称肾柱。从肾锥体底呈辐射状伸入皮质的条纹，称髓放线（medullary ray），位于髓放线之间的肾皮质，称皮质迷路（cortical labyrinth）。一个肾锥体与相连的皮质组成肾叶；一条髓放线及其周围的皮质迷路组成肾小叶（图 13-1）。

（二）肾实质

肾实质由大量肾单位和集合管组成。每

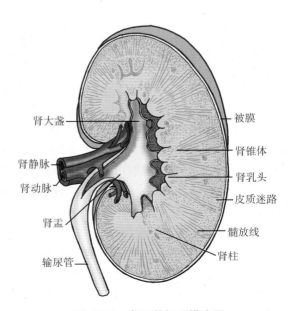

图 13-1　肾冠状切面模式图

肾大盏 —
肾静脉 —
肾动脉 —
肾盂 —
输尿管 —

— 被膜
— 肾锥体
— 肾乳头
— 皮质迷路
— 髓放线
— 肾柱

个肾单位包括一个肾小体和一条与它相连的肾小管。肾小管汇入集合管，它们均是单层上皮构成的管道，统称泌尿小管（uriniferous tubule）。

1. 肾单位　肾单位（nephron）是肾的结构和功能单位，由肾小体和肾小管组成。人体每个肾有 100 万个以上的肾单位。

肾小体位于皮质迷路和肾柱内，一端与肾小管相连。肾小管的起始段在肾小体附近蟠曲走行（近端小管曲部），继而直行入髓放线及肾锥体（近端小管直部），随后管径骤然变细（细段），之后管径又增粗并返折向上走行于肾锥体和髓放线（远端小管直部）。近端小管直部、细段和远端小管直部三者构成 U 形的髓袢（medullary loop）。远端小管直部离开髓放线或肾锥体后，重又蟠曲走行于原肾小体附近（远端小管曲部），最后汇入集合管（图 13-2）。

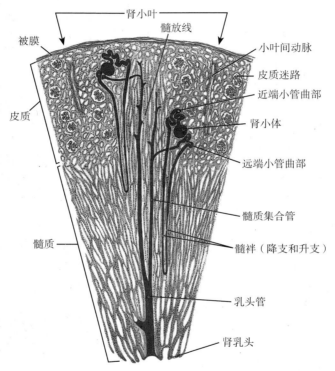

图 13-2　肾单位和集合管在肾内分布模式图

根据肾小体在皮质中深浅位置不同，可将肾单位分为两种。浅表肾单位约占肾单位总数的 85%，位于皮质浅部，体积小，髓袢短，在尿液形成中起重要作用。髓旁肾单位约占肾单位总数的 15%，位于皮质深部，体积大，髓袢长，对尿液浓缩有重要意义。

（1）肾小体（renal corpuscle）：似球形，故又称肾小球，直径约 200μm，由血管球和肾小囊组成（图 13-3，图 13-4）。肾小体有相对的两极，微动脉出入的一端称血管极，另一端与近端小管相连接，称尿极。

1）血管球（glomerulus）：是肾小囊中的一团蟠曲的毛细血管（图 13-3，图 13-4）。一条入球微动脉从血管极进入肾小囊内，分成 4~5 条初级分支，每支再分支形成网状毛细血管袢，血管袢之间有血管系膜支持，毛细血管继而又汇成一条出球微动脉，从血管极离开肾小囊。因此，血管球是一种动脉性毛细血管网。由于入球微动脉管径较出球微动脉粗，故血管球内

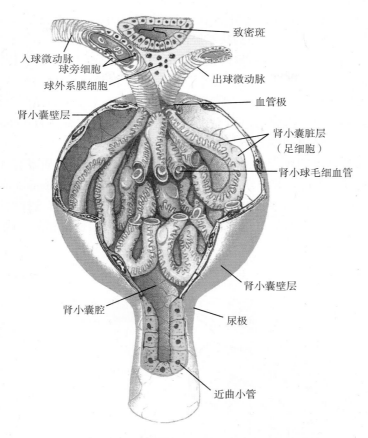

图 13-3　肾小体与球旁复合体模式图

的血压较高。毛细血管为有孔型（图 13-5），孔径 50~100nm，孔上无隔膜覆盖，因而管壁通透性较大。当血液流经血管球时，因血压较高、血管壁通透性大，利于血液从血管壁滤出。

　　血管系膜（mesangium）又称球内系膜，位于血管球毛细血管之间，主要由系膜细胞和系膜基质组成。系膜细胞形态不规则，有较多突起，其突起可伸至内皮与基膜之间。目前认为系膜细胞来源于平滑肌纤维，能合成基膜和系膜基质的成分，还可吞噬和降解沉积在基膜上的免疫复合物，以维持基膜的通透性，并参与基膜的更新和修复。系膜基质充填在系膜细胞之间，在血管球内起支持和选择性通透作用。

　　2）肾小囊（renal capsule）：是肾小管起始部膨大凹陷而成的杯状双层上皮囊（图 13-3，图 13-4）。

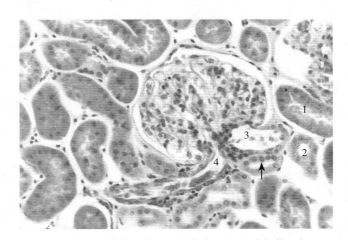

图 13-4　肾皮质迷路光镜像（河北医科大学图）

1.近曲小管　2.远曲小管　↑致密斑　3.入球微动脉　4.出球微动脉

其外层（壁层）为单层扁平上皮，在肾小体的尿极与近曲小管上皮相连续，在血管极反折为肾小囊内层（脏层），两层上皮之间的狭窄腔隙称肾小囊腔，与近曲小管管腔相通。内层由足细胞（podocyte）组成。足细胞体积较大，胞体凸向肾小囊腔，核染色较浅，胞质内有丰富的细胞器；扫描电镜下，可见从胞体伸出几个大的初级突起，继而再分成许多指状的次级突起，相邻的次级突起相互穿插嵌合，形成栅栏状，紧贴在毛细血管基膜外面。次级突起之间有直径约 25nm 的裂隙，称裂孔，孔上覆盖一层厚 4~6nm 的裂孔膜（slit membrane）（图13-5）。足细胞可通过突起内所含微丝的伸缩而改变裂孔宽度。

　　当血液流经血管球毛细血管时，管内血压较高，血浆内部分物质经有孔毛细血管内皮、基膜和足细胞裂孔膜滤入肾小囊腔，这三层结构称滤过膜（filtration membrane），或称滤过屏障（filtration barrier）（图13-5）。滤过膜的三层结构对血浆成分具有选择性通透作用。滤入肾小囊腔的滤液称原尿，除不含大分子蛋白质外，原尿成分与血浆相似。成人一昼夜两肾可形成约 180 L 原尿。

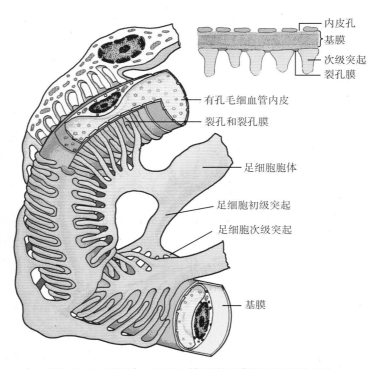

内皮孔
基膜
次级突起
裂孔膜
有孔毛细血管内皮
裂孔和裂孔膜
足细胞胞体
足细胞初级突起
足细胞次级突起
基膜

图 13-5　足细胞、毛细血管及滤过膜超微结构模式图

理论与实践

　　肾小球肾炎，又称肾炎。主要原因是抗原抗体复合物沉积于滤过膜，使滤过膜受损，通透性增高，肾小体毛细血管球内的大分子蛋白质乃至血细胞可通过受损的滤过膜进入肾小囊腔，通过肾小管排出体外，称为蛋白尿和血尿。

（2）肾小管（renal tubule）：由单层上皮细胞围成的小管，上皮外有基膜及少量结缔组织。肾小管分为近端小管、细段和远端小管。近端小管与肾小囊相连，远端小管连接集合小管。肾小管有重吸收和排泌等作用。

1）近端小管（proximal tubule）：是肾小管中最长最粗的一段，管径 50~60 μm，长约 14mm，约占肾小管总长的一半。近端小管分曲部和直部，分别称为近曲小管和近直小管。

近曲小管（proximal convoluted tubule）起于肾小体尿极，迂曲蟠行于肾小体附近（图 13-2，图 13-6）。光镜下，管壁上皮细胞呈立方形或锥形，胞体较大；细胞分界不清，胞质嗜酸性；核圆，位于近基底部；细胞腔面有刷状缘，基底部纵纹明显（图 13-4，图 13-6）。电镜下，刷状缘由大量密集而排列整齐的微绒毛组成；基底纵纹为质膜内褶，内褶质膜之间有许多纵向排列的杆状线粒体；细胞侧面有许多侧突，侧突相互嵌合，故光镜下细胞分界不清。

近直小管是曲部的延续，其结构与曲部基本相似，但上皮细胞较矮，微绒毛、质膜内褶和侧突均不如曲部发达（图 13-6）。

近端小管是原尿重吸收的主要场所，原尿中几乎全部葡萄糖、氨基酸和蛋白质以及大部分水、离子和尿素等均在此重吸收。此外，近端小管还向腔内分泌 H^+、NH_3、肌酐和马尿酸等。

2）细段（thin segment）：管径细，直径 10~15μm，管壁为单层扁平上皮（图 13-6，图 13-7），细胞含核部突向管腔，胞质着色较浅，无刷状缘。电镜下，上皮细胞游离面有少量短微绒毛，基底面有少量质膜内褶。细段上皮甚薄，有利于水和离子通透。

3）远端小管（distal tubule）：分直部和曲部，分别称远直小管和远曲小管。管腔较大而规则，管壁上皮细胞呈立方形，体积比近端小管的小，着色浅，细胞分界较清楚，游离面无刷状缘，但基部纵纹较明显（图 13-4，图 13-6~13-7）。

远直小管管径约 30μm。电镜下，细胞表面有少量短而小的微绒毛，基部质膜内褶发达。

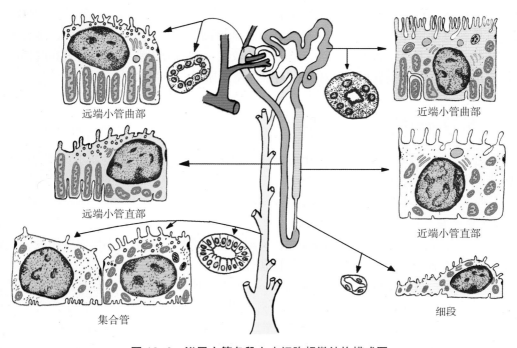

图 13-6　泌尿小管各段上皮细胞超微结构模式图

基部质膜上有丰富的 Na^+、K^+-ATP 酶，能主动向间质转运 Na^+，有利于水分的重吸收。

远曲小管（distal convoluted tubule）直径 35~45μm。其超微结构与直部相似，但质膜内褶和线粒体不如直部发达。远曲小管是离子交换的重要部位，细胞有吸收水、Na^+ 和排出 K^+、H^+、NH_3 等作用，对维持体液的酸碱平衡起重要作用。醛固酮能促进此段重吸收 Na^+，排出 K^+，抗利尿激素能促进此段对水的重吸收，使尿液浓缩，尿量减少。

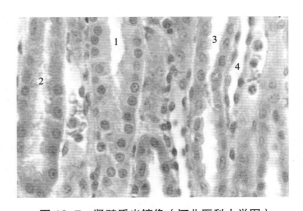

图 13-7 肾髓质光镜像（河北医科大学图）

1.集合管 2.近端小管直部 3.远端小管直部 4.细段

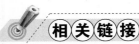

糖尿病为临床常见疾病。血液流经肾小体血管球时，葡萄糖可自由通过滤过膜，进入肾小囊腔，流入肾小管。肾小管上皮细胞可重吸收肾小管中原尿的葡萄糖，但肾小管重吸收原尿的葡萄糖能力有一定限度（吸收阈值，称为肾糖阈）。当原尿中的葡萄糖量超过肾糖阈，没有被重吸收的葡萄糖会随尿液排出体外，成为糖尿。长期各种原因导致的血糖过高，并随尿液排出，即为糖尿病。

2.集合管 集合管（collecting duct）全长 20~38mm，分为弓形集合管、直集合管和乳头管（图 13-2）。弓形集合管很短，位于皮质迷路内，一端连接远曲小管，呈弧形弯入髓放线，与直集合管相连。直集合管在髓放线和肾锥体内下行至肾乳头，改称乳头管，开口于肾小盏。直集合管管径逐渐增粗，管壁上皮由单层立方逐渐增高为单层柱状（图 13-7），至乳头管处成为高柱状上皮。上皮细胞的特点为，胞质染色较浅，细胞分界清楚。集合管在醛固酮和抗利尿激素的调节下进一步重吸收水和交换离子，使原尿进一步浓缩。

？ 问题与思考 •••

学习了肾小管和集合管的结构和功能后，你能理解为什么每天经肾小体滤过形成约 180L 原尿，而排出的终尿只有 1~2L 吗？

（三）球旁复合体

球旁复合体（juxtaglomerular complex），又称肾小球旁器，位于肾小体血管极处，大致呈三角形，由球旁细胞、致密斑和球外系膜细胞组成。

1.球旁细胞 球旁细胞（juxtaglomerular cell）为入球微动脉行至近肾小体血管极处，血管壁中膜的平滑肌纤维转变而成的上皮样细胞（图 13-3）。细胞体积较大，呈立方形，核大而圆，胞质弱嗜碱性，其内有丰富的分泌颗粒，内含肾素（renin）。肾素是一种蛋白水解酶，能使血管紧张素原变成血管紧张素 I，后者在血管内皮细胞分泌的转换酶作用下转变为血管紧张素Ⅱ。两者均可使血管平滑肌收缩，血压升高。血管紧张素还可刺激肾上腺皮质分泌醛固酮，促进肾远曲小管和集合管吸收 Na^+ 和水，导致血容量增大，血压升高。

2. 致密斑　致密斑（macula densa）为远曲小管靠近肾小体血管极一侧的上皮细胞增高、变窄，形成的椭圆形斑。细胞呈高柱状，胞质色浅，核椭圆形，排列紧密，靠近细胞顶部（图13-3，图13-4）。致密斑是一种离子感受器，能敏锐地感受远端小管内滤液的 Na^+ 浓度变化。当滤液中 Na^+ 浓度降低时，致密斑细胞将信息传递给球旁细胞，促使其分泌肾素。

3. 球外系膜细胞　球外系膜细胞（extraglomerular mesangial cell）又称极垫细胞（polar cushion cell），是位于血管极三角区内的一群细胞。细胞结构与球内系膜细胞相似，并与球内系膜相延续（图13-3）。球外系膜细胞与球旁细胞、球内系膜细胞之间有缝隙连接，因此认为它在球旁复合体功能活动中起信息传递作用。

（四）肾间质

肾间质为肾内的结缔组织、血管和神经等。皮质内的结缔组织较少，愈接近肾乳头结缔组织愈多。间质细胞（interstitial cell）有多种，主要为成纤维细胞、巨噬细胞和一种独特的载脂间质细胞（lipid laden interstitial cell）。载脂间质细胞呈星形，有较长突起，其长轴垂直于髓袢走行；可合成间质内的纤维和基质，产生前列腺素和肾髓质血管降压脂，降低血压。此外，肾小管周围的成纤维细胞能产生红细胞生成素，刺激骨髓红细胞的生成。

（五）肾的血液循环

肾动脉经肾门入肾后，分为数支叶间动脉，在肾柱内上行至皮质与髓质交界处，横行分支为弓形动脉。弓形动脉分出若干小叶间动脉，呈放射状走行于皮质迷路内。小叶间动脉沿途向两侧分出许多入球微动脉进入肾小体，形成血管球，再汇合成出球微动脉。出球微动脉离开肾小体后，又分支形成球后毛细血管网，分布在肾小管周围。毛细血管网依次汇合成小叶间静脉，弓形静脉和叶间静脉，它们与相应动脉伴行，最后形成肾静脉出肾（图13-8）。

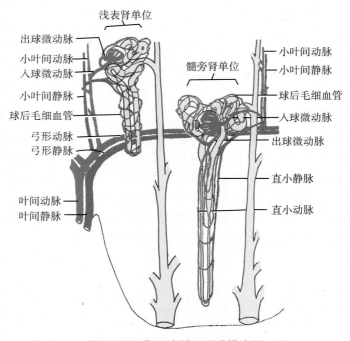

图 13-8　肾血液循环通路模式图

肾血循环有以下特点：①肾动脉直接起自腹主动脉，血流量大，流速快；②肾动脉约90%的血液供应肾皮质，进入肾小体后被滤过；③入球微动脉较出球微动脉粗，血管球压力较高，有利于滤过；④两次形成毛细血管网，即血管球和球后毛细血管网，前者有利于血液中水分等的滤出，后者胶体渗透压较高，有利于肾小管上皮细胞重吸收物质的运输；⑤髓质的直小动脉和直小静脉形成袢状，与髓袢伴行，有利于泌尿小管重吸收水分和尿液的浓缩。

二、排尿管道的结构特点

排尿管道包括输尿管、膀胱及尿道。各部分的组织结构基本相似，均由黏膜、肌层和外膜构成。

（一）黏膜

黏膜由上皮和固有层的结缔组织构成。输尿管和膀胱的上皮为变移上皮；尿道近膀胱处为变移上皮，中段为假复层柱状上皮，近尿道外口处为复层扁平上皮。

（二）肌层

排尿管道均为平滑肌，膀胱的肌层较厚。

（三）外膜

除膀胱顶部为浆膜外，其余均为纤维膜。

（钟树志）

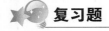 复习题

1. 何谓肾单位？试述其组织学结构。
2. 简述滤过膜的组成及功能。
3. 如何区分近曲小管和远曲小管？

答案要点

1. 肾单位是肾的结构和功能基本单位，由肾小体和肾小管构成。肾小体由血管球和肾小囊组成，分血管极和尿极，血管极有入、出球微动脉进出，尿极与近端小管相连。血管球为入球微动脉分支形成的有孔毛细血管袢，其外有结缔组织系膜。肾小囊分为脏、壁两层，脏层由足细胞包绕毛细血管袢形成，壁层为单层扁平上皮。脏、壁两层之间为肾小囊腔，与近端小管相通。肾小管由近端小管、细段和远端小管组成。

2. 滤过膜由肾小体血管球毛细血管有孔内皮、基膜和足细胞裂孔膜组成；这三层结构对血液成分有选择性通透作用，细胞和大分子物质不易通过。

3. 近曲小管和远曲小管的主要区别：

	管腔	细胞形态	胞质特性	细胞分界	基底纵纹	腔面刷状缘
近曲小管	较小	立方、锥形	嗜酸性强	不清楚	明显	明显
远曲小管	较大	立方形	嗜酸性弱	清楚	明显	不明显

第十四章

感 觉 器 官

学习目标

掌握：表皮角质形成细胞、角膜和视网膜、位觉感受器和螺旋器的结构及主要功能。

熟悉：表皮非角质形成细胞的种类及功能；真皮的结构。

了解：皮肤附属器、巩膜和血管膜的结构特点。

感觉器官包括皮肤、眼和耳等。

一、皮 肤

皮肤被覆于人体表面，是面积最大的器官，由表皮和真皮组成，借皮下组织与深层组织相连（图 14-1）。皮下组织又称浅筋膜，由疏松结缔组织和脂肪组织构成。皮肤内有由表皮衍生的毛、皮脂腺、汗腺和指（趾）甲等，称皮肤附属器。皮肤能阻挡异物和病原体侵入，并能防止体内组织液丢失。皮肤内有丰富的感觉神经末梢，能感受外界的多种刺激。皮肤还有调节体温、分泌、排泄等多种功能。

（一）表皮

表皮（epidermis）位于皮肤浅层，为角化的复层扁平上皮。表皮细胞分为两类：一类是角质形成细胞（keratinocyte），占表皮细胞的绝大多数；另一类是非角质形成细胞，散在于角质形成细胞之间。

1. 表皮的分层和角化　厚表皮从基底到表面分为 5 层（图 14-1）。

（1）基底层（stratum basale）：附于基膜上，由一层矮柱状的基底细胞组成。胞质内含丰富的游离核糖体而呈嗜碱性，电镜下见分散或成束的角蛋白丝，又称张力丝（图 14-2）。细胞侧面以桥粒相连，基底面借半桥粒与基膜相连。基底细胞是表皮的干细胞，有很强的分裂能力。

（2）棘层（stratum spinosum）：由 4~10 层多边形、体积较大的棘细胞组成。棘细胞表面有许多细短的棘状突起，相邻细胞突起以桥粒相连。胞质呈弱嗜碱性，游离核糖体较多，并含许多较粗的角蛋白丝束，从核周放射状延伸至桥粒内侧。电镜下还可见多个卵圆形有膜包裹的板层颗粒（图 14-2），其内容物主要为脂质，排放到细胞间隙形成膜状物。

（3）颗粒层（stratum granulosum）：由 3~5 层较扁的梭形细胞组成。此层细胞的核和细胞器开始退化，胞质内板层颗粒增多，还出现许多形态不一、大小不等、强嗜碱性的透明角质颗粒（图 14-2）。

（4）透明层（stratum lucidum）：仅见于手掌和足底较厚的表皮中，由 2~3 层扁梭形细胞组成。细胞呈均质透明状，分界不清，胞质嗜酸性，折光性强，核和细胞器已消失。细胞的超微结构与角质层细胞相似。

（5）角质层（stratum corneum）：为表皮的表层，由多层扁平的角质细胞组成，为已经完全角化的死细胞。细胞轮廓不清，无核和细胞器，光镜下呈嗜酸性的均质状。电镜下，胞质中充满密集平行的角蛋白丝和均质状物质（图 14-2），后者即透明角质颗粒所含的富有组氨酸的蛋白质。细胞膜因内面有一层外皮蛋白而增厚且坚固。近表面，细胞间的桥粒解体，细胞连接松散，极易脱落，成为皮屑。

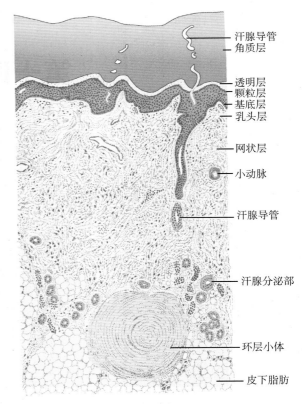

图 14-1　手指皮肤模式图

汗腺导管
角质层
透明层
颗粒层
基底层
乳头层
网状层
小动脉
汗腺导管
汗腺分泌部
环层小体
皮下脂肪

人体大部分皮肤的表皮较薄，棘层、颗粒层及角质层的层数均少，无透明层。

从表皮的基底层到角质层的结构变化，反映了角质形成细胞增殖、分化、迁移和最后脱落的过程，同时也是细胞逐渐生成角蛋白和角化的过程。角质形成细胞不断脱落和更新，周期为 3~4 周。

2. 非角质形成细胞

（1）黑素细胞（melanocyte）：分散在基底细胞之间，细胞有较多突起，突起伸入基底细胞和棘细胞之间（图 14-2）。胞体圆形，胞质含特征性的黑素体（melanosome），内含酪氨酸酶，能将酪氨酸转化为黑色素。当黑素体内充满黑色素后改称黑素颗粒（melanin granule）。

黑色素为棕黑色物质，能吸收和散射紫外线，保护深层组织免受辐射损伤；其大小、数量和分布是决定肤色的重要因素。

（2）朗格汉斯细胞（Langerhans cell）：散在于棘细胞之间，有树枝状的突起。朗格汉斯细胞是一种抗原呈递细胞，能识别、结合和处理侵入皮肤的抗原，将抗原呈递给 T 细胞，引起免疫应答。在对抗侵入皮肤的病原微生物、监视表皮癌变细胞和排斥移植的异体组织中起重要作用。

（3）梅克尔细胞（Merkel cell）：位于基底细胞间，呈扁圆形有短指状突起，数量很少。细胞基底面与感觉神经末梢接触，故该细胞可能为接受刺激的感觉细胞。

（二）真皮

真皮（dermis）位于表皮深部，由结缔组织构成，分乳头层和网状层，但两者并无明确分界。

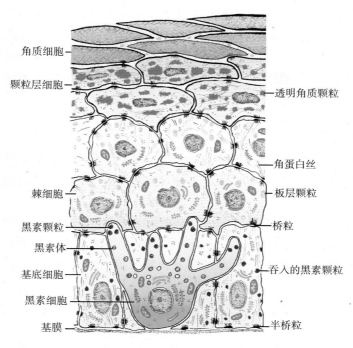

角质细胞
颗粒层细胞 ——透明角质颗粒

——角蛋白丝

棘细胞 ——板层颗粒

黑素颗粒 ——桥粒
黑素体
基底细胞 ——吞入的黑素颗粒

黑素细胞

基膜 ——半桥粒

图 14-2　表皮细胞超微结构模式图

　　1. 乳头层　乳头层（papillary layer）位于真皮浅层，紧邻表皮并向表皮基底部突起，形成许多嵴状或乳头状凸起，称真皮乳头，使表皮与真皮的连接面增大，利于两者牢固连接，也利于表皮从真皮中获得营养。乳头层内胶原纤维和弹性纤维较细密，含丰富的毛细血管和游离神经末梢，手指掌侧真皮乳头层内还有较多的触觉小体。

　　2. 网状层　网状层（reticular layer）为乳头层深部较厚的致密结缔组织，其内粗大的胶原纤维束和丰富的弹性纤维交织成网，使皮肤有较大的韧性和弹性。此层含有较多的血管、神经和淋巴管。

? 问题与思考 •••

　　临床给药途径中，有一种经皮给药法，即将药物外敷于皮肤表面，通过皮肤吸收。结合所学表皮的结构，经皮给药时，水溶性和脂溶性药物，哪种药物更易吸收？

（三）皮肤的附属器

　　1. 毛　皮肤除手掌和足底等处外，均有毛分布。

　　毛由毛干、毛根和毛球组成。露在皮肤外面的为毛干（hair shaft），埋在皮肤内的为毛根（hair root），毛根外包有由上皮和结缔组织构成的毛囊（hair follicle）。毛根和毛囊的下端形成球形膨大，称毛球（hair bulb），毛球的上皮细胞为干细胞，称毛母质，能增殖并分化为毛根和毛囊内层的细胞。毛球底面有富含血管和神经的结缔组织突入其中，形成毛乳头（hair papilla）。毛球是毛和毛囊的生长点，毛乳头对毛球的生长起诱导和营养作用（图 14-3，图 14-4）。

毛根和毛囊斜长在皮肤内，在毛根与皮肤表面呈钝角的一侧，有一束连接毛囊和真皮乳头层的平滑肌，称立毛肌（arrector pili muscle）（图14-3，图14-4），其收缩可使毛发竖立。

2. 皮脂腺 皮脂腺（sebaceous gland）位于毛囊和立毛肌之间，为泡状腺。导管壁为复层扁平上皮，大多开口于毛囊上段。分泌部由一个或多个囊状的腺泡构成（图14-3，图14-4）。分泌物称皮脂，对毛和皮肤有保护作用。

3. 汗腺 汗腺（sweat gland）分局泌汗腺和顶泌汗腺。

（1）局泌汗腺：又称外泌汗腺或小汗腺，即通常所指的汗腺，遍布于全身皮肤内。局泌汗腺为单曲管状腺，分泌部盘曲成团（图14-4），位于真皮深层和皮下组织中。导管细，开口于皮肤表面的汗孔。汗液的分泌（出汗）是身体散热的主要方式，有调节体温、湿润皮肤和排泄代谢产物等作用。

（2）顶泌汗腺：又称大汗腺，主要分布在腋窝、乳晕和阴部等处。分泌部也盘曲成团，导管开口于毛囊上段（图14-4）。其分泌物为较黏稠的乳状液，含蛋白质、糖和脂类等。顶泌汗腺的分泌受性激素影响，于青春期分泌较旺盛。若分泌物被细菌分解可产生特殊气味。

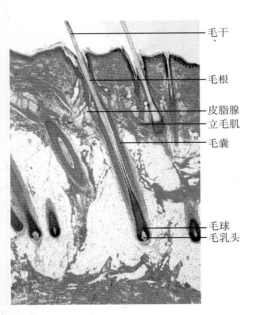

图14-3 人头皮光镜像

（北京大学医学部图）

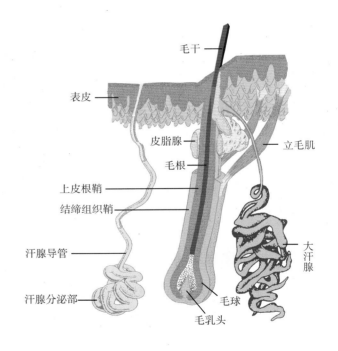

图14-4 附属器模式图

二、眼

眼是视觉器官，由眼球以及眼睑、眼外肌和泪器等附属器组成。

眼球由眼球壁及其内容物构成（图14-5）。眼球内容物和眼附属器的结构参见解剖学相关内容，本章只阐述眼球壁的组织结构及主要功能。

眼球壁从外至内分为纤维膜、血管膜和视网膜（图14-5）。

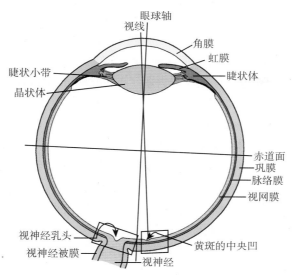

图 14-5　眼球水平切面模式图

（一）纤维膜

纤维膜的前 1/6 为角膜；后 5/6 为巩膜。

1. 角膜　角膜（cornea）呈透明的圆盘状，中央较薄，周缘较厚。从前至后共分 5 层（图14-6）：①角膜上皮：为未角化的复层扁平上皮，有 5~6 层细胞，其更新依赖于基底层细胞的增殖；细胞间有丰富的游离神经末梢，因此，角膜感觉敏锐。②前界层：为无细胞的均质膜，由胶原原纤维和基质组成。③角膜基质：由许多与表面平行排列的胶原板层组成，每一板层胶原原纤维平行排列，相邻板层的胶原原纤维互相垂直，板层之间的狭窄间隙中有扁平多突起的成纤维细胞。④后界层：亦为一透明的均质膜，较前界层薄，由胶原原纤维和基质组成，由角膜内皮分泌形成。⑤角膜内皮，为单层扁平上皮。角膜内不含血管，其营养由房水和角膜缘的血管供应。

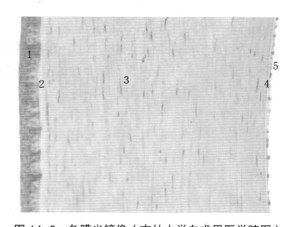

图 14-6　角膜光镜像（吉林大学白求恩医学院图）

1.角膜上皮　2.前界层　3.角膜基质　4.后界层　5.角膜内皮

2. 巩膜　巩膜（sclera）呈瓷白色，质地坚硬，是眼球壁的重要保护层。主要为大量粗大的胶原纤维交织而成的致密结缔组织。巩膜与角膜交界的移行处，称角膜缘（corneal limbus），其内侧部有巩膜静脉窦和小梁网。房水经小梁网汇入巩膜静脉窦。在巩膜静脉窦内侧，巩膜略向前内侧凸起，形成巩膜距（scleral spur），是小梁网和睫状肌的附着部位。

（二）血管膜

血管膜为富含血管和色素细胞的结缔组织，由前向后依次为：

1. 虹膜　虹膜（iris）是位于晶状体与角膜之间的环状薄膜，中央为瞳孔。由前向后依次为：①前缘层：为一层不连续的成纤维细胞和色素细胞。②虹膜基质：较厚，为富含血管和色素细胞的疏松结缔组织，在靠近瞳孔的虹膜基质中有一束环绕瞳孔的平滑肌，称瞳孔括约肌（sphincter pupillae muscle），收缩使瞳孔缩小。③虹膜上皮：分前后两层，前层为肌上皮细胞，以瞳孔为中心放射状分布，称瞳孔开大肌（dilator pupillae muscle），收缩时使瞳孔开大；后层为较大的立方形色素细胞。

2. 睫状体　睫状体（ciliary body）位于虹膜与脉络膜之间，前段增厚并向内伸出放射状的睫状突，后段渐平坦。睫状体由睫状肌、基质与上皮组成。其中睫状体上皮包含两层细胞：深层为立方形的色素细胞，内有粗大的色素颗粒；表层为立方形或矮柱状的非色素细胞，可分泌房水。

睫状突与晶状体之间通过纤维状的睫状小带相连。睫状肌收缩时，睫状小带松弛；反之，则紧张，借此调节晶状体的位置和曲度。

3. 脉络膜　脉络膜（choroid）为血管膜的后 2/3 部分，填充在巩膜与视网膜之间，是富含血管和色素细胞的疏松结缔组织。

（三）视网膜

视网膜（retina）包括盲部和视部，盲部衬于虹膜和睫状体内表面，即虹膜和睫状体上皮，无感光细胞；衬于脉络膜内面者，有感光作用，为视网膜视部，两者移行于锯齿缘。通常所说的视网膜即指视部。视网膜为特化的神经组织。由外向内依次为：

1. 色素上皮层　是视网膜的最外层，由富含色素的单层立方上皮细胞组成（图 14-7）。细胞间因有连接复合体而连接紧密。细胞顶部有较多突起伸入视细胞之间，但两者并无牢固的连接结构。胞质内含大量粗大的圆形或卵圆形黑素颗粒和吞噬体，黑素颗粒可防止强光对视细胞的损害，吞噬体内常见被吞入的视细胞膜盘，参与视细胞外节的更新。色素上皮细胞还能储存维生素 A，参与视紫红质的合成。

2. 视细胞层　是一层感觉神经元，称视细胞（visual cell）或感光细胞（photoreceptor cell）。细胞向内、外两侧分别伸出内突（轴突）和外突（树突）。

外突中段有一缩窄而将其分为内节与外节，内节是合成蛋白质的部位；外节为感光部位，含有许多平行排列的膜盘，由外节基部一侧的胞膜内陷形成（图 14-8）。外节顶部衰老的膜盘不断脱落，并被色素上皮细胞吞噬。视细胞分视杆细胞和视锥细胞，前者的外突呈杆状（视杆），后者的外突呈锥状（视锥）（图 14-7，图 14-8）。

视杆细胞（rod cell）膜盘上的感光物质为视紫红质，维生素 A 是其合成的原料之一。视杆细胞感受弱光。因此，当人体维生素 A 不足时，视紫红质缺乏，导致弱光视力减退，即为夜盲症。

视锥细胞（cone cell）膜盘上嵌有能感受强光和颜色的视色素。人和绝大多数哺乳动物有三种视锥细胞，分别含有红敏色素、蓝敏色素和绿敏色素。如缺少感红光（或绿光）的视锥细胞，则不能分辨红（或绿）色，称为红（或绿）色盲。

3. 双极细胞层　由连接视细胞和节细胞的纵向联络神经元构成，其外侧的树突与视细胞内突形成突触；内侧的轴突与节细胞的树突形成突触（图 14-7）。

4. 节细胞层　节细胞（ganglion cell）是有较长突起的多极神经元，其胞体较大，轴突在眼球后极汇集，形成视神经穿出眼球。

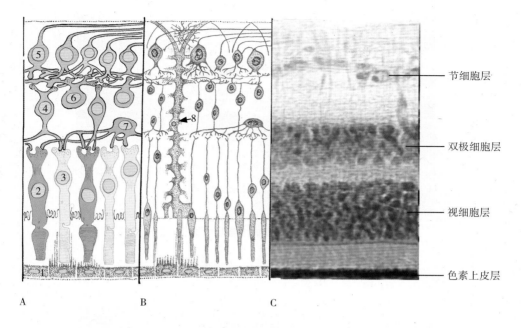

图 14-7　视网膜

A. 超微结构模式图　B.光镜结构仿真图　C.光镜像（郝立宏图）

1. 色素上皮细胞　2. 视锥细胞　3. 视杆细胞　4. 双极细胞　5. 节细胞　6. 无长突细胞　7. 水平细胞　8. 放射状胶质细胞

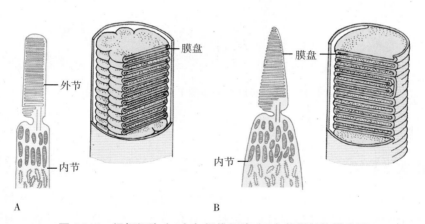

图 14-8　视杆细胞（A）与视锥细胞（B）超微结构模式图

　　视网膜中有一种特有的放射状胶质细胞，又称 Müller 细胞。细胞细长，核位于双极细胞层，胞体向内、外两侧延伸，沿途向周围发出许多放射状突起，相互连接成网架，填充在各神经元之间（图 14-7）。Müller 细胞与其他神经胶质细胞的功能类似。

　　视网膜后极中央部位有一浅黄色区域，称黄斑（macula lutea），其中央有一小凹，称中央凹（central fovea）（图 14-9）。该处双极细胞和节细胞均向外倾斜，光线可直接照射到视锥细胞，因而是视网膜最薄也是视觉最敏感的部位。

　　视神经穿出眼球的部位，称视神经乳头（papilla of optic nerve）（图 14-10），位于黄斑的鼻侧，视网膜中央动脉、静脉由此进出眼球。此处无感光细胞，为生理盲点。

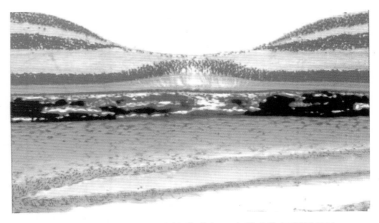

图 14-9　黄斑中央凹光镜像（复旦大学上海医学院图）

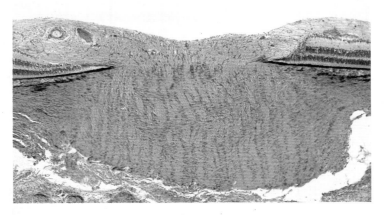

图 14-10　视神经乳头光镜像（大连医科大学图）

相关链接

在视神经乳头处，视网膜的血管以此为中心向周围呈放射状分布，且位置较表浅，用检眼镜能够观察到视网膜表面的血管形态与分布。检查视网膜（眼底）对诊断和评估一些影响血管的疾病，如高血压、动脉硬化和糖尿病等有重要的临床意义。

理论与实践

视网膜的色素上皮与视细胞层之间无牢固的连接结构，易发生分离，称视网膜脱离。视网膜脱离可继发于眼局部的严重炎症、眼部或全身循环障碍、脉络膜或眶部肿瘤等；也与近视、外伤、无晶状体、遗传等因素有关。其临床表现为脱离对侧视野中自觉出现云雾状阴影、视力急剧下降、眼压降低，重者患侧眼视力可完全丧失。

三、耳

耳由外耳、中耳和内耳组成,前两者传导声波,后者感受位觉和听觉。内耳为套叠的两组管道,因其走向弯曲,结构复杂,故称迷路。外部的为骨迷路,套在骨迷路内的为膜迷路(图14-11)。

(一)骨迷路

骨迷路从后至前分为半规管、前庭和耳蜗。半规管有三个,相互间呈垂直关系,每个半规管与前庭相连处各形成一个膨大的壶腹。前庭是骨迷路中间扩大的部分,其后外侧与三个半规管相通,前内侧与耳蜗相连。耳蜗外形如蜗牛壳,人的骨蜗管围绕蜗轴盘旋两周半。

(二)膜迷路

膜迷路悬系于骨迷路内,形态与骨迷路相似,相对应分为膜半规管、膜前庭(椭圆囊和球囊)和膜蜗管,管腔相互连通(图14-11),充满内淋巴。膜迷路与骨迷路之间的间隙充满外淋巴,内、外淋巴互不相通。膜迷路的黏膜一般由单层扁平上皮与固有层的结缔组织构成,但壶腹、椭圆囊、球囊和膜蜗管某些部位的黏膜增厚呈嵴状或斑块状突起,分别称壶腹嵴、椭圆囊斑、球囊斑和螺旋器,它们为位觉和听觉的感受器。

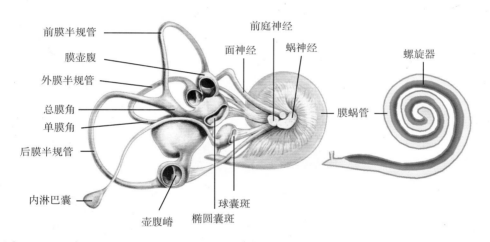

图14-11 膜迷路模式图

1. 壶腹嵴 壶腹嵴(crista ampullaris)由特化的上皮和固有层构成。上皮由支持细胞和毛细胞组成(图14-12)。

(1)支持细胞(supporting cell):呈高柱状,游离面有微绒毛,胞质顶部有分泌颗粒。

(2)毛细胞(hair cell):呈烧瓶状,位于嵴顶部的支持细胞之间,游离面有许多静纤毛,静纤毛一侧有一根较长的动纤毛,纤毛伸入圆锥形的壶腹帽内。壶腹帽由支持细胞分泌形成,主要为糖蛋白。

壶腹嵴感受头部或身体的旋转变速运动。前庭神经中的传入纤维末梢分布于毛细胞的基部,当头部或身体旋转开始和结束时,都会引起半规管内淋巴的流动,使壶腹帽倾斜,刺激毛细胞兴奋,兴奋通过前庭神经传入中枢。

2. 椭圆囊斑和球囊斑 椭圆囊斑(macula utriculi)和球囊斑(macula sacculi)合称位觉斑,结构与壶腹嵴相似,形态较壶腹嵴平坦。毛细胞的纤毛较短,斑顶覆盖的胶质膜称位砂膜,膜表面的位砂为碳酸钙结晶(图14-13)。

位觉斑感受身体直线变速运动的状态和静止时的位置。当位砂膜与毛细胞发生相对位移时，会使纤毛弯曲，毛细胞兴奋。

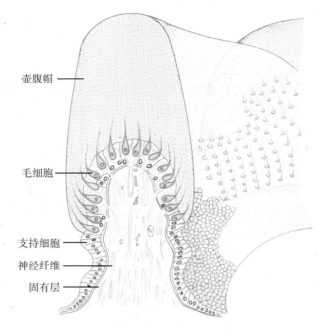

图 14-12　壶腹嵴模式图

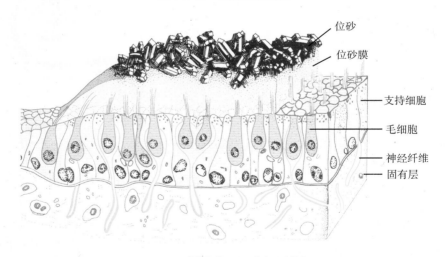

图 14-13　椭圆囊斑和球囊斑模式图

3. 膜蜗管及螺旋器

（1）膜蜗管（membranous cochlea）：为嵌套于骨蜗管内的膜性管道，将骨蜗管分隔为上方的前庭阶和下方的鼓室阶。两者在蜗顶处经蜗孔相通。膜蜗管在横切面上呈三角形，由上壁、外侧壁和下壁构成（图 14-14）。

上壁为菲薄的前庭膜（vestibular membrane）。膜的两面衬以单层扁平上皮，中间为薄层结缔组织。

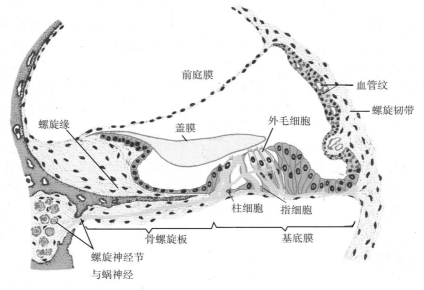

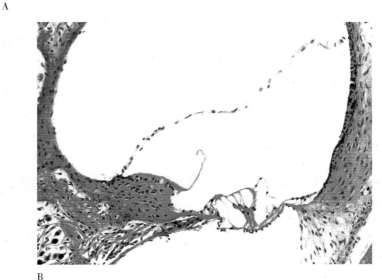

图 14-14 膜蜗管与螺旋器

A. 模式图　B. 光镜像（郝立宏图）

外侧壁黏膜表面的上皮含有自固有层伸入的毛细血管，称血管纹（stria vascularis），由它分泌内淋巴。上皮深部增厚的骨膜称螺旋韧带（spiral ligament）。

下壁由骨螺旋板（osseous spiral lamina）和基底膜构成。骨螺旋板是蜗轴的骨组织向外侧延伸出的螺旋形薄板。基底膜为薄层结缔组织膜，内侧与骨螺旋板相连，外侧与螺旋韧带相连。骨螺旋板起始处的骨膜增厚，突入膜蜗管形成螺旋缘，螺旋缘向膜蜗管中伸出一末端游离的薄板状胶质性膜，称盖膜（tectorial membrane）。基底膜的上皮增厚形成螺旋器。

（2）螺旋器（spiral organ）：又称 Corti 器（organ of Corti），是听觉感受器，为膜蜗管基底膜上呈螺旋状走行的膨隆结构，由支持细胞和毛细胞组成（图 14-14）。

1）支持细胞：主要有柱细胞和指细胞。柱细胞排列为内、外两列，分别称内柱细胞和外柱细胞。细胞的基部较宽，中部细长，彼此分离围成一个三角形的内隧道，细胞顶部彼此连接。指细胞也分内指细胞和外指细胞，内指细胞有 1 列，外指细胞有 3~5 列，分别位于内、外柱细胞的内侧和外侧。指细胞呈杯状，顶部凹陷内托着一个毛细胞。

2）毛细胞：分内毛细胞和外毛细胞，分别坐落在内、外指细胞的胞体上。内毛细胞排成 1 列；外毛细胞排成 3~4 列。毛细胞顶部有许多静纤毛，插入顶端的盖膜中，其底部与来自耳蜗神经节的双极神经元的树突末端形成突触。

声波由外耳道传入使鼓膜振动，经听骨链传至卵圆窗，引起前庭阶外淋巴振动，再经前庭膜使膜蜗管的内淋巴振动，导致基底膜振动。前庭阶外淋巴的振动也经蜗孔传至鼓室阶，引起基底膜和螺旋器共振。从而使毛细胞的静纤毛因与盖膜之间产生相对位移而弯曲，引起毛细胞兴奋，释放神经递质，信息经基底膜的耳蜗神经纤维传至中枢，产生听觉。

理论与实践

耳聋按病变部位分为传音性耳聋、感音神经性耳聋和混合型耳聋。传音性耳聋由外耳与中耳发生病变，影响声波传导所致。感音神经性耳聋由螺旋器的毛细胞、听神经或各级听觉中枢发生病变，对声音感受与神经冲动传导等发生障碍引起。混合性耳聋则以上二者兼而有之。

（钟树志）

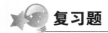 复习题

1. 以厚表皮为例，试述表皮角质形成细胞的分层和细胞结构的变化规律。
2. 简述视网膜的结构。
3. 听觉感受器指什么？其结构如何？

答案要点

1. 表皮角质形成细胞由基底向游离面分为：基底层、棘层、颗粒层、透明层和角质层。由基底层向浅层细胞结构的变化主要表现为：细胞逐渐由幼稚变成熟和衰老到死亡；细胞内角质蛋白逐渐增多；细胞内脂质逐渐增多。

2. 视网膜由外向内依次是色素上皮层、视细胞层、双极细胞层和节细胞层。色素上皮层是视网膜的最外层，由富含色素的单层立方上皮细胞组成；视细胞层是一层感觉神经元，称视细胞；双极细胞层由连接视细胞和节细胞的纵向联络神经元构成；节细胞层由一层多极神经元构成。

3. 听觉感受器指螺旋器（Corti 器），由支持细胞和毛细胞组成。支持细胞主要有内、外柱细胞和内、外指细胞。内、外指细胞分别托着内、外毛细胞，内、外毛细胞顶部的静纤毛插入盖膜中，其底部与神经纤维末梢形成突触。

第十五章

男性生殖系统

男性生殖系统（male reproductive system）由睾丸、排精管道、附属腺及外生殖器组成。睾丸是男性生殖腺，能产生精子和分泌雄激素。排精管道包括睾丸内的直精小管和睾丸网，以及附睾、输精管、射精管和尿道，具有促进精子成熟以及营养、贮存和运输精子的作用。附属腺包括精囊腺、前列腺和尿道球腺，分泌物为精液的主要成分，并有营养和增强精子活动的作用。

一、睾　　丸

睾丸的被膜由表面的浆膜（即鞘膜脏层）及浆膜深面的白膜共同组成。白膜较厚，为致密结缔组织，其在睾丸后缘增厚，形成睾丸纵隔。纵隔中的结缔组织呈放射状伸入睾丸实质，将其分隔成约 250 个锥体形的睾丸小叶，每个小叶内含有 1~4 条细长弯曲的生精小管。生精小管在近睾丸纵隔处变为短而直的直精小管，其进入睾丸纵隔内互相吻合形成睾丸网。生精小管之间的疏松结缔组织为睾丸间质（图 15-1）。

（一）生精小管

生精小管（seminiferous tubule）为高度蟠曲的细长管道，管壁由生精上皮（spermatogenic epithelium）构成。生精上皮由生精细胞和支持细胞组成，上皮外有较厚的基膜，基膜外有胶原纤维和肌样细胞（图 15-2）。肌样细胞呈梭形，其收缩可促使生精小管内精子和液体的排出。

1. 生精细胞和精子发生　生精细胞（spermatogenic cell）包括精原细胞、初级精母细胞、次级精母细胞、精子细胞和精子。青春期前，生精上皮内只有精原细胞和支持细胞。精原细胞形成精子的连续过程，称精子发生（spermatogenesis）。在人类，精子发生需 64 ± 4.5 天，经历了精原细胞的增殖、精母细胞的减数分裂和精子形成三个阶段。不同发育阶段的生精细胞，随着精子的发育过程从管壁的基底面逐渐移向管腔面（图 15-3）。

（1）精原细胞（spermatogonium）：是最幼稚的生精细胞，紧贴基膜。体积较小，直径约 12μm；细胞呈圆形，核圆，染色深，核仁 1~2 个。青春期开始，精原细胞不断分裂分化，一部分作为干细胞持续产生精原细胞，另一部分则经数次分裂后体积变大，分化为初级精母细胞。

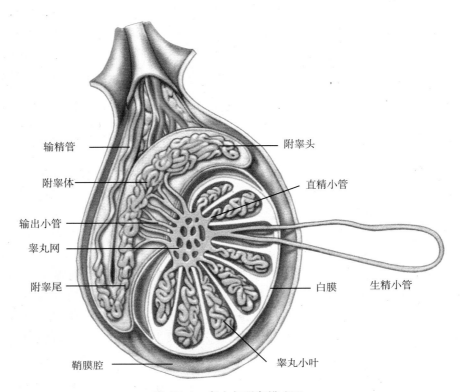

图 15-1　睾丸与附睾模式图

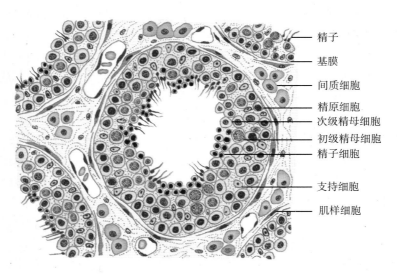

A

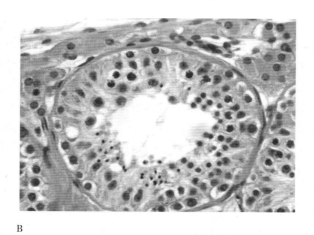

B

图 15-2 生精小管及睾丸间质

A. 模式图 B. 光镜像（吉林医药学院 窦肇华图）

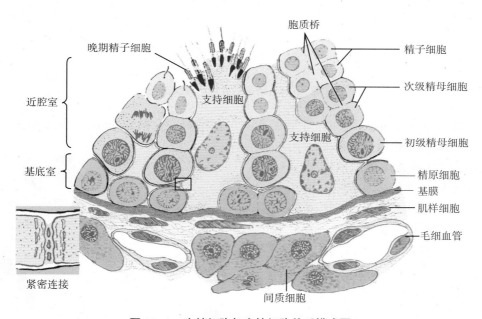

图 15-3 生精细胞与支持细胞关系模式图

（2）初级精母细胞（primary spermatocyte）：位于精原细胞近腔侧，常有数层。体积较精原细胞大，直径约 18μm；细胞呈圆形，核大而圆，核染色质呈丝球状，核型为 46，XY。初级精母细胞经过第一次减数分裂后，形成两个次级精母细胞。由于初级精母细胞进入第一次减数分裂时，在分裂前期停留时间较长，故在切片中常可见到。

（3）次级精母细胞（secondary spermatocyte）：位于初级精母细胞近腔侧，较靠近管腔。体积较小，直径约 12μm；细胞呈圆形，核圆，染色较深，核型为 23，X 或 23，Y（2n DNA）。次级精母细胞迅速完成第二次减数分裂，形成两个精子细胞。由于次级精母细胞存在时间短，故在切片上不易见到。

（4）精子细胞（spermatid）：位置靠近管腔面。体积较精原细胞小，直径约 8μm；细胞呈圆形，核小而圆，着色深，核型为 23，X 或 23，Y（1n DNA）。精子细胞不再分裂，由圆形经过复杂的形态变化形成蝌蚪形精子，该过程称精子形成（spermiogenesis）。此过程的主要变化为：①染色质高度浓缩，核变长并移向细胞的一侧；②高尔基复合体形成顶体并覆盖在核前方 2/3，共同构成精子的头部；③中心粒迁移到核的尾侧，发出轴丝形成精子的尾部；④线粒体呈螺旋状排列，形成线粒体鞘；⑤多余的胞质脱落，形成残余体（图 15-4）。

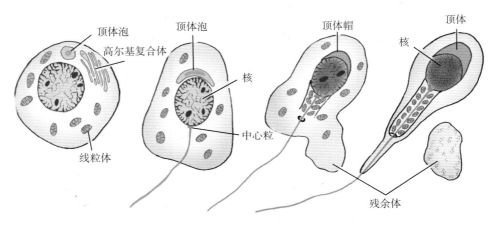

图 15-4 精子形成过程模式图

（5）精子（spermatozoon）：位于管腔面，形似蝌蚪，全长约 60μm，分头和尾（图 15-5）。精子的头部为染色质高度浓缩的核，核的前 2/3 覆盖顶体。顶体是特殊的溶酶体，内含许多水解酶（如顶体蛋白酶、透明质酸酶和酸性磷酸酶等），在受精时起重要作用。精子的尾部又称鞭毛，是精子的运动装置，分为颈段、中段、主段和末段。颈段很短，含中心粒。其他三段的主要结构是中心粒发出的轴丝，轴丝由外周 9 组双微管及两根中央微管组成。中段包有线粒体鞘，为精子运动提供能量（图 15-6）。

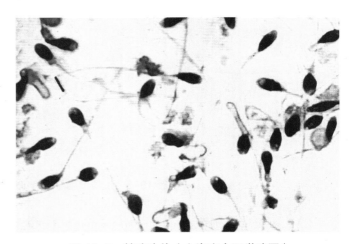

图 15-5 精液涂片（上海交大医学院图）

在生精上皮的不同区域内，精原细胞生成精子的过程是不同步的，故生精上皮可以持续不断地产生精子。每克睾丸组织在每秒钟内可产生 300~600 个精子，故成年人每天双侧睾丸可产生上亿个精子。精子发生必须在低于体温 2~3℃的环境中进行，若温度过高，可导致精子发生障碍，形成大量形态和结构异常的精子而致不育。

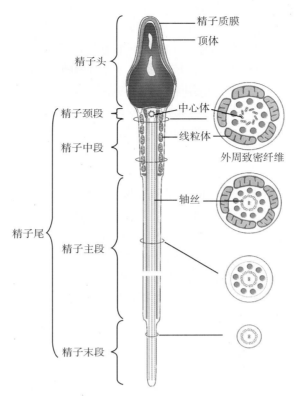

图 15-6　人精子超微结构模式图

精子质膜
顶体
精子头
精子颈段
中心体
线粒体
精子中段
外周致密纤维
轴丝
精子尾
精子主段
精子末段

问题与思考

通过学习我们知道了睾丸温度过高将影响精子的发生，那么，在日常生活中应该注意和避免哪些可能引起睾丸温度升高的生活习惯呢?

理论与实践

世界卫生组织规定，夫妇同居一年以上，未采取任何避孕措施，由男性因素引起女方不孕者，称为男性不育。引起男性不育的主要原因可归纳为5类:①精液质量异常，包括少精症、无精症、死精症、弱精症、多精症、精量过少及精液不液化等;②性功能障碍，包括阳痿、早泄、遗精和不射精等;③精索静脉曲张;④免疫学因素，指男子血清或精浆中存在抗精子抗体，产生自身抗精子免疫反应，导致免疫性不育;⑤生殖道感染、先天性异常、全身性疾病及不明原因引起不育。

2. 支持细胞 支持细胞（sustentacular cell）又称 Sertoli 细胞，分布在生精细胞之间。细胞呈不规则的高锥体形或高柱状，细胞基部较宽，紧贴于基膜，顶部伸至管腔面。由于其侧面及管腔面镶嵌着各级生精细胞，故光镜下细胞轮廓不清；核多位于细胞基底部，呈三角形、椭圆形或不规则形，染色浅，核仁明显；胞质弱嗜酸性，染色浅。电镜下，胞质内有大量的滑面内质网和一些粗面内质网，发达的高尔基复合体，较多的线粒体、溶酶体、微丝和微管等。相邻支持细胞以侧突形成紧密连接，从而将生精上皮分为基底室和近腔室。基底室内有精原细胞，近腔室内有初级精母细胞、次级精母细胞、精子细胞和精子（图 15-3）。

支持细胞具有多种功能：①参与构成血-睾屏障（blood-testis barrier）。血-睾屏障存在于血液与生精小管之间，由支持细胞间的紧密连接、生精小管基膜、结缔组织以及毛细血管内皮和基膜组成；其中，紧密连接是血-睾屏障的主要结构。血-睾屏障为精子发生创造了稳定的内环境，同时还能防止精子抗原物质逸出到生精小管外而引发自体免疫反应。②对生精细胞起支持和营养作用。③能促使各类生精细胞向管腔移动，并促使精子向管腔中释放。④吞噬精子形成过程中脱落的胞质。⑤合成和分泌雄激素结合蛋白，此蛋白与雄激素结合，可提高生精小管内的雄激素水平，从而利于生精细胞的分化和成熟。

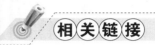

相关链接

正常情况下，由于生殖系统的免疫屏障及免疫抑制物的作用，精子并不与机体的免疫系统接触，因而不会刺激机体产生抗精子抗体。然而在输精管结扎术后或患睾丸炎、前列腺炎、精囊炎及外伤或施行手术等情况下，血-睾屏障功能受损，精子及其抗原进入血液循环或在局部被巨噬细胞摄取，经加工处理为精子抗原肽呈递给B细胞，使B细胞分化为浆细胞，从而产生抗精子抗体。精子蛋白抗体是临床上男性不育检查项目之一。

（二）睾丸间质

睾丸间质是指位于生精小管之间富含血管及淋巴管的疏松结缔组织。其内含有一种内分泌细胞，称睾丸间质细胞（testicular interstitial cell）（图 15-2，图 15-3）。细胞常成群分布，胞体较大，呈圆形或多边形；核大而圆，染色浅，可见 1~2 个核仁；胞质嗜酸性，具有分泌类固醇激素细胞的结构特征，即丰富的线粒体、滑面内质网及脂滴。睾丸间质细胞可合成和分泌雄激素。雄激素具有促进精子发生和男性生殖管道发育及分化，以及维持男性第二性征和性功能等作用。

（三）直精小管和睾丸网

生精小管在近睾丸纵隔处移行为短而直、管径细的直精小管。其管壁为单层立方或柱状上皮，无生精细胞。直精小管进入睾丸纵隔与睾丸网相连。睾丸网位于睾丸纵隔中，由互相吻合的不规则管道组成。管壁上皮为单层立方或矮柱状上皮。生精小管产生的精子经直精小管和睾丸网进入附睾。

二、排精管道

（一）附睾

附睾位于睾丸后上方，分为头、体和尾。头部主要由输出小管组成，体部和尾部由附睾管组成（图 15-1）。

1. 输出小管　是睾丸网发出的 8~12 条弯曲小管，末端与附睾管相延续。管壁上皮由高柱状的纤毛细胞和低柱状的无纤毛细胞组成，二者相间排列，故腔面不规则，呈波浪形（图 15-7）。上皮基膜外有薄层平滑肌围绕。纤毛的摆动以及平滑肌的收缩有助于管腔内液体及精子向附睾管方向移动。

2. 附睾管　是一条高度弯曲的管道，其远端与输精管相延续。管壁上皮为假复层纤毛柱状上皮，由主细胞和基细胞组成，管腔整齐规则，腔内常见大量精子（图 15-7）。主细胞游离面有静纤毛，可分泌肉毒碱、甘油磷酸胆碱和唾液酸等物质，与精子的成熟发育密切相关。上皮基膜外有薄层环形平滑肌，收缩时可使精子缓慢向尾段移动。

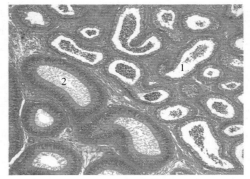

图 15-7　附睾光镜像

（吉林医药学院　窦肇华图）

1. 输出小管　2. 附睾管

附睾不仅是贮存和运送精子的场所，同时也是精子获得运动能力，在功能上达到成熟的部位。

（二）输精管

输精管是输送精子的肌性管道，壁厚腔小。管壁由黏膜、肌层和外膜组成。黏膜由假复层纤毛柱状上皮以及富含弹性纤维的固有层构成；肌层为很厚的平滑肌，其收缩有助于精子的快速排出；外膜为富含血管和神经的疏松结缔组织。

三、附 属 腺

男性附属腺主要有前列腺、精囊和尿道球腺。附属腺和排精管道的分泌物以及精子共同组成精液。

（一）前列腺

为男性最大的附属腺，外形似栗形。被膜由结缔组织和平滑肌组成，结缔组织和平滑肌伸入实质形成前列腺的支架。实质含 30~50 个复管泡状腺，腺泡上皮由单层立方、单层柱状或假复层柱状上皮构成。上皮在腔面形成高低不等的皱襞，使腺泡腔弯曲而不规则（图 15-8）。腺泡腔内常见圆形或椭圆形的嗜酸性板层小体，为分泌物浓缩而成，称前列腺凝固体，后者可随年龄增长而增多，钙化后为前列腺结石。前列腺的分泌物为稀薄的乳状液，富含酸性磷酸酶。

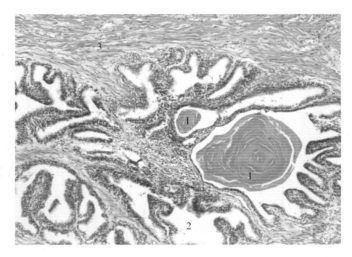

图 15-8　前列腺光镜像（新疆医科大学　玛衣拉·阿不拉克图）

1. 凝固体　2.前列腺腺泡　3.平滑肌

理论与实践

　　随着男性年龄增大，由于雄激素分泌减少，致使前列腺组织逐渐萎缩。但也有一些老年人，其前列腺继续增生，导致前列腺肥大。肥大的前列腺部分压迫尿道，造成排尿困难。据不完全统计，50岁以上的男性中约有40% 患此病，这一比例在80岁以上的男性可高达95%。

　　前列腺癌在男性恶性肿瘤中居第二位，在75岁以上年龄的男性中发病率约占30%。用免疫组织化学法检测患者血清中前列腺特异性抗原（PSA）水平，有助于疾病的早期诊断。

（二）精囊

　　为长椭圆形囊状器官，管道高度蟠曲。管壁由黏膜、肌层和外膜组成。管腔面可见相互交织成网的皱襞，使管腔呈蜂窝状。精囊能分泌淡黄色黏稠液体，内含果糖和前列腺素等成分。果糖可为精子活动提供能量。

（三）尿道球腺

　　是一对豌豆大小的复管泡状腺，腺泡上皮呈单层立方或单层柱状，能分泌清亮而黏稠的黏液，参与精液的组成，并润滑尿道。

（宫晓洁）

 复习题

1. 简述支持细胞的结构与功能。
2. 简述睾丸间质细胞的结构与功能。
3. 简述精子的形态结构。

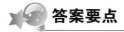**答案要点**

1. 支持细胞呈不规则长锥体形，基部附于基膜上，核呈三角形或不规则形，核仁明显，相邻支持细胞以侧突形成紧密连接，位于精原细胞的上方，将生精上皮分成基底室和近腔室。功能：①营养、支持生精细胞；②参与构成血–睾屏障；③分泌雄激素结合蛋白，促进精子发生；④吞噬精子形成过程中脱落的胞质。

2. 睾丸间质细胞常成群分布，体积较大，圆形或多边形，核圆，染色浅，胞质嗜酸性，有丰富的线粒体和大量的滑面内质网，并富含脂滴。分泌雄激素。

3. 精子形似蝌蚪，分头和尾。精子的头部内为染色质高度浓缩的核，核前2/3覆盖顶体。顶体是特殊的溶酶体，内含许多水解酶，在受精时起重要作用。精子的尾部又称鞭毛，是精子的运动装置，分为颈段、中段、主段和末段。

第十六章

女性生殖系统

学习目标

掌握：各级卵泡的结构特点；黄体的形成、结构与功能。

熟悉：子宫壁结构；子宫内膜周期性变化及其与卵巢的关系。

了解：输卵管、阴道以及乳腺的结构特点。

女性生殖系统（female reproductive system）由卵巢、输卵管、子宫、阴道和外生殖器组成。卵巢产生卵细胞和分泌性激素；输卵管是运送生殖细胞及受精的部位；子宫是孕育胎儿的器官。乳腺虽不属于生殖系统，但其变化与生殖系统的功能状态密切相关，因此也列入本章叙述。

一、卵 巢

卵巢呈扁椭圆形，表面覆盖一层扁平或立方形的表面上皮，上皮深部为薄层致密结缔组织构成的白膜。卵巢实质由外周的皮质和中央的髓质组成，两者无明显分界。皮质较厚，由不同发育阶段的卵泡、黄体以及富含基质细胞和网状纤维的结缔组织构成；髓质较少，为疏松结缔组织，内含血管、淋巴管和神经等。近卵巢门处有少量平滑肌纤维及门细胞（图16-1）。

卵巢的发育有明显的年龄变化。出生时两侧卵巢有100万~200万个原始卵泡，至40~50岁时仅剩几百个。从青春期到绝经期，每月有15~20个卵泡生长发育，通常仅一个卵泡成熟并排卵，其余卵泡在不同发育阶段先后退化，称闭锁卵泡。妇女一生中排卵400~500个。在绝经期，排卵停止，卵巢明显萎缩。

（一）卵泡的发育

卵泡（follicle）由中央一个卵母细胞（oocyte）和周围多个卵泡细胞（follicular cell）组成。根据卵泡在发育过程中发生的形态结构变化，分为原始卵泡、初级卵泡、次级卵泡和成熟卵泡四个阶段。其中初级卵泡和次级卵泡合称生长卵泡。

1. 原始卵泡　原始卵泡（primordial follicle）数量多，体积小，位于皮质浅层。卵泡中央为初级卵母细胞（primary oocyte），周围是单层扁平的卵泡细胞。初级卵母细胞体积大，核大而圆，胞质嗜酸性。卵泡细胞呈扁平形，核扁圆，着色深（图16-1，图16-2）。卵泡细胞对卵母细胞有支持和营养作用。在胚胎期，卵原细胞增殖分化为初级卵母细胞，并停留在第一次减数分裂前期，长达 12~50 年不等，直至排卵前才完成第一次减数分裂或以退化而告终。

2. 初级卵泡　从青春期开始，在促卵泡素（FSH）的作用下，原始卵泡陆续发育为初级卵泡（primary follicle）。其中初级卵母细胞体积增大，卵泡细胞由扁平形增生变为立方形或柱状，由单层变为多层。在初级卵母细胞和卵泡细胞之间出现一层二者共同的分泌物，称透明带（zona pellucida）（图 16-3）。随着初级卵泡的体积增大，其周围的结缔组织逐渐分化形成卵泡膜（theca folliculi）（图 16-2）。

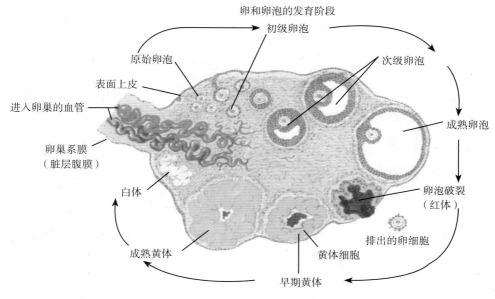

图 16-1　卵巢切面模式图

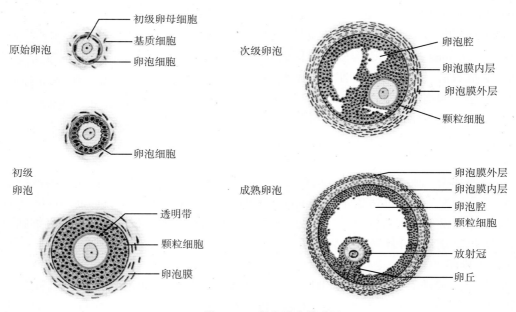

图 16-2　卵泡发育模式图

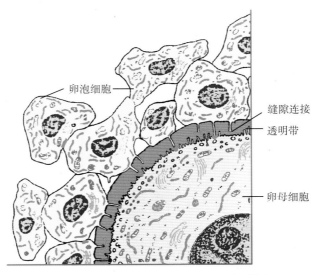

图 16-3　卵母细胞及卵泡细胞超微结构模式图

卵泡细胞
缝隙连接
透明带
卵母细胞

3. 次级卵泡　初级卵泡继续生长，卵泡细胞增殖，细胞之间出现一些大小不等的腔隙，并逐渐融合成一个大腔，称卵泡腔（follicular antrum），此时的卵泡称次级卵泡（secondary follicle）（图 16-2，图 16-4）。卵泡腔内充满由卵泡细胞分泌和血管渗透而来的卵泡液，内含透明质酸酶和雌激素等。随着卵泡液的不断增多及卵泡腔的扩大，初级卵母细胞、透明带以及部分卵泡细胞被挤向卵泡腔的一侧，称卵丘（cumulus oophorus），紧靠透明带的一层卵泡细胞呈放射状排列，称放射冠（corona radiata），构成卵泡壁的卵泡细胞排成数层，称颗粒层，卵泡细胞改称为颗粒细胞。卵泡膜分化为两层，内层含较多的膜细胞以及丰富的毛细血管；外层含大量的胶原纤维和少量的平滑肌纤维，细胞成分少。

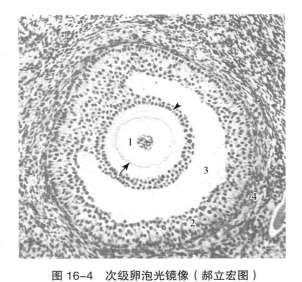

图 16-4　次级卵泡光镜像（郝立宏图）

1. 初级卵母细胞　2. 颗粒细胞　3. 卵泡腔　4. 卵泡膜

↑ 透明带　▲ 放射冠

4. 成熟卵泡　成熟卵泡（mature follicle）是卵泡发育的最后阶段。由于卵泡液剧增，卵泡体积显著增大，直径可达 2 cm，并向卵巢表面突出（图 16-1）。在排卵前 36~48 小时，初级卵母细胞完成第一次减数分裂，形成一个次级卵母细胞和第一极体。次级卵母细胞随即进入第二次减数分裂，并停滞于分裂中期。

（二）排卵

成熟卵泡壁破裂，次级卵母细胞及其透明带、放射冠随卵泡液排出的过程，称排卵（ovulation）（图 16-5）。排卵由两侧卵巢交替进行，每 28 天一次，每次排卵一个，偶见两侧卵巢同时排卵；时间一般在月经周期的中期（第 14 天左右）。排卵后，次级卵母细胞若受精则继续完成第二次减数分裂，形成一个成熟卵细胞和一个第二极体；如 24 小时内未受精，则退化消失。

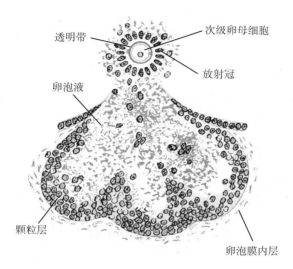

图 16-5 成熟卵泡排卵模式图

问题与思考 ●●●

你知道"安全期"避孕中所谓的"安全期"是指哪段时间吗？这个"安全期"可靠吗？

（三）黄体

1. 黄体的生成 成熟卵泡排卵后，卵泡壁塌陷并形成皱襞，卵泡膜的结缔组织和血管伸入其内，在垂体分泌的促黄体素（LH）作用下，卵泡壁及卵泡膜细胞增大并形成富含毛细血管的内分泌细胞团，新鲜时呈黄色，故称黄体（corpus luteum）（图 16-1）。黄体由粒黄体细胞和膜黄体细胞组成（图 16-6）。其中粒黄体细胞由卵泡壁颗粒细胞分化而来，数量多、体积大、染色浅，位于黄体的中央，主要分泌孕激素和松弛素。膜黄体细胞由卵泡膜内层的膜细胞分化而来，数量少，体积小，染色深，常位于黄体周边，主要分泌雌激素。两种黄体细胞都具有分泌类固醇激素细胞的结构特征。

2. 黄体的发育 黄体的发育取决于排出的卵细胞是否受精。若未受精，黄体维持两周即退化，称月经黄体（corpus luteum of menstruation）。若受精并妊娠，在黄体生成素和胎盘分泌的绒毛膜促性腺激素作用下，黄体继续发育增大，称妊娠黄体（corpus luteum of pregnancy），可维持 6 个月甚至更长时间。月经黄体和妊娠黄体最终都退化消失，逐渐被增生的结缔组织取代，形成白体（corpus albicans）。

（四）闭锁卵泡与间质腺

卵巢中绝大部分卵泡不能发育成熟，它们在卵泡发育的各阶段均可发生退化，退化的卵泡称闭锁卵泡（atretic follicle）（图 16-1）。卵泡闭锁是一种细胞凋亡过程，其形态学改变为：卵母细胞核固缩、溶解；透明带塌陷、皱缩，呈不规则形；放射冠游离；颗粒层细胞松散，脱落到卵泡腔内。此外卵泡腔内还可见中性粒细胞和巨噬细胞。

早期的卵泡闭锁后多不留痕迹，大的卵泡（如次级卵泡或接近成熟的卵泡）在退化时，膜细胞被结缔组织和血管分隔成分散的细胞团或细胞索，称间质腺（interstitial gland）。间质腺能分泌雌激素。人的间质腺不发达，存留时间短，退化后由结缔组织取代。

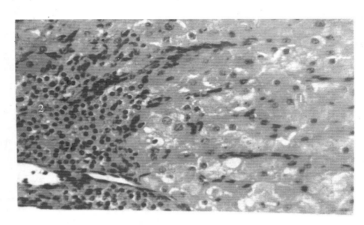

图 16-6　黄体光镜像（复旦大学上海医学院图）

1. 颗粒黄体细胞　2. 膜黄体细胞

（五）卵巢的内分泌功能

卵巢中卵泡的膜细胞和黄体可以分泌多种激素。

1. 雌激素　由卵泡膜细胞及颗粒细胞协同产生，以及由膜黄体细胞分泌，能促进女性生殖器官的发育和第二性征的出现；促进输卵管和子宫平滑肌收缩，有利于精子和卵细胞的运输。

2. 孕酮（孕激素）　由粒黄体细胞产生，能促进子宫内膜增生及子宫腺的分泌，有利于受精卵的植入；还可刺激乳腺腺泡的发育。

3. 松弛素　由粒黄体细胞产生，能促使子宫平滑肌松弛，以维持妊娠。

卵巢的门细胞具有类固醇激素细胞的结构特点，能分泌雄激素。妊娠或绝经期门细胞较多。门细胞增生或发生肿瘤时患者可出现男性化症状。

二、生殖管道

女性生殖管道包括输卵管、子宫和阴道。

（一）输卵管

输卵管管壁结构由内向外依次为（图 16-7）：

1. 黏膜　由单层柱状上皮和固有层构成。黏膜向管腔突出，形成许多纵行有分支的皱襞。皱襞以壶腹部最为发达，此处为受精的部位。上皮由纤毛细胞和分泌细胞组成。纤毛细胞的纤毛有节律地向子宫方向摆动，有助于卵和发育中的受精卵向子宫移动；分泌细胞的分泌物参与构成输卵管液，对受精卵起营养和辅助运行的作用。固有层由薄层细密的结缔组织和少量散在的平滑肌纤维组成。

2. 肌层　为平滑肌，峡部最厚，分内环行、外纵行两层。漏斗部的肌层最薄，无纵行肌。肌层节律性收缩，能引起输卵管向子宫方向蠕动。

3. 外膜　为浆膜，由间皮和富含血管的疏松结缔组织构成。

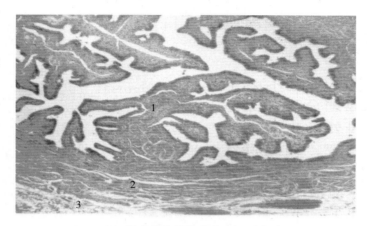

图 16-7　输卵管光镜像（南方医科大学图）

1. 黏膜　2. 肌层　3. 浆膜

（二）子宫

子宫是腔小、壁厚的肌性器官，呈前后略扁的倒梨形，分底部、体部和颈部。

1. 子宫底和子宫体的结构　子宫壁从内向外分为内膜、肌层和外膜（图 16-8）。

（1）内膜：由单层柱状上皮和固有层组成。上皮有少量的纤毛细胞和大量的分泌细胞。固有层较厚，由结缔组织构成，其内富含分化程度低的基质细胞、血管和子宫腺。子宫腺由上皮向固有层凹陷而成（图 16-8，图 16-9）。

子宫内膜按功能分为功能层和基底层。功能层较厚，位于浅层；自青春期开始，在卵巢激素的影响下，发生周期性剥脱和出血，即月经；妊娠时，子宫内膜功能层是胚泡植入发育的部位。基底层较薄，紧靠肌层；在月经期和分娩时均不脱落，具有增生和修复能力，在月经和分娩后可修复功能层。

子宫内膜的动脉由子宫动脉经过肌层进入内膜分支形成（图 16-9）。在基底层，短而直，称基底动脉，其不受卵巢激素的影响；在功能层，弯曲呈螺旋状，称螺旋动脉，其对卵巢激素极其敏感，在激素的作用下发生周期性变化。

（2）肌层：很厚，由大量的平滑肌束和其间的结缔组织组成。肌层自内向外大致分为黏膜下层、中间层和浆膜下层（图 16-8）。肌纤维间富含血管。肌层的收缩，有助于精子向输卵管运行、经血排出以及胎儿娩出。子宫肌层的平滑肌纤维有分裂增殖和形成纤维和基质的能力。妊娠时，平滑肌纤维受激素的作用，分裂增殖并增生肥大，使肌层显著增厚。分娩后，肌纤维迅速恢复正常大小。

（3）外膜：为浆膜。

2. 子宫内膜的周期性变化　自青春期开始，在卵巢激素的作用下，子宫底部和体部的内膜功能层每28天左右发生一次剥脱、出血、修复和增生，称月经周期（menstrual cycle）。内膜的周期性变化一般分三期（图16-10）。

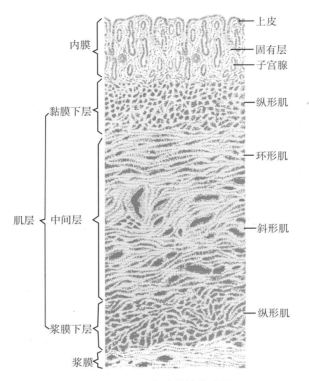

图 16-8　子宫壁结构模式图

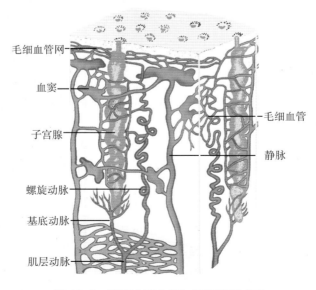

图 16-9　子宫内膜血管与子宫腺模式图

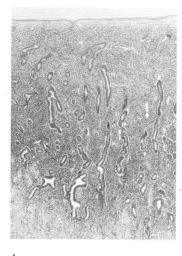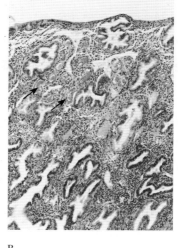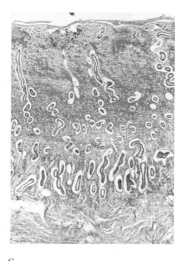

A　　　　　　　　　B　　　　　　　　　C

图 16-10　子宫内膜（AB 北京大学医学部图，C 吉林大学白求恩医学院图）

A. 增生期　B. 分泌期　C. 月经早期　↑螺旋动脉

（1）月经期（menstrual phase）：月经周期的第 1~4 天。由于月经黄体的退化，血液中孕激素和雌激素含量迅速下降，子宫内膜螺旋动脉发生持续性收缩，导致内膜功能层缺血，组织坏死。螺旋动脉在收缩之后，又突然短暂地充血扩张，导致血管破裂、出血并积聚在内膜浅部。同时萎缩坏死的内膜功能层也开始呈小块地脱落，随血液一起从阴道排出，即为月经。在月经期结束之前，基底层组织开始增生、修复，使内膜进入增生期。

（2）增生期（proliferative phase）：月经周期的第 5~14 天。此期卵巢内的少数卵泡迅速生长，故又称卵泡期。在卵泡分泌的雌激素的作用下，内膜逐渐增厚，可达 2~4 mm；子宫腺增多、增长，并弯曲，腺腔变宽。螺旋动脉增长、弯曲，管腔增大。在周期的第 14 天，卵巢排卵，子宫内膜由增生期转入分泌期。

（3）分泌期（secretory phase）：月经周期的第 15~28 天。此期卵巢已经排卵，黄体逐渐形成，故又称黄体期。在黄体分泌的孕激素和雌激素的作用下，子宫内膜继续增厚，可达 5~7mm。子宫腺极度弯曲，腺腔扩大呈锯齿状，腺腔充满含糖原等营养物质的分泌物。螺旋动脉更加增长、弯曲，并伸至内膜浅部。固有层内组织液大量增加，造成黏膜水肿。基质细胞体积增大变圆，胞质充满糖原和脂滴，称前蜕膜细胞，此细胞在妊娠时变为蜕膜细胞。如未妊娠，黄体退化，孕酮和雌激素水平下降，子宫内膜功能层于周期的第 28 天脱落，转入月经期。

相关链接

子宫内膜的周期性变化，受卵巢、垂体和下丘脑分泌激素的调节。下丘脑弓状核等处的神经内分泌细胞分泌促性腺激素释放激素（GnRH），GnRH作用于腺垂体，使其分泌促卵泡素（FSH）和促黄体素（LH）。FSH作用于卵巢，促进卵泡生长、成熟并分泌大量雌激素，使子宫内膜进入增生期。当血中雌激素达到一定浓度时，高水平的雌激素和GnRH共同作用，促使腺垂体分泌大量LH。在FSH和LH的协同作用下，卵巢排卵并形成黄体。黄体分泌孕激素和雌激素，促使子宫内膜进入分泌期。而血液中高水平的孕激素和雌激素可负反馈地作用于下丘脑和垂体，抑制GnRH、FSH和LH的分泌，致使黄体退化，血中雌激素和孕激素减少，子宫内膜进入月经期。继而，血中低浓度的孕激素和雌激素又可反馈作用于下丘脑和垂体，使其释放FSH，促进卵泡生长发育，使子宫内膜进入下一周期的增生期。下丘脑、垂体有节律地调节卵巢活动周期并与子宫内膜周期保持同步变化，以适应卵泡的生长发育和受精卵植入的需要。目前广泛使用的口服避孕药，多为雌激素和孕酮类的衍生物，就是根据这个原理，改变体内激素水平，阻止卵巢排卵和胚胎种植，达到避孕的目的。

3. 子宫颈的结构　子宫颈壁由内向外分为黏膜、肌层和外膜（纤维膜）。黏膜由单层柱状上皮和固有层组成。宫颈外口处的单层柱状上皮骤然移行为复层扁平上皮，该处是宫颈癌的好发部位。宫颈黏膜不发生周期性剥脱，但其分泌物的性质却发生周期性变化。排卵时，分泌物增多且稀薄，有利于精子通过。黄体形成后，分泌物减少而黏稠，使精子难于穿过。妊娠时，其分泌物黏稠度更高，可阻止精子和微生物进入子宫。

（三）阴道

阴道壁由黏膜、肌层和外膜组成。黏膜上皮为非角化复层扁平上皮；固有层由结缔组织组成，内含丰富的毛细血管和弹性纤维。肌层较薄，由内环行、外纵行两层平滑肌构成，肌束间弹性纤维丰富，使阴道壁易于扩张。外膜为富含弹性纤维的致密结缔组织。绝经期后，随着体内雌激素的下降，阴道上皮变薄，细胞内的糖原减少，阴道内的pH上升变为碱性，细菌易于生长繁殖，发生阴道感染。

理论与实践

阴道上皮的脱落和更新及上皮细胞的形态受卵巢激素的调节，随月经周期而变化。因此，临床上常通过阴道涂片，推测体内雌激素的含量。此外，阴道脱落细胞中还有从宫颈、子宫底和体部及输卵管脱落的上皮细胞，所以阴道涂片也是诊断上述器官肿瘤的一种辅助方法。近年来，由于大规模开展宫颈脱落细胞普查，发现了大量的早期或癌前期病例，从而大大降低了宫颈癌的发病率及死亡率。

三、乳　　腺

（一）一般结构

乳腺是实质性器官，外有结缔组织被膜。被膜的结缔组织伸入实质将其分隔成若干小叶。每个小叶为一个复管泡状腺。腺泡上皮为单层立方或单层柱状，上皮与基膜之间有肌上皮细胞。导管包括小叶内导管、小叶间导管和总导管，总导管与乳头表面皮肤相连。

（二）静止期乳腺

无分泌功能的乳腺称静止期乳腺。特点是导管不发达，腺泡稀少，脂肪组织和结缔组织丰富（图16-11A）。在排卵前后，腺泡及导管略有增生，因此乳腺在月经来潮前稍有增大。

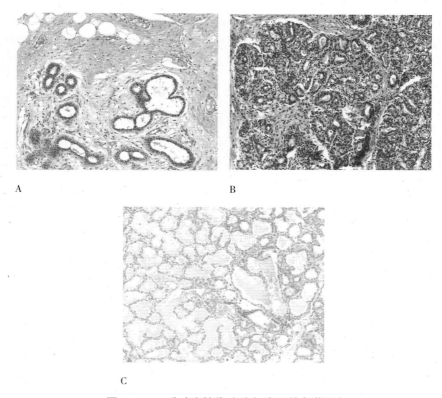

图16-11　乳腺光镜像（哈尔滨医科大学图）
A.静止期　B.活动期早期　C.活动期晚期

（三）活动期乳腺

乳腺于青春期开始发育，妊娠和哺乳期的乳腺有泌乳功能，称活动期乳腺。特点是腺泡和导管增生，腺泡腔增大，在妊娠后期及哺乳期可见有乳汁；结缔组织和脂肪组织相对减少（图16-11B、C）。分娩前后数天内，乳腺的分泌物称初乳。初乳内富含脂滴、乳蛋白、乳糖、初乳小体（吞噬脂肪的巨噬细胞）以及免疫球蛋白。哺乳期后，乳腺又处于相对静止状态。

育龄期妇女在月经周期的不同阶段，乳腺的生理状态受激素影响而呈周期性变化。绝经后，随着体内雌、孕激素水平的急剧下降，腺泡及部分导管逐渐萎缩，为脂肪组织所替代。

（宫晓洁）

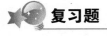复习题

1. 试述各级卵泡的结构特征。
2. 试述黄体的结构与功能。

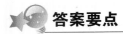 **答案要点**

1. 原始卵泡：由一个初级卵母细胞和一层扁平的卵泡细胞构成。

初级卵泡：①出现透明带；②卵泡细胞为立方形，由单层增至多层；③出现卵泡膜。

次级卵泡：①出现卵泡腔；②卵母细胞移居卵泡腔一侧形成卵丘；③形成放射冠；④卵泡膜分内、外两层。

成熟卵泡：①体积很大；②卵泡液骤增，卵泡壁变薄，卵泡突向卵巢表面；③初级卵母细胞完成第一次减数分裂，进入第二次减数分裂且停留在分裂中期。

2. 黄体由粒黄体细胞和膜黄体细胞组成。粒黄体细胞由卵泡壁颗粒细胞分化而来，体积大，染色浅，主要分泌孕激素和松弛素。膜黄体细胞由卵泡的膜细胞分化而来，体积小，染色深，主要分泌雌激素。

第十七章

人胚早期发育

学习目标

掌握：受精和植入的概念、时间和部位；胚泡和胚盘的结构；蜕膜的分类；胎膜的组成和主要功能；胎盘的结构和功能；致畸敏感期。

熟悉：胚胎发育的分期；生殖细胞的成熟；卵裂的特点；胚盘的主要分化；胎盘屏障的结构。

了解：胚期及胎期的外形特征；双胎、联胎和多胎的形成；先天畸形的种类和成因。

人类是生物中进化程度最高、结构与功能最复杂的有机体，起源于一个细胞——受精卵或称合子。受精卵经增殖、分裂和分化等一系列复杂的过程，最终发育为成熟的胎儿。

人胚胎在子宫中的发育 38 周左右（约 266 天）。从受精到第 8 周末为胚期（embryonic period），此期受精卵由单个细胞经过迅速而复杂的增殖、分裂和分化，历经胚（embryo）的不同阶段；至此期末，各器官、系统与外形初具人体雏形。从第 9 周至出生为胎期（fetal period），此期内胎儿（fetus）逐渐长大，各器官、系统继续发育分化，部分器官的功能逐渐出现并进一步完善。

胚期是整个胚胎发育的关键时期，本章主要叙述生殖细胞、受精、胚期发育、胚胎与母体的关系及先天畸形等。

一、生殖细胞与受精

（一）生殖细胞

生殖细胞（germ cell）指精子和卵子，在发生过程中经过两次减数分裂，染色体数目减少一半，为单倍体细胞。

1. 精子的获能　精子在睾丸的生精小管内产生，在附睾内贮存及在男性生殖管道内运行过程中，细胞膜表面被覆生殖管道及附属腺的分泌物（主要是糖蛋白衣与精浆蛋白），它们具有抑制受精的作用，统称去获能因子（decapacitation factor）。精子进入女性生殖管道后，在子宫及输卵管分泌物的作用下解除该因子的抑制作用，从而使精子获得与卵子结合的能力，此过程称获能（capacitation）。精子在女性生殖管道内可存活 1~3 天，但受精能力只维持 20 小时左右。

2. 卵子的成熟 从卵巢排出的次级卵母细胞处于第二次减数分裂中期，与精子结合才能完成第二次减数分裂而成熟。若未受精，则于排卵后 12~24 小时内退化。

（二）受精

成熟获能的精子与卵子结合形成受精卵的过程，称受精（fertilization）。受精部位多在输卵管壶腹部。

1. 受精过程 当获能精子接触放射冠时，顶体被激活，释放顶体酶，称顶体反应（acrosome reaction）。顶体酶溶解放射冠，使部分精子穿越，与透明带接触。在透明带蛋白 –3（zona protein–3，ZP–3）与精子细胞膜表面 ZP3 受体的介导下，精子与透明带黏附，顶体酶溶解透明带，打开一个精子进入次级卵母细胞的通道。精子的质膜与次级卵母细胞的质膜融合，随即精子的胞核和胞质进入卵内（图 17–1）。在精 – 卵质膜接触的瞬间，次级卵母细胞被活化，释放卵皮质颗粒和启动第二次减数分裂。皮质颗粒内的酶类使透明带的结构发生改变，特别是 ZP–3 分子变性，不能再与精子结合，从而阻止其他精子穿越，保证了人类为单精受精，此过程称透明带反应（zona reaction）。

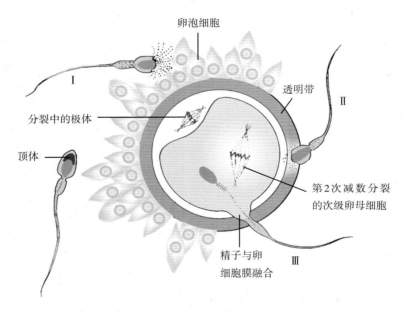

图 17–1 精子的顶体反应及受精

进入卵内的精子的胞核和卵子的胞核逐渐膨大，分别称雄原核（male pronucleus）和雌原核（female pronucleus）。两个原核相互靠近，核膜消失，二者的染色体混合，形成二倍体的受精卵（fertilized ovum），又称合子（zygote），受精过程完成（图 17–2）。

2. 受精条件 精子和卵子正常受精，要满足以下条件：①男、女生殖管道畅通；②有足够数量的精子，若每毫升精液内的精子数低于 500 万个，不能受精；③精子的形态发育正常并获能，畸形精子（小头、双头和双尾）的数量应低于 20%；④精子有活跃的直线运动能力和爬高能力；⑤精子和卵子适时相遇：精子进入女性生殖管道后，需在 20 小时内与卵子结合，若错过此期，即使两者相遇也不能结合；卵子一般在排卵后 12 小时内具有受精能力，如此期内未与精子相遇，则自行退化；⑥雌激素、孕激素水平正常。

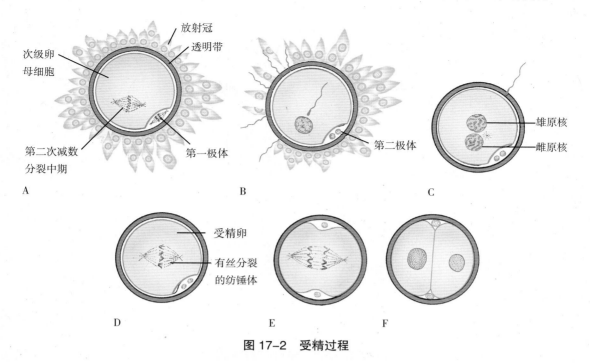

图 17-2 受精过程

3. 受精意义　受精卵形成后,卵内储备的发育信息从关闭状态诱发为激活状态,受精卵进行快速的分裂分化、形成一个新的个体。受精恢复了细胞二倍体的核型,新个体既有双亲的遗传特征,又有不同于亲代的新性状。受精决定了新个体的遗传性别,受精卵核型为 46,XX 时,发育为女性;若为 46,XY 时,则发育为男性。

理论与实践

体外人工受精(in vitro fertilization,IVF)俗称试管婴儿(test-tube baby),是指取出不孕患者夫妇的次级卵母细胞和精子,在体外完成精、卵结合的过程。受精卵发育成 6~9 个卵裂球时,将其移植到处于分泌期的子宫内(图17-3),在子宫内发育成熟后娩出。1978年在英国诞生了世界上第一例试管婴儿。随着生殖工程技术日趋成熟,该技术派生出许多新的衍生技术:如次级卵母细胞胞质内单精子注射、辅助孵化、冻融胚胎、赠精、赠卵等,给越来越多的不育家庭带来了福音。

二、卵裂、胚泡形成和植入

(一)卵裂

受精卵一旦形成,便开始一边进行细胞分裂,一边被推向子宫方向。由于受精卵外有透明带包裹,并且细胞在分裂间期无生长过程,仅由原受精卵的胞质被不断分割到子细胞中,因而随着细胞数目的增加,细胞体积逐渐变小。受精卵这种特殊的有丝分裂,称卵裂

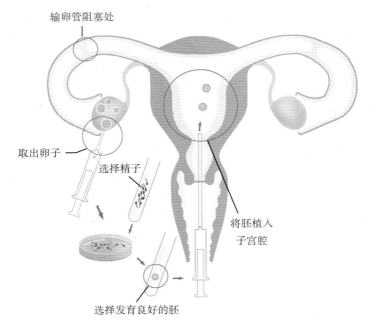

图 17-3 体外受精和胚胎移植原理

（cleavage）。卵裂形成的子细胞，称卵裂球（blastomere）。受精后约 30 小时为 2 细胞期，40 小时为 4 细胞期，72 小时为 12~16 细胞期，此时细胞紧密相贴，形似桑葚，称桑葚胚（morula）。在卵裂的同时，由于输卵管平滑肌的节律性收缩，黏膜上皮细胞纤毛的摆动和输卵管腔内液体的流动，使受精卵逐渐向子宫方向移动。受精后 72 小时桑葚胚已进入子宫腔内（图 17-4）。

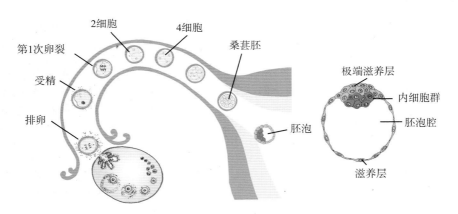

图 17-4 排卵、受精与卵裂过程及胚泡结构

（二）胚泡形成

桑葚胚细胞继续分裂增殖，当卵裂球数达 100 个左右时，细胞间开始出现小的腔隙，最后融合成一个大腔，称胚泡腔（blastocyst cavity）。此时，实心的桑葚胚演变为中空的囊泡，称胚泡（blastocyst）（图 17-4）。腔内一侧有一细胞团，称内细胞群（inner cell mass），即胚

胎干细胞（embryonic stem cell, ES cells）；胚泡壁为一层扁平细胞，与吸收营养有关，称滋养层（trophoblast），覆于内细胞群外面的滋养层，称极端滋养层（polar trophoblast）。胚泡于受精后第 4 天到达子宫腔。胚泡不断增大，第 4 天末，透明带变薄、消失。胚泡逐渐与子宫内膜接触，植入开始。

相 关 链 接

　　胚胎干细胞（ES cell）是一种高度未分化细胞，具有发育的全能性，能分化出成体的所有组织和器官，包括生殖细胞。因此利用ES细胞可应用于器官移植等组织工程研究。但是ES细胞研究需要人类的胚胎，涉及伦理、道德和法律等问题，因而一些国家明确反对，使国际上许多有关干细胞的研究处于进退两难的境地。为打破这种僵局，人们通过探索新的途径，得到类似胚胎的所谓全能性的干细胞。2007年日本和美国科学家利用转基因技术，将基因导入皮肤细胞，获得了具有类似人类ES细胞功能的细胞，称诱导多功能干细胞（induced pluripotent stem cells, iPSCs），"iPS细胞"具有和ES细胞类似的功能，此方法诱导出的干细胞可转变为心肌纤维和神经细胞，为治疗多种心血管和神经系统疾病提供了重要帮助，却绕开了ES细胞研究中一直面临的伦理和法律制约。这一成果被称为2007年最伟大的医学成就。日本京都大学山中伸弥教授因该贡献荣获2012年诺贝尔生理学或医学奖。

（三）植入

　　胚泡逐渐埋入子宫内膜的过程，称植入（implantation），又称着床（embed）。植入在受精后第 5~6 天开始，于第 11~12 天完成。

　　1. 植入过程　植入时，胚泡的极端滋养层与子宫内膜接触，并分泌蛋白酶溶解子宫上皮，使其出现缺口，胚泡由此缺口逐渐侵入内膜功能层。胚泡全部植入子宫内膜后，缺口处上皮修复，植入完成（图 17-5）。

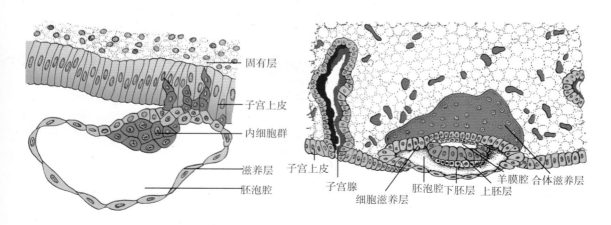

A　　　　　　　　　　　　B

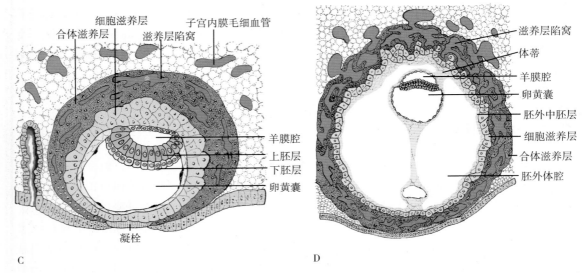

图 17-5　植入过程

A.7 天人胚，胚泡开始与子宫上皮接触　B.7.5 天人胚，胚泡已部分植入子宫内膜中
C.9 天人胚，胚泡已全部植入子宫内膜　D.13 天人胚，胚泡已全部植入子宫内膜

　　2. 植入部位　　胚泡植入部位常在子宫体部的前、后壁和子宫底部。若植入近子宫颈处并形成胎盘，称前置胎盘。前置胎盘于妊娠晚期易发生胎盘早剥而导致大出血，分娩时可阻塞产道，导致胎儿娩出困难。胚泡植入子宫以外部位，称异位妊娠，常见于输卵管，也可发生于腹膜腔、肠系膜、卵巢等处（图 17-6）。异位妊娠的胚胎多因营养供应不足而早期死亡，少数植入输卵管的胚胎发育到较大后，引起输卵管破裂，导致母体严重内出血。

　　3. 植入条件　　正常植入需具备下述条件：①雌、孕激素分泌正常；②子宫内环境正常；③胚泡准时进入子宫腔，透明带及时消失；④子宫内膜发育阶段与胚泡发育同步。

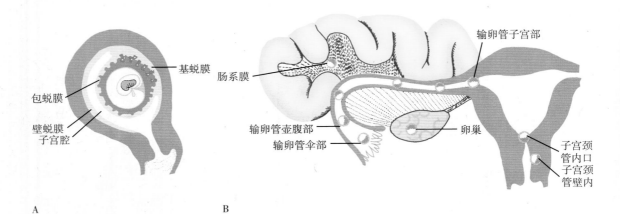

图 17-6　植入部位

A. 正常植入　B. 异常植入

问题与思考 ●●●

请用我们学过的知识，思考应该如何避孕？除了干预受精的环节，在植入环节能否干预？

（四）蜕膜形成

植入时子宫内膜正处于分泌期，植入后血液供应更加丰富，腺体分泌更旺盛，基质细胞变肥大，富含糖原和脂滴，内膜的功能层进一步增厚，这些变化称蜕膜反应（decidual response）。发生了蜕膜反应的子宫内膜功能层，改称蜕膜（decidua），基质细胞改称蜕膜细胞（decidua cell），分娩时蜕膜脱落。

依据蜕膜与胚的位置关系（图 17-6），将其分为：①基蜕膜（decidua basalis），位于胚深部，将随着胚胎的发育而不断扩大、增厚，参与胎盘的形成；②包蜕膜（decidua capsularis），覆盖在胚泡表面；③壁蜕膜（decidua parietalis），为子宫其余部分的蜕膜，与胚没有直接的联系。壁蜕膜与包蜕膜之间为子宫腔。

三、胚层形成与分化

胚泡在植入子宫内膜的过程中发生着迅速的分化与发育。

（一）二胚层胚盘及相关结构的发生

1. 滋养层的分化　与子宫内膜接触的极端滋养层迅速增生、变厚，并分化为内、外两层。外层细胞互相融合，细胞间界限消失，称合体滋养层（syncytiotrophoblast）；内层细胞界限清楚，称细胞滋养层（cytotrophoblast）（图 17-5）。细胞滋养层有较强的分裂增殖能力，不断产生新的细胞加入合体滋养层。合体滋养层内出现一些小的腔隙，称滋养层陷窝，与子宫内膜的小血管相通，其内充满母体血液。滋养层向外发出许多指状突起侵入子宫内膜，直接与母体血接触，并进行物质交换，为胚泡发育提供营养。

2. 内细胞群的分化　第 2 周，内细胞群细胞增殖、分化为两层。邻近滋养层的一层柱状细胞，称上胚层（epiblast）；靠近胚泡腔一侧的一层立方形细胞，称下胚层（hypoblast）（图 17-5）。

继之，随着上胚层细胞的增生，在细胞之间出现一个充满液体的小腔，腔隙逐渐扩大，称羊膜腔（amniotic cavity）；一层上胚层细胞被推向细胞滋养层，形成贴在细胞滋养层内面的羊膜（amniotic membrane）；另一层与下胚层相贴仍为上胚层，即为羊膜腔的底。下胚层周边的细胞向腹侧生长、延伸，形成卵黄囊（yolk sac），下胚层构成卵黄囊的顶。上胚层和下胚层紧密相贴，逐渐形成一圆盘状结构，称胚盘（embryonic disc）（图 17-5），又称二胚层胚盘。胚盘是人体发生的原基。胚盘以外的结构，形成胚的附属成分，对胚盘起营养和保护作用。

3. 胚外中胚层的形成　在卵黄囊及羊膜腔形成的同时，其与细胞滋养层之间出现一些疏松排列的星状细胞和细胞外基质，称胚外中胚层（extraembryonic mesoderm）。第2周末，在胚外中胚层内出现了一些小的腔隙，并逐渐融合成一个大腔，称胚外体腔（extraembryonic coelom）。随着胚外体腔的扩大，仅有少部分胚外中胚层连于胚盘尾端与滋养层之间，该部分胚外中胚层称体蒂（body stalk）（图17-5），体蒂将发育成脐带的主要部分。

（二）三胚层胚盘及相关结构的形成

第3周初，上胚层细胞迅速增生，向胚盘一端中轴迁移、集中，形成一条细胞增厚区，称原条（primitive streak）。它的产生决定了胚盘的头尾方向，即原条出现侧为胚盘尾端。原条头端略膨大，称原结（primitive node）（图17-7）。

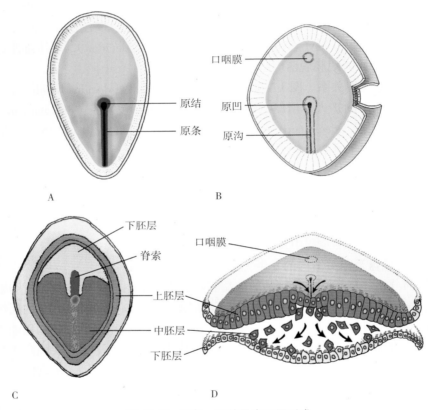

图17-7　原条、原结及中胚层形成

原条细胞继续增殖，并向深部迁移，致使原条出现沟状凹陷，称原沟（primitive groove）。原沟底部的上胚层细胞在上、下胚层之间呈翼状扩展迁移，一部分细胞在上、下胚层之间形成一新的细胞层，称胚内中胚层（intraembryonic mesoderm），即中胚层（mesoderm）（图17-7），在胚盘边缘与胚外中胚层衔接；一部分细胞迁入下胚层，并逐渐全部替换了下胚层细胞，形成一层新的细胞，称内胚层（endoderm）。当内胚层和中胚层形成之后，上胚层改称外胚层（ectoderm）。第3周末，三胚层胚盘已形成，胚盘呈椭圆形，头端大，尾端小。三个胚层均来源于上胚层。

原结细胞增殖、下陷，形成原凹（primitive pit），原凹处的上胚层细胞增殖，并向头端迁移，在内、外胚层之间形成一条单独的细胞索，称脊索（notochord）（图17-7，图17-9）。原条和脊索构成了胚盘的中轴，对早期胚胎起支持作用。以后脊索逐渐退化，形成椎间盘的髓核。

在脊索的头端和原条尾端各有一个内、外胚层直接相贴形成的薄膜区，无中胚层，分别称口咽膜（oropharyngeal membrane）和泄殖腔膜（cloacal membrane）（图17-7，图17-11）。口咽膜前端的中胚层为生心区（cardiogenic area），是心发生的原基（图17-11）。

随着胚体发育，脊索向胚盘头端增长迅速，原条生长缓慢，相对缩短，最终消失。

 问题与思考

若原条不消失，胎儿出生后会有怎样表现？

（三）胚层的分化

1. 外胚层的分化　在脊索的诱导下，沿着脊索背侧的外胚层细胞形成一增厚的细胞板，称神经板（neural plate）（图17-9），也称神经外胚层（neuroectoderm），是神经系统发生的原基。其余部分的外胚层常称表面外胚层（surface ectoderm）。

神经板沿胚体长轴生长并下陷形成神经沟（neural groove），神经沟两侧边缘隆起，称神经褶（neural fold）。第3周末，神经沟加深，两侧的神经褶向中央靠拢、愈合成神经管（neural tube）。神经管的愈合首先在胚体颈部开始，逐渐向头、尾两端进行，此期神经管的头端和尾端分别留有前神经孔（anterior neuropore）及后神经孔（posterior neuropore）（图17-8）。约第4周末，神经孔闭合。神经管两侧的表面外胚层在其背侧靠拢并愈合，使神经管独立游离于表面外胚层的深面（图17-9）。神经管是中枢神经系统的原基，其头端发育迅速，膨大成脑泡，为脑的原基；其余部分较细，为脊髓的原基；中央的管腔将分化为脑室和中央管。神经管还发育形成松果体、神经垂体和视网膜等。若前神经孔不闭合，将形成无脑畸形（anencephaly）；若后神经孔不闭合，将形成脊髓裂（myeloschisis）。

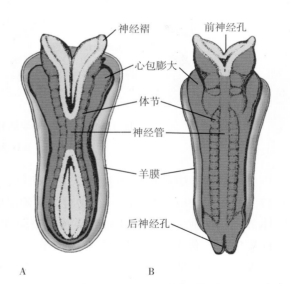

图17-8　神经管及体节的形成

A. 约22天　B. 约23天

在神经管形成的同时，未参与封闭神经沟的神经褶细胞，迁移到神经管的背侧形成一条头、尾走行的纵行细胞索，继而分裂为两条，位于神经管的背外侧，称神经嵴（neural crest）（图17-9）。神经嵴是周围神经系统的原基，将分化形成脑神经节、脊神经节、自主神经节及周围神经，并能远距离迁移，形成肾上腺髓质及某些神经内分泌细胞等。

被覆在胚体的表面外胚层，将分化为皮肤的表皮及其附属器，以及牙釉质、角膜上皮、晶状体、内耳迷路和腺垂体等。

2. 中胚层的分化　第 3 周初，中胚层位于脊索的两侧，呈均匀的一层。继之靠近胚体中轴线的中胚层细胞增生，在脊索两侧形成两条增厚的细胞带，称轴旁中胚层（paraxial mesoderm）；最外侧的薄层细胞，称侧中胚层（lateral mesoderm）；二者之间部分，称间介中胚层（intermediate mesoderm）。其余散在的中胚层细胞为间充质（mesenchyme）（图 17–9）。

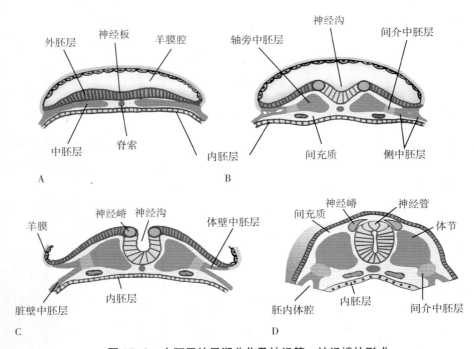

图 17–9　中胚层的早期分化及神经管、神经嵴的形成

A.17 天　B.19 天　C.20 天　D.21 天

（1）轴旁中胚层：细胞迅速增殖肥厚，随即横裂为块状细胞团，称体节（somite）（图 17–8，图 17–9）。体节左、右成对，从颈部向尾侧依次形成，每天生成 3~4 对，第 5 周末，体节全部形成，共 42~44 对。从胚体表面即能分辨体节，故它是胚胎早期推测胚龄的重要标志之一。体节中央有一裂隙为体节腔（图 17–10）。体节腔腹内侧部的细胞，称生骨节（sclerotome），将分化为机体中轴的软骨组织和骨组织，形成脊柱等；体节腔的背内侧部和背外侧部，称生肌节（myotome），将分化为机体背部、体壁和四肢的骨骼肌；体节腔的背中侧部，称生皮节（dermatome），将形成背侧的皮肤真皮和皮下组织。

（2）间介中胚层：分化为泌尿生殖系统的主要器官（参见第十八章三）。

（3）侧中胚层：最初为单一的薄层状结构，很快在其中出现许多小裂隙，最后融合成一大腔隙，称胚内体腔（intraembryonic coelomic cavity）（图 17–9，图 17–11），将侧中胚层分成背、腹两层。背侧份与外胚层相贴，称体壁中胚层（parietal mesoderm），将分化为腹膜壁层及胸腹部和四肢的皮肤真皮、骨骼肌、骨骼和血管等；腹侧份与内胚层相贴，称脏壁中胚层（visceral mesoderm），包于原始消化管的外侧，分化为腹膜脏层及消化、呼吸管道的肌组织、

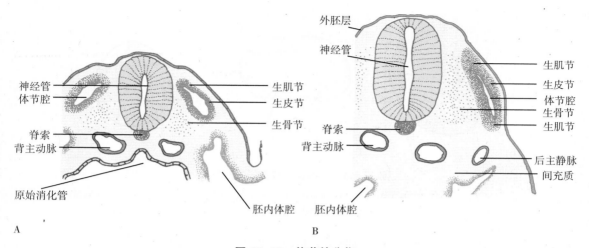

A

B

图 17-10　体节的分化

A.16 体节胚体横切面　B.30 体节胚体横切面

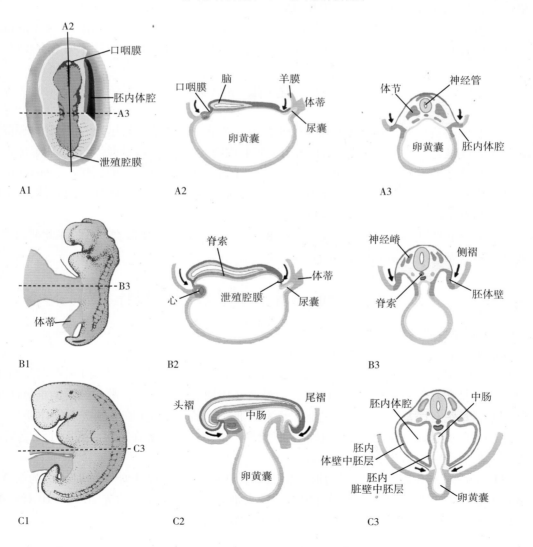

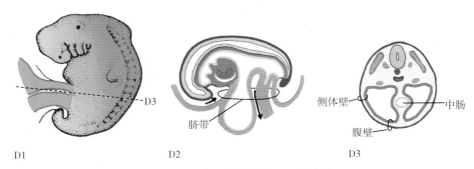

D1　　　　　　　　D2　　　　　　　　D3

图 17-11　人胚体形成与三胚层分化

A1. 第 20 天人胚背面观　B1. 第 23 天人胚侧面观　C1. 第 26 天人胚侧面观　D1. 第 28 天人胚侧面观
A2~D2 为 A1~D1 的纵切面　A3~D3 为 A1~D1 的横切面

血管和结缔组织等。胚内体腔依次分隔为心包腔、胸膜腔和腹膜腔。

在中胚层分化过程中，填充在内、中、外胚层之间的间充质细胞，具有向不同方向分化的潜能，将分化成结缔组织、肌组织和血管等。

3. 内胚层的分化　胚体形成的同时，内胚层逐渐卷折成管状，称原始消化管（primitive gut）（图 17-10, 图 17-11）。原始消化管是消化系统与呼吸系统上皮的原基（见第十八章二）。

四、胚 体 形 成

早期胚盘为扁平的盘状结构。第 4 周初，由于体节及神经管生长迅速，胚盘中央部的生长速度远较胚盘边缘快，致使扁平的胚盘向羊膜腔内隆起。在胚盘的周缘出现了明显的卷折，头、尾端的卷折称头褶（head fold）和尾褶（tail fold），两侧缘的卷折称侧褶（lateral fold）。随着胚的生长，头、尾褶及侧褶逐渐加深，随之，胚盘由圆盘状变为圆柱状的胚体，第 4 周末胚体（从头至尾）呈 C 形（图 17-11）。

第 5~8 周胚体外形有明显的变化，至第 8 周末初具人形，主要器官、系统在此期内形成，故此期称器官发生期（organogenetic period）。

五、胚胎龄的推算和胚胎各期外形特征

（一）胚胎龄的推算

胚胎龄的表示方法有以下两种：

1. 胚胎的月经龄　从孕妇末次月经的第 1 天算起，至胎儿娩出，共 40 周左右。由于排卵时间通常是在月经周期的第 14~15 天，以及月经周期的个体差异，故月经龄的推算法与实际的胚胎龄难免有误差。但月经龄的起始日容易准确记忆，常用于临床预产期的计算。

2. 胚胎的受精龄　从受精之日起推算胚胎龄。受精一般发生在末次月经第 1 天之后的 2 周左右，故从受精到胎儿娩出约为 38 周。

早期人胚可利用发生中出现的形态特点推算胚胎龄。如 12 个卵裂球时，约为第 3 天，二胚层胚盘为第 2 周；对于 4~5 周可用体节数来推算，如 4 对体节约为 20 天、10 对体节约为 22 天等；第 5~8 周可利用鳃弓、颜面及四肢的特点来推算。

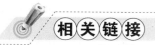

相关链接

　　临床上预产期是指对胎儿出生日期的预计。根据受精龄的概念和胚胎发育的时限，推导出了预产期的计算公式：年+1，月-3（或当年月+9），日+7。即末次月经的年份加1，月份减3，日加7天。例如某孕妇末次月经的第一天是2012年11月8日，其预产期就应该为2012年+1=2013年，11月-3=8月，8日+7=15日，即2013年8月15日分娩。此数字并非绝对准确，在前后2周之内均属正常。

（二）胚胎各期外形特征

胚胎各期形态特点及外部特征见表17-1，表17-2。

表17-1　胚的外形特征与长度

胚龄（周） 长 度（mm）	外形特征
第1周	受精、卵裂、进入子宫、胚泡形成，植入开始
第2周 0.1~0.4（GL）	植入完成，二胚层胚盘形成，绒毛膜初步形成
第3周 0.5~1.5（GL）	原条、脊索、神经管、体节出现，三胚层胚盘形成，血管、血细胞出现
第4周 1.5~5.0（GL）	胚体渐形成，神经孔闭合，眼、耳、鼻原基初现，脐带与胎盘形成
第5周 4~8（CRL）	肢芽出现，手板明显，心膨隆，体节30~44对
第6周 7~12 （CRL）	肢芽分两节，足板明显，视网膜出现色素，耳廓隆突明显
第7周 10~21（CRL）	胚体渐直，手指明显，足趾可见、颜面形成
第8周 19~35（CRL）	胚体变直、颜面似人形，腹部膨隆、脐疝明显，指、趾明显，外生殖器发生，但不能分辨性别

　　GL：最长值；此法用于4周前的人胚，因为此期胚体较直，便于直接测量。

　　CRL：顶臀长，又称坐高；从头部最高点至尾部最低点之间的长度。此法用于测量4周以后胚胎。

表17-2　胎儿各期主要特征、身长及体重

胎龄（周）	外形特征	身长 （CRL，mm）	体重（g）
9	眼睑闭合，外阴性别不可分辨	50	8
10	指甲发生，脐疝消失	61	14

续表

胎龄（周）	外形特征	身长（CRL，mm）	体重（g）
12	胎头特大、颈明显，外阴可分辨性别	87	45
14	趾甲出现，下肢发育良好	120	110
16	骨骼、肌肉发育、头渐直，皮肤很薄，耳廓伸出，胎动明显	140	200
18	胎脂出现	160	320
20	胎毛出现，有吞咽活动，可听出胎心音	190	460
22	皮肤薄而红皱	210	630
24	指甲发育良好，胎体瘦	230	820
26	眉毛出现，眼睑部分睁开	250	1000
28	眼张开、睫毛、头发明显、体瘦有皱纹，早产可存活	270	1300
30	趾甲全出现，睾丸开始下降	280	1700
32	指甲达指尖，皮肤平滑、粉红	300	2100
36	胎体已较丰满，胎毛开始脱落、体表外观红色消退，趾甲越过趾尖，四肢屈曲	340	2900
38	胸部发育良好，乳腺略突出，四肢变圆，睾丸降入阴囊	360	3400

六、胎膜与胎盘

胎膜与胎盘是胚胎发育过程中的一些附属结构，对胚胎起保护、营养、呼吸、排泄和内分泌等作用。胎儿娩出后，胎膜和胎盘即与子宫壁分离并被一起排出，总称衣胞（afterbirth）。

（一）胎膜

胎膜（fetal membrane）包括绒毛膜、羊膜囊、卵黄囊、尿囊和脐带（图 17-12）。

1. 绒毛膜　胚泡植入子宫内膜后，细胞滋养层局部增殖，伸入合体滋养层内，在胚泡表面形成许多绒毛状突起。以细胞滋养层为中轴，外裹合体滋养层，称初级绒毛干（primary stem villus）。胚外中胚层形成后，与滋养层紧密相贴形成绒毛膜（chorion）。当胚外中胚层伸入初级绒毛干内，则形成次级绒毛干（secondary stem villus）。随着发育，次级绒毛干内的间充质分化为结缔组织和血管，并与胚体内的血管相通，即形成三级绒毛干（tertiary stem villus）（图 17-13）。绒毛干末端的细胞滋养层细胞增殖，穿越合体滋养层插入蜕膜内，并在合体滋养层的外表面和蜕膜组织的表面继续扩展，形成一层细胞滋养层壳（cytotrophoblastic shell）（图 17-16），使绒毛膜与蜕膜牢固连接。

合体滋养层细胞溶解邻近的蜕膜组织与其内的小血管，形成绒毛间隙（intervillous space），其内充满了母体血。绒毛浸浴其中，胚胎借绒毛汲取母血中的营养物质并排出代谢产物。绒毛膜还有内分泌作用和屏障功能。

胚胎早期，绒毛分布均匀。第 8 周后，基蜕膜侧的绒毛因营养丰富而生长旺盛，形成丛密绒毛膜（chorion frondosum），与基蜕膜共同构成胎盘。包蜕膜侧的绒毛因营养不良而退化，称平滑绒毛膜（chorion laeve），平滑绒毛膜和包蜕膜逐渐与壁蜕膜融合，参与构成衣胞（图

17-12，图 17-14)。

在绒毛膜发育过程中，若绒毛膜中的血管发育不良，则会影响胚胎发育，甚至导致胚胎死亡。若绒毛表面的滋养层细胞过度增生，绒毛中轴间质变性水肿，血管消失，则胚胎被吸收而消失，整个胎块变成囊泡状，似葡萄状结构，称葡萄胎。若滋养层细胞癌变，则为绒毛膜上皮癌。

2. 羊膜囊　羊膜环绕羊膜腔而成的囊状结构，称羊膜囊（amnion）。羊膜薄而透明，无血管，由羊膜上皮与胚外中胚层组成。羊膜最初附于胚盘边缘，随着胚体形成、羊膜腔扩大和胚体凸入羊膜腔内，羊膜逐渐在胚胎的腹侧融合并包裹于体蒂表面，将胎儿封闭于羊膜腔内。羊膜腔的扩大逐渐使羊膜与平滑绒毛膜相贴，胚外体腔消失（图17-12）。

羊膜腔内充满羊水（amniotic fluid）。羊水由羊膜上皮细胞的分泌物和胚胎的排泄物组成。羊水不断产生，又不断被羊膜吸收和胎儿吞饮入消化管，使羊水得以更新。足月胎儿的羊水1000~1500ml。若少于 500ml 为羊水过少，常见于胎儿无肾或尿道闭锁等；多于 2000ml 为羊水过多，常见于消化管闭锁、无脑儿等。

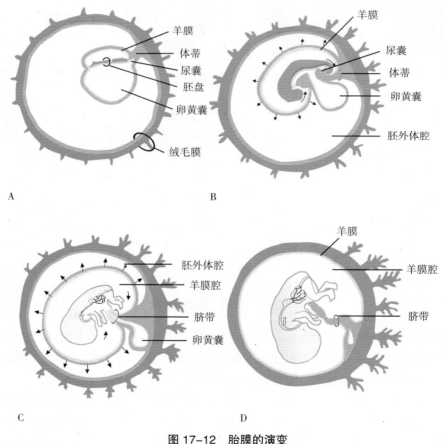

图 17-12　胎膜的演变

A.3 周　B.4 周　C.10 周　D.20 周

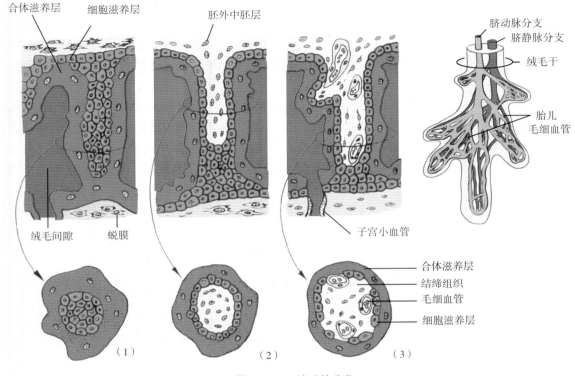

图 17-13 绒毛的分化

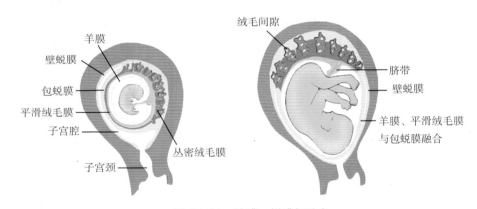

图 17-14 胎膜、蜕膜与胎盘

羊膜囊和羊水对胚胎有保护作用。胎儿浸浴在羊水中，可防止胎儿肢体粘连；能缓冲外力对胎儿的振动和压迫；分娩时有扩张宫颈和冲洗产道作用。穿刺吸取羊水进行细胞染色体检查或测定羊水中某些生化指标，能早期诊断某些遗传性疾病。

3. 卵黄囊　人类卵黄囊内无卵黄，退化早，基本上是生物进化过程的重演。但卵黄囊壁的胚外中胚层密集成细胞团，称血岛（blood island）（图 18-15），是人体造血干细胞的原基。卵黄囊尾侧的内胚层，分化为原始生殖细胞（primordial germ cell，PGCs）（图 18-10），由此迁移至生殖腺嵴。卵黄囊顶壁的内胚层随胚盘向腹侧包卷形成原始消化管，其余留在胚外的部分被包入脐带后成为卵黄蒂，于第 5 周闭锁，卵黄蒂退化消失。

4. 尿囊　卵黄囊尾侧的内胚层向体蒂内长入的一个盲囊，称尿囊（allantois）（图 17-12）。人胚的尿囊发生于第 3 周初，仅存数周，其根部参与形成膀胱顶部，其余部分退化为脐尿管，卷入脐带内，后闭锁为脐中韧带。但尿囊壁的胚外中胚层分化，形成尿囊动脉和尿囊静脉，并不随尿囊退化，而是演化为脐动脉和脐静脉。

5. 脐带　脐带（umbilical cord）系胚体与胎盘间相连接的条索状结构，外包光滑的羊膜，内含黏液性的结缔组织、脐动脉、脐静脉和退化的卵黄蒂及脐尿管等（图 17-12），是胎儿与胎盘间物质运输的唯一通道。脐动脉两条，将胚胎的静脉血运送到胎盘绒毛内，与绒毛间隙内的母体血进行物质交换；脐静脉一条，将绒毛汇集的动脉血送回胚胎。

胎儿出生时，脐带长 40~60cm。长度不足 35cm，称脐带过短，可影响胎儿娩出或分娩时引起胎盘早期剥离而造成出血过多；长度超过 80cm，称脐带过长，可打结、缠绕胎儿颈部或其他部位等，影响胎儿发育甚至导致胎儿窒息死亡。

（二）胎盘

胎盘（placenta）由胎儿的丛密绒毛膜与母体的基蜕膜共同构成。

1. 胎盘的结构　胎盘呈圆盘状，中央略厚，边缘稍薄。足月胎儿胎盘的直径 15~20cm。胎儿面光滑，覆有羊膜，脐带附着于中央或稍偏，少数附于边缘，透过羊膜可见脐血管的分支由脐带附着处向四周呈辐射状走行。母体面粗糙，是胎盘从子宫剥离后的基蜕膜的残破面，由不规则的浅沟分隔为 15~30 个胎盘小叶（图 17-15）。

在胎盘的垂直断面上可见胎盘由三层结构组成：胎儿面被覆羊膜，其深面为绒毛膜板；中层为绒毛和绒毛间隙，间隙中流动着母体血；母体面为细胞滋养层壳和基蜕膜构成的基板。绒毛膜板发出 40~60 个绒毛干，每个绒毛干又分出数个分支，绒毛干的末端以细胞滋养层壳固定于基蜕膜。

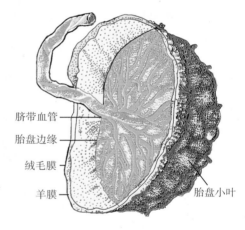

图 17-15　胎盘大体结构模式图

（图中标注：脐带血管、胎盘边缘、绒毛膜、羊膜、胎盘小叶）

从基蜕膜上发出若干小隔，称胎盘隔（placental septum），伸入绒毛间隙，将胎盘分隔为胎盘小叶（cotyledon），每个小叶中含 1~4 个绒毛干及其分支。胎盘隔的远端游离，不与绒毛膜板接触，因而胎盘小叶之间的分隔不完全，母体血可以在胎盘小叶之间流动。子宫动脉和子宫静脉穿过蜕膜开口于绒毛间隙（图 17-16）。

2. 胎盘的血液循环　胎盘内有母体和胎儿两套血液循环通路，两者的血液在各自的封闭管道内循环，互不混合，但可进行物质交换。母体动脉血由子宫螺旋动脉注入绒毛间隙，在此与绒毛内毛细血管的胎儿血进行物质交换后，由子宫静脉回流入母体。胎儿脐动脉内的静脉血最终进入绒毛毛细血管，与绒毛间隙内的母体血进行物质交换后，成为动脉血，汇集入脐静脉回流到胎儿（图 17-16）。

将母体血与胎儿血隔开，又能进行选择性物质交换所通过的结构，称胎盘屏障（placental

barrier）或胎盘膜（placental membrane）。由合体滋养层、细胞滋养层及其基膜、绒毛内结缔组织、毛细血管基膜及内皮构成（图17-17）。妊娠晚期，由于细胞滋养层在许多部位消失，以及合体滋养层在某些部位变薄，胎血与母血间仅隔以绒毛毛细血管内皮、薄层合体滋养层及二者的基膜，更利于物质交换。合体滋养层在某些部位较厚，是合成与分泌激素的主要部位。

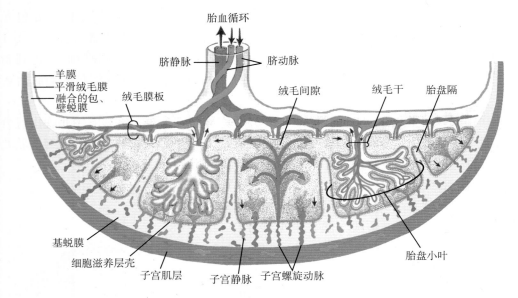

图 17-16　胎盘的结构与血液循环

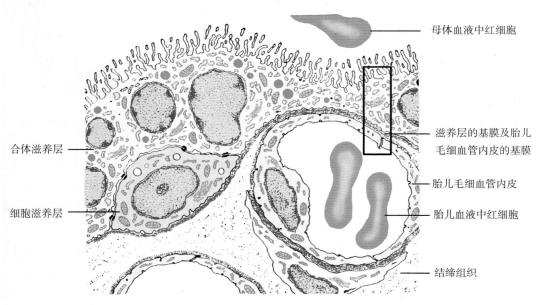

图 17-17　胎盘屏障（框内为晚期胎盘屏障）

3.胎盘的功能 胎盘具有物质交换、屏障作用和内分泌等重要功能。

（1）物质交换：选择性物质交换是胎盘的主要功能。胎儿通过胎盘从母血中获得营养和O_2，排出代谢产物和CO_2。因此胎盘有相当于出生后小肠、肺和肾的功能。某些药物、病毒和激素可以透过胎盘屏障进入胎儿体内，影响胎儿发育，故孕妇用药需慎重。

（2）内分泌：胎盘形成后取代黄体开始内分泌功能，胎盘的合体滋养层能分泌多种激素，对维持妊娠有重要作用。主要有：①人绒毛膜促性腺激素（human chorionic gonadotropin，HCG），其作用与促黄体素类似，能促进黄体的继续存在和旺盛分泌，以维持妊娠；还能抑制母体对胎儿、胎盘的免疫排斥作用。HCG 在受精后第 2 周即出现于母血中，第 9~11 周达高峰，以后逐渐减少；由于该激素在妊娠早期可以从孕妇尿中检出，故常作为早孕诊断的指标之一。②人胎盘催乳素(human placental lactogen，HPL)，能促进母体乳腺和胎儿的生长发育。③孕激素（progestogen）和雌激素（estrogen），于妊娠第 4 个月开始分泌，逐渐替代黄体以继续维持妊娠。

七、双胎、联胎和多胎

（一）双胎

双胎（twins）又称孪生，双胎的发生率约占新生儿的 1%。双胎有以下两种：

1. 双卵双胎 又称假孪生，卵巢一次排出两个卵，分别受精后发育为胎儿，占双胎的大多数。它们有各自独立的胎膜和胎盘，性别相同或不同，相貌和生理特性的差异如同一般的同胞兄妹。

2. 单卵双胎 又称真孪生，一个受精卵发育为两个胚胎，此种孪生儿的遗传基因完全相同，是一种天然克隆。两个体间可以互相进行组织和器官移植而不引起免疫排斥反应。单卵孪生发生的机制有以下几种：①形成两个卵裂球：由两个卵裂球各自发育成一个胎儿，有各自的胎盘、绒毛膜、羊膜囊和脐带；②形成两个内细胞群：两个内细胞群各自发育成一个胎儿，他（她）们有共同的绒毛膜和胎盘,但各有自己的羊膜囊和脐带；③形成两个原条与脊索：诱导形成两个神经管，发育为两个胎儿，位于同一个羊膜腔内，共用一个绒毛膜与胎盘（图17-18）。

（二）联胎

联胎（conjoined twins）是指两个未完全分离的单卵双胎。联胎有对称型和不对称型。对称型指两个胚胎大小相同，可有头联体、臀联体和胸腹联体双胎等（图 17-19）。不对称型联胎是双胎一大一小，小者常发育不全，形成寄生胎或胎中胎。

（三）多胎

一次分娩出生两个以上的新生儿，称多胎（multiple birth）。多胎形成的原因与孪生相同，有单卵多胎、多卵多胎及混合多胎。三胎的发生率约为万分之一；四胎的发生率约为百万分之一；四胎以上十分罕见。多胎不易存活。

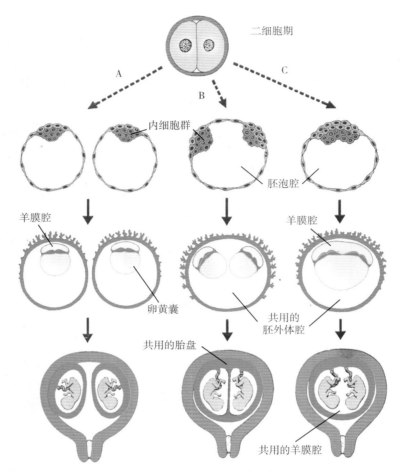

图 17-18　单卵双胎的形成

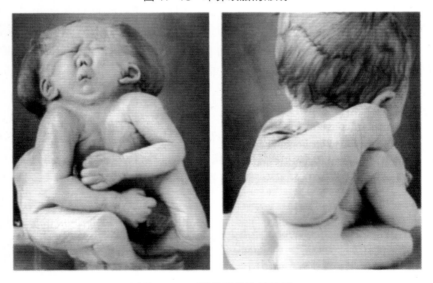

图 17-19　联体畸胎和寄生胎

八、先天畸形概述

先天畸形（congenital malformation）一般是指胎儿在器官形成过程中，由于某些因素影响所导致的形态结构或功能代谢异常。外形异常出生时即可发现，但某器官的内部结构异常或生化代谢异常，则在出生后一段时间或相当长时间内才显现。故用出生缺陷（birth defect）更为确切。

（一）先天畸形的种类

先天畸形的发生率一般为 1%~2%；新生儿死亡中，先天畸形占 20%~30%。先天畸形有数种类型。①整胎发育畸形：多由严重遗传缺陷引起，大都在胚胎早期死亡或流产；②胚胎局部发育畸形：由胚胎局部发育紊乱引起，畸形多在两个器官以上，如头面发育不全和并肢畸形等；③器官和器官局部畸形：为某一器官不发生或发育不全，如双侧或单侧肺发育不全、室间隔缺损和肾缺如等；④组织分化不良性畸形：由组织分化紊乱引起，出生时不易发现，如骨发育不全和先天性巨结肠等；⑤发育过度性畸形：为某器官或器官的一部分增生过度，如多指（趾）畸形等；⑥吸收不全性畸形：胚胎发育过程中，有些结构全部或部分被吸收，如果吸收不全则出现畸形，如不通肛、蹼状指（趾）等；⑦超数和异位发生性畸形：器官形成多个发生中心或器官发生异位而引起，如多乳腺、异位乳腺、双肾盂和双输尿管等；⑧发育滞留性畸形：器官发育中途停止，器官呈中间状态，如双角子宫、隐睾等；⑨遗传结构残留：因退化失败所致，如主动脉导管未闭等；⑩寄生畸形：不对称联胎时，大胎儿称主胎，小胎儿即寄生胎，大胎儿包围小胎儿，寄生胎附属在大胎儿上并成为其一部分。

（二）先天畸形的发生原因

先天畸形是胚胎发育紊乱的结果。在整个胚胎发育过程中都有可能因为遗传因素调控或者环境因素影响而导致发育异常。多数的先天畸形是遗传因素和环境因素相互作用的结果。

1. 遗传因素　包括基因突变和染色体畸变（染色体数目的异常和染色体结构的异常）。如果这些遗传改变累及生殖细胞，由此引起的畸形就会遗传给后代。染色体畸变引起的畸形更常见。

2. 环境因素　能引起出生缺陷的环境因素，统称致畸因子（teratogen）。包括母体所处的外环境、母体自身的内环境和胚胎所处的微环境。致畸因子主要有 5 类：①生物性致畸因子：某些致畸微生物可通过胎盘屏障，直接作用胚体或作用于母体和胎盘，引起母体发热、酸中毒等，间接影响胚体发育。已确定的生物因子有：风疹病毒、单纯疱疹病毒和梅毒等。②物理性致畸因子：已确定的物理因子有各种射线、机械性压迫和损伤等；高温、严寒和微波等对动物有致畸作用，但对人类胚胎有无致畸作用，尚在探讨中。③致畸性药物：多数抗癌药物有明显致畸作用；某些抗生素、抗惊厥药物和激素均有不同程度的致畸作用。④致畸性化学物质：某些多环芳香碳氢化合物、亚硝基化合物、烷基、苯类化合物和重金属等，这些物质又称"环境荷尔蒙"，通过扰乱机体内分泌影响胚胎质量。⑤其他致畸因子：大量吸烟、酗酒、缺氧和严重营养不良等均有致畸作用。

（三）致畸敏感期

受致畸因子作用最易发生畸形的发育阶段，称致畸敏感期（susceptible period）（图 17-20）。各器官的高度敏感期都在第 3~8 周，此期的细胞增生、分化活跃，器官原基正在发生，对致畸因子（如某些药物、病毒和微生物等）的影响极其敏感，是易发生先天性畸形的时期，孕妇在此期内应特别注意避免与致畸因子接触，以防止胎儿发生先天性畸形。而初孕 2 周时，有害因素可致胚泡严重受损，往往导致早期流产或胚胎死亡、吸收。胎期受致畸因素作用后，畸形较轻。但各器官的发育期不同，致畸敏感期也不同。

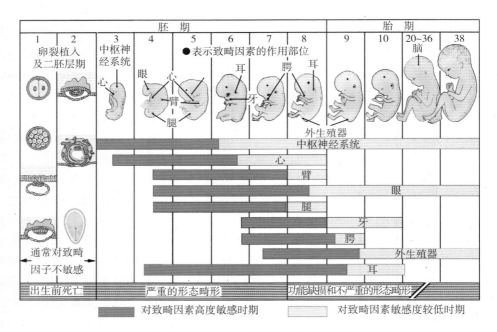

图 17-20　人体主要器官的致畸敏感期

（郝立宏）

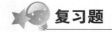 **复习题**

1. 简述胚泡的结构，胚胎干细胞是指胚泡中的哪部分？
2. 什么叫胚盘？胚盘形成的时间和组成如何？发育为人体的胚盘有几个胚层？
3. 试述胎膜的组成和在胚胎发育过程中的主要作用。
4. 试述胎盘的结构与功能。
5. 简述胚胎容易发生畸形的时期。

答案要点

1. 胚泡呈囊泡状。包括胚泡腔、滋养层和内细胞群。内细胞群的细胞将分化为胚盘，发育为胚体，为胚胎干细胞。

2. 受精后第2周，内细胞群细胞增殖分化，形成由卵黄囊顶部的下胚层和羊膜腔底部的上胚层共同融合成的圆盘状结构，为胚盘，又称二胚层胚盘。第3周末，胚盘由内、中、外三个胚层构成，三个胚层均来自上胚层。三个胚层分化发育为人体。

3. 绒毛膜：与子宫内膜直接接触，其发出的绒毛浸浴在绒毛间隙的母血中，在此进行物质交换；其中的合体滋养层细胞有重要的内分泌功能。

羊膜囊：腔内充满羊水，羊膜和羊水对胚胎起保护作用。

卵黄囊：卵黄囊壁的胚外中胚层是人体造血干细胞的原基；卵黄囊尾侧的部分内胚层细胞是原始生殖细胞的产生地。

尿囊：根部参与形成膀胱顶部。尿囊动、静脉演化为脐动脉和脐静脉。

脐带：是胎儿与胎盘间物质运输的唯一通道。

4. 胎盘由胎儿的丛密绒毛膜与母体的基蜕膜共同组成的圆盘形结构。胎儿面光滑，覆盖羊膜；母体面粗糙，有胎盘小叶。

微细结构：胎儿面被覆羊膜，深面为绒毛膜板结缔组织；中间为绒毛和绒毛间隙；母体面为基蜕膜构成的基板和胎盘隔，表面覆盖细胞滋养层壳。

功能：物质交换、屏障作用和内分泌功能（分泌绒毛膜促性腺激素、人胎盘催乳素、孕激素和雌激素等）。

5. 胚期第3~8周，是致畸敏感期。胚期前2周，受致畸因素损伤后，胚通常死亡。胎期，受致畸因素作用后，畸形较轻。但各器官的发育期不同，致畸敏感期也不同。

第十八章

主要器官的发生

学习目标 ▮▮

掌握：主要器官发生的原基及常见先天畸形的成因。
熟悉：器官发生的时间。
了解：主要器官发生过程。

人体器官由内胚层、中胚层和外胚层分化形成。在器官迅速分化发育时，最易受到致畸因子的干扰，而产生畸形。

一、颜面的发生

人胚第 4 周，脑泡腹侧间充质局部增生形成额鼻突（frontonasal process），头部两侧间充质增生，形成 6 对对称的鳃弓，第一鳃弓的腹侧份分为上颌突和下颌突。这些突起围绕口凹（stomodeum），即原始口腔。口凹的底为口咽膜（图 18-1）。

额鼻突下缘的外胚层增生，形成左、右一对鼻板，鼻板中央凹陷为鼻窝。鼻窝周缘部间充质增生，形成内侧鼻突和外侧鼻突（图 18-1）。

颜面由上述突起向正中集中愈合形成。左、右下颌突愈合，发育为下颌和下唇。左、右上颌突与同侧的外侧鼻突和内侧鼻突愈合，形成上颌与上唇的外侧份。左、右内侧鼻突愈合，向下延伸为上唇的正中部分（含人中）；额鼻突下部正中的组织增生并向下延伸，形成鼻梁和鼻尖；左、右外侧鼻突发育为鼻侧壁与鼻翼。额鼻突上部则发育为前额。

眼最初发生于额鼻突的外侧，随着颜面的形成，两眼逐渐向中线靠近。外耳的位置原本很低，随着下颌与颈的发育而被推向后上方。第二月末，胚胎颜面初具人貌。

上颌突与同侧内侧鼻突愈合不良，会导致人中外侧出现裂沟，即唇裂（cleft lip），左、右内侧鼻突，或两侧下颌突未愈合，将形成上唇或下唇的正中唇裂。上颌突与同侧外侧鼻突未愈合，致口角与眼内眦之间形成裂沟，称面斜裂（oblique facial cleft）。

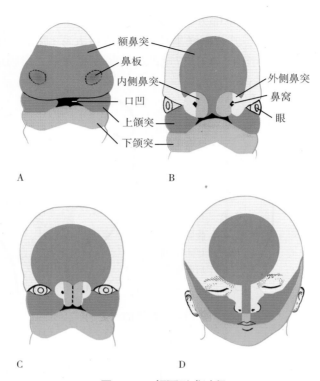

图 18-1　颜面形成过程

A. 4 周胚　B. 6 周胚　C. 7 周胚　D. 8 周胚

二、消化和呼吸系统的发生

原始消化管分为前肠、中肠和后肠，是消化与呼吸系统上皮的原基（图 18-2）。

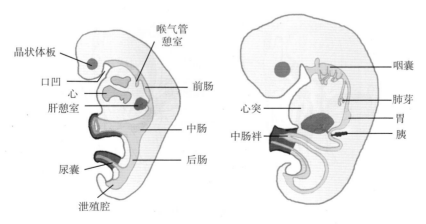

图 18-2　原始消化管的早期演变

（一）消化管道的发生

1. 前肠的演变　前肠头端膨大称原始咽（primitive pharynx），其侧壁向外膨出形成 5 对咽囊（pharyngeal pouch）（图 18-3）。咽囊逐渐演化形成咽鼓管、中耳鼓室、腭扁桃体、胸腺、甲状旁腺及甲状腺。原始咽的其余部分发育为咽。食管由咽和胃之间的一段短管发育而成。
胃最初为食管尾部的梭形膨大，其背侧缘生长快，形成胃大弯；腹侧缘生长慢，形成胃小弯。
胃大弯头端膨起，形成胃底（图18-4）。胃尾端的前肠发育为十二指肠近侧段。

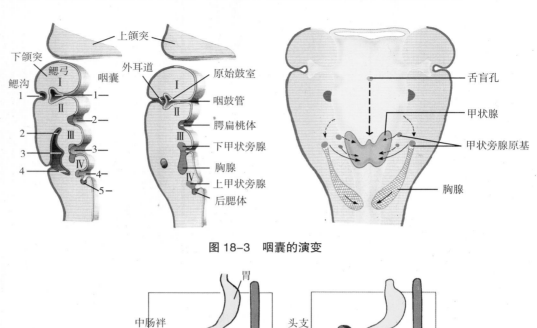

图 18-3　咽囊的演变

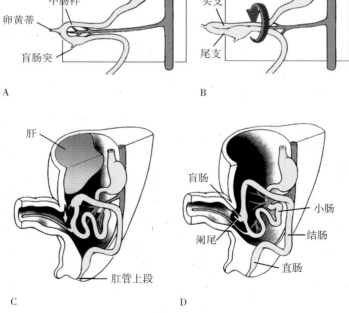

图 18-4　胃、肠管的发生

2. 中肠的演变　中肠生长快，致使中肠向腹侧弯曲形成 U 形中肠袢（midgut loop），肠袢
顶端连于卵黄蒂。近卵黄蒂处有一突起，称盲肠突（caecal bud）（盲肠、阑尾始基）。第6周时，
由于肠袢的迅速生长和肝、肾的发育，腹腔容量相对变小，迫使肠袢突入脐腔。第10周时，
腹腔容积增大，肠袢逐渐退回腹腔。肠袢头支形成十二指肠远侧段、空肠和回肠近侧段；盲

肠突下降至右髂窝，伸长的部分形成升结肠；盲肠突与卵黄蒂之间的尾支发育为回肠远侧段；其余尾支发育为横结肠的右侧 2/3（图 18–4）。

3. 后肠的演变及泄殖腔的分隔 后肠主要演变为横结肠左 1/3、降结肠、乙状结肠和肛管上段。后肠的末端膨大，称泄殖腔（cloaca），其腹侧与尿囊相连，末端由泄殖腔膜所封闭。第 6~7 周，后肠与尿囊间的间充质增生，形成尿直肠隔，将泄殖腔分为背侧的原始直肠（分化直肠和肛管上段）和腹侧的尿生殖窦（演变为膀胱和尿道等），并将泄殖腔膜分隔为背侧的肛膜和腹侧的尿生殖窦膜（图 18–5）。肛膜周围间充质增生使表面隆起，形成原肛。原肛上皮为外胚层，将演变肛管下段（齿状以下部分）。肛膜于 8 周末破裂。

卵黄蒂于第 6 周闭锁。卵黄蒂若不闭锁，则肠道与脐相通，粪便可能从脐溢出，称脐粪瘘（vitelline fistula）；卵黄蒂若基部未退化，则在回肠壁上距回盲部 40~50cm 处保留一个盲囊，称梅克尔憩室（Meckel's diverticulum）。如果脐腔未闭锁，肠管可从脐部膨出，称先天性脐疝（congenital umbilical hernia）。

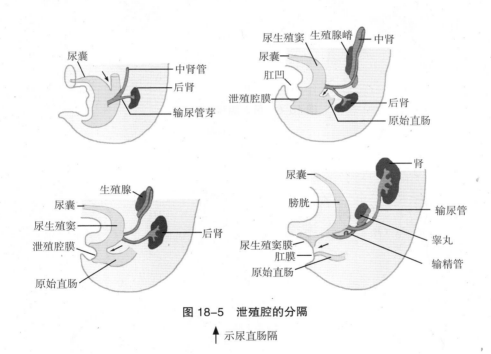

图 18-5 泄殖腔的分隔

↑ 示尿直肠隔

（二）肝、胆和胰的发生

前肠末端腹侧壁的内胚层细胞增生突出形成肝憩室（hepatic diverticulum），为肝和胆的原基（图 18–2，图 18–6）。紧靠肝憩室尾缘的前肠末端内胚层细胞增生，形成腹胰芽（ventral pancreas bud）和背胰芽（dorsal pancreas bud），分别演变成腹胰和背胰（图 18–6）。背、腹胰转至胚体左侧并融合为胰。

（三）喉、气管和肺的发生

除鼻腔、鼻窦及鼻咽部等来自外胚层以外，呼吸系统其余上皮均来自原始咽底壁的内胚层。第 4 周时，原始咽尾端底部正中出现一条纵沟，称喉气管沟。喉气管沟变深，由尾端向头端逐渐愈合形成管状盲囊，称喉气管憩室（laryngotracheal diverticulum）。其头端发育成喉，中段发育为气管，末端膨大形成两个分支，称肺芽（lung bud）。肺芽反复分支至17级左右，形成肺内支气管的各级分支及肺泡（图18-7）。第7个月时，肺泡分化出Ⅰ型肺泡细胞和Ⅱ型肺泡细胞，并开始分泌表面活性物质。

　　若Ⅱ型肺泡细胞分化不良，表面活性物质产生不足，将使肺泡张力增大，引起新生儿呼吸窘迫综合征，又称透明膜病（hyaline membrane disease）（参见第十二章）。

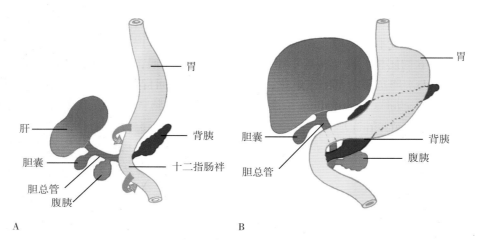

图 18-6　肝、胆和胰的发生

A. 5周　B. 6周

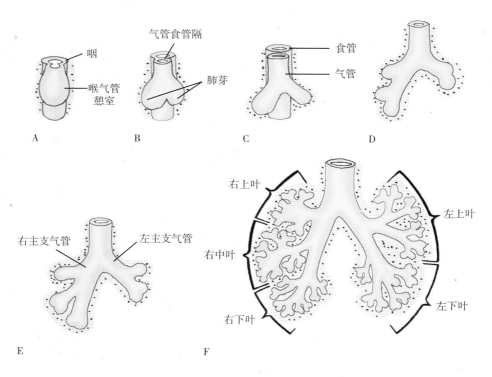

图 18-7　呼吸系统的发生

三、泌尿和生殖系统的发生

泌尿和生殖系统主要来源于间介中胚层。其头段呈节段状为生肾节，其余部分为生肾索。生肾索增生，形成左、右对称的尿生殖嵴（urogenital ridge），随后尿生殖嵴上出现纵沟，将其分为生殖腺嵴（gonadal ridge）和中肾嵴（mesonephric ridge）（图 18-8）。

（一）泌尿系统的发生

1. 肾和输尿管的发生 人胚肾的发生先后经过前肾、中肾和后肾三个阶段（图 18-9）。前肾与中肾几乎没有泌尿功能，第 8 周末，仅保留中肾管和少数中肾小管。后肾（metanephros）为人体的永久肾，由输尿管芽和生后肾组织发育而成。

输尿管芽（ureteric bud）是中肾管尾侧段近泄殖腔处，向背外侧头方伸出的盲管，伸入中肾嵴尾端的中胚层中。输尿管芽反复分支演变成输尿管、肾盂、肾盏及集合管。生后肾组织（metanephrogenic tissue）由输尿管芽诱导中肾嵴尾端中胚层组织分化而成，其外周部分演变为肾被膜，输

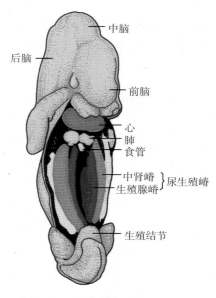

图 18-8 中肾嵴与生殖腺嵴发生

尿管芽末端诱导邻近的生后肾组织形成细胞团，继而中空演化成 S 形肾小管，一端与集合小管盲端相连，另一端膨大凹陷形成肾小囊。肾小囊与伸入的血管球（来自背主动脉的分支）形成肾小体。肾小管进一步伸长发育成为肾小管各段。后来集合小管盲端与肾小管接通，出现泌尿功能。

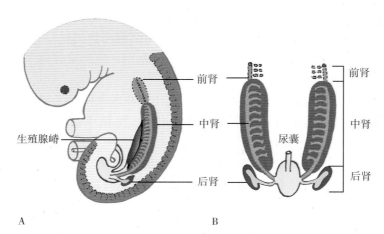

图 18-9 前肾、中肾和后肾发生模式图

A.侧面观 B.腹面观

肾的原始位置较低，位于盆腔。随着胎儿的生长和输尿管芽的伸展，肾上升至腰部。

在肾的发生过程中，若中肾管未长出输尿管芽，或输尿管芽未能诱导形成生后肾原基，肾将不能发育，称肾缺如（agenesis of kidney）。若集合管与肾小管未接通，或集合管发育异常，肾单位产生的尿液积聚在肾小管内，出现许多大小不等的囊泡，称多囊肾（polycystic kidney）。肾在上升过程中受阻，未能达到正常解剖学位置，称异位肾（ectopic kidney）。若左、右肾的下极互相融合，则称马蹄肾（horseshoe kidney）。

相关链接

单侧肾缺如的发生率占出生婴儿的1/1000，是否只有一个肾，新生儿就无法存活呢？实际上，肾有很强的代偿能力，由于功能上的代偿，患者可能没有症状。可见，人体只要有一侧肾是健康的，完全可以正常生活。因此，只要配型成功，完全可以捐赠出自己的一侧肾。这也是临床上肾移植开展得比较普及的主要原因。

2. 膀胱和尿道的发生　主要来自泄殖腔腹侧份的尿生殖窦。其上段膨大发育成膀胱；中段在女性形成尿道，在男性形成尿道前列腺部和膜部；下段在女性扩大成阴道前庭（或尿道下段一小部分）；男性形成尿道海绵体部。

尿生殖窦顶端借脐尿管与膀胱相通，脐尿管退化形成脐中韧带。若脐尿管不闭锁，出生后腹压升高时，尿液从脐部漏出，称脐尿瘘（urachal fistula）。

（二）生殖系统的发生

胚胎早期两性生殖系统的发生过程相似，分为性未分化期和性分化期。生殖腺和生殖管道于第7周开始分化，外生殖器第9周始见分化，至第12周能够分辨。

1. 生殖腺的发生及演变

（1）未分化性腺的发生：人胚第5周初，生殖腺嵴的表面上皮向深部增生形成初级性索（primary sex cord），卵黄囊的原始生殖细胞陆续迁入（图18-10）。此时的生殖腺不能区分睾丸或卵巢，故称未分化性腺。性腺的分化取决于胚胎细胞所含的性染色体。在Y染色体短臂上有SRY（sex-determining region of Y chromosome）基因，使生殖腺向睾丸方向分化；若无SRY基因，则向卵巢方向分化。

（2）睾丸的发生：第7周，初级性索形成生精小管和睾丸网。生精小管内的生精细胞来自原始生殖细胞，支持细胞来自初级性索（图18-11）。生精小管之间的间充质分化为睾丸间质和睾丸间质细胞，后者分泌雄激素。

（3）卵巢的发生：第10周，初级性索退化成为卵巢髓质。此后，生殖腺嵴的表面上皮再次向深部增殖形成次级性索（secondary sex cord）（图18-11）。第16周，次级性索形成原始卵泡，中央的卵原细胞来自原始生殖细胞，周围的卵泡细胞来自次级性索。

（4）睾丸和卵巢的下降：生殖腺最初位于后腹壁上部。在生殖腺尾端与阴唇阴囊隆起间有一条索状韧带，称引带（gubernaculum）。随着胚体变长，引带相对缩短并牵拉生殖腺下降。第3个月时，卵巢停留在骨盆缘下方；第7~8个月，睾丸与包绕它的双层腹膜（形成鞘突）经腹股沟管下降至阴囊，鞘突形成鞘膜腔。

若睾丸未下降至阴囊，停留在腹腔或腹股沟处，称隐睾（cryptorchidism）。若鞘膜腔与腹腔间的通道未闭合或闭合不全，当腹压增高时肠管可突入鞘膜腔，形成先天性腹股沟疝（congenital inguinal hernia）（图 18-14B）。

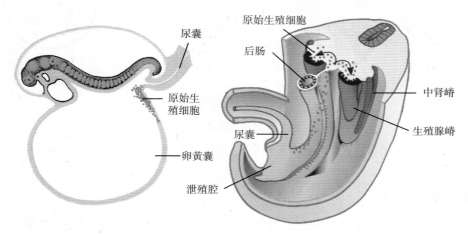

图 18-10 原始生殖细胞迁移

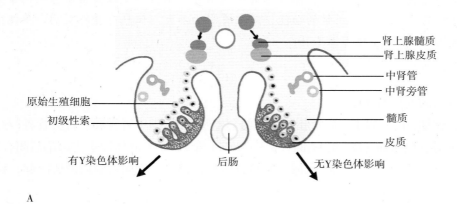

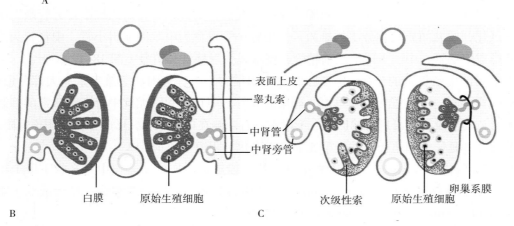

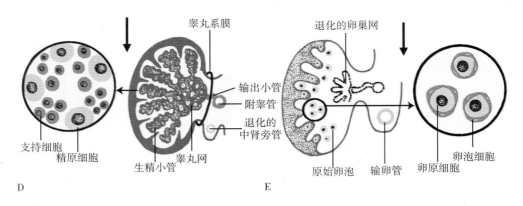

图 18-11　生殖腺的发生与分化

A. 未分化生殖腺（6 周）　B. 男性（7 周）　C. 女性（12 周）　D. 男性（20 周）　E. 女性（20 周）

理论与实践

　　睾丸的生精细胞对温度相当敏感。隐睾患者由于睾丸停留在腹腔或腹股沟管内，所处位置的温度高于阴囊，因而影响生殖细胞的发育。将引起精子减少或全部为死精子，甚至不产生精子，因而大多数双侧隐睾患者出现不育。单侧隐睾症，由于另一侧睾丸正常，通常可维持正常或接近正常的功能，对生育影响不大。但也有资料表明，单侧隐睾症其中约有30%以上可出现男性不育。

　　2. 生殖管道的发生与演变

　　（1）未分化期：第6周时，男、女胚胎均有两套生殖管道，即中肾管和中肾旁管各一对（图18-12）。中肾旁管（paramesonephric duct，又称 Müller 管）由中肾嵴体腔上皮凹陷后闭合而成，上端呈漏斗形开口于腹腔，下端突入尿生殖窦背侧壁，诱导此壁向窦腔内形成隆起，称窦结节（sinus tubercle）（图18-13）。

　　（2）男性生殖管道的分化：生殖腺分化为睾丸后，支持细胞分泌的抗中肾旁管激素使中肾旁管退化，睾丸间质细胞分泌的雄激素使中肾小管发育为附睾的输出小管，中肾管头段增长弯曲形成附睾管，中、下段形成输精管，尾端成为射精管和精囊（图18-12）。

　　（3）女性生殖管道的分化：生殖腺分化为卵巢后，中肾管因缺乏雄激素而大部分退化，残留的中肾小管、中肾管形成卵巢冠、卵巢旁体等。中肾旁管因无抗中肾旁管激素的抑制而继续发育，其上段和中段形成输卵管，下段左、右两侧在中线愈合，形成子宫及阴道穹隆部。窦结节增生并延长为阴道板，并于第5个月时演化为阴道（图18-13）。

　　双子宫（duplex uterus）为左、右中肾旁管下段未愈合所致；若仅中肾旁管下段上半部未愈合，则形成双角子宫（uterus bicornis）；若中肾旁管下段完全未愈合，则形成双子宫双阴道（double uterus and double vagina）（图18-14C）。

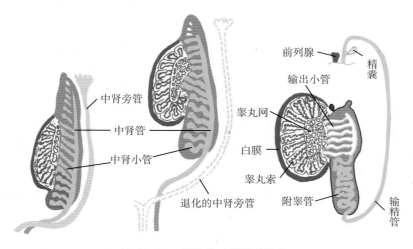

图 18-12 男性生殖管道的演变

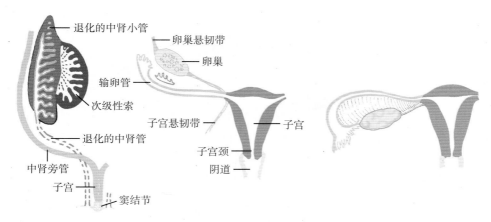

图 18-13 女性生殖管道的演变

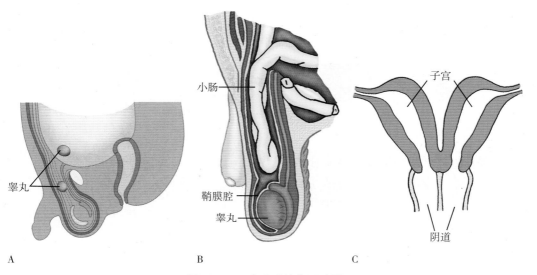

A   B   C

图 18-14 生殖系统先天畸形

A. 隐睾 B. 先天性腹股沟疝 C. 双子宫双阴道

四、循环系统的发生

血管发生于血岛和中胚层间充质，心发生于生心区（cardiogenic area）。

（一）血管的发生

人胚第 15~16 天，卵黄囊壁的胚外中胚层细胞形成血岛（blood island）（图 18-15）。不久血岛内出现间隙，周边细胞分化为内皮细胞，中央细胞游离分化为造血干细胞。相邻血岛的内皮细胞相互连接，形成胚外毛细血管网。

人胚第 18~20 天，胚体内间充质出现许多裂隙，周围细胞分化为内皮细胞，相邻血管内皮以出芽方式连接，形成胚内原始血管网。

约第 4 周末，胚内、胚外血管与心管相连形成了胚体循环、卵黄囊循环和脐循环（图 18-16）。

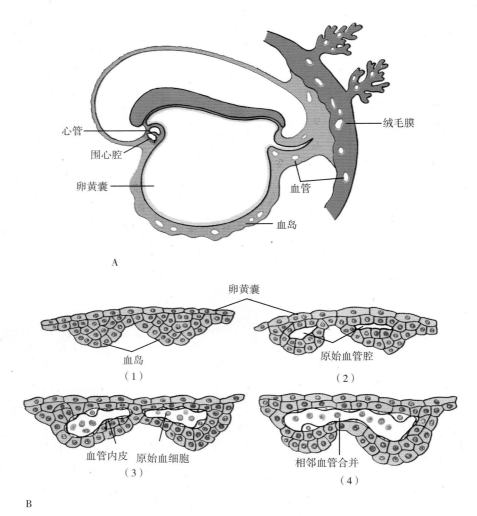

图 18-15　血岛和血管形成

A. 卵黄囊、体蒂及绒毛膜中血管形成　B. 血岛切面示血管发生过程

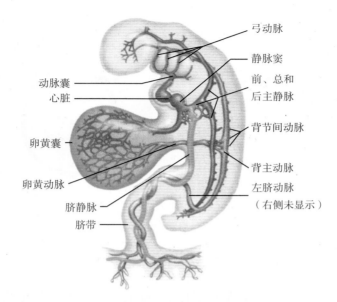

弓动脉
静脉窦
前、总和
后主静脉
背节间动脉
背主动脉
左脐动脉
（右侧未显示）

动脉囊
心脏
卵黄囊
卵黄动脉
脐静脉
脐带

图 18-16 原始心血管系统

（二）原始心的形成

第三周初，生心区内出现一对生心板（cardiogenic plate），继而中空，形成一对心管。生心板的背侧出现围心腔（pericardiac coelom）。随着胚体头褶和侧褶形成，左、右心管融合为一条心管，称原始心，围心腔发育为心包腔。心管内皮形成心内膜的内皮层，心管周围的间充质形成心肌外套层（myoepicardial mantle），以后分化为心肌膜和心外膜；心管内皮和心肌外套层间的组织较疏松，称心胶质（cardiac jelly），以后分化成心内膜的内皮下层（图 18-17）。

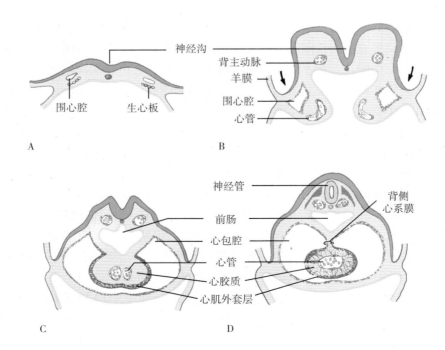

神经沟
围心腔
生心板
A

背主动脉
羊膜
围心腔
心管
B

神经管
前肠
心包腔
心管
心胶质
心肌外套层
C

背侧心系膜
D

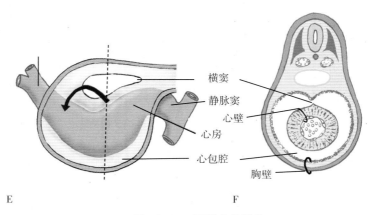

图 18-17　原始心的发生

A. 约 19 天　B. 约 20 天　C. 约 21 天　D. 约 22 天　E. 约 28 天（纵切面）　F. 约 28 天

（三）心外形的演变

心管呈不均等生长，由头至尾依次形成了心球（bulbus cordis）、心室、心房和静脉窦（sinus venosus）。心球头端的延伸部分，称动脉干（truncus arteriosus）。心管生长速度远快于心包腔的扩大，头尾又相对固定，致使心管弯曲。开始呈 U 形，继而呈 S 形，以后心房向左、右膨出于动脉干的两侧，至此，心初具成体心外形（图 18-18）。

（四）心内部的分隔

第 4 周末，心各部的分隔同时进行，约于第 7 周末完成。

1. 房室管的分隔　房室管为心房和心室之间的狭窄通道。房室管背侧壁及腹侧壁中线处的心内膜组织增生形成背、腹心内膜垫（endocardial cushion）（图 18-19），二者相对生长，相互靠拢愈合，将房室管分成左、右房室孔。房室孔周围的间充质增生，分别形成左侧的二尖瓣和右侧的三尖瓣。

2. 原始心房的分隔　第 4 周末，心房背侧壁中线出现第一房间隔，此隔向心内膜垫方向生长，与心内膜垫间形成第一房间孔。不久，第一房间孔封闭，在其封闭之前，第一房间隔上部中央部出现第二房间孔。第 5 周末，第一房间隔右侧，心房顶端腹侧壁增生，形成第二房间隔。第二房间隔亦向心内膜垫方向生长，并留有卵圆孔（foramen ovale）。卵圆孔位于第二孔尾侧，两孔上下交错。第二隔较厚，第一房间隔软而薄并遮盖在卵圆孔上起瓣膜作用。出生前，右心房的血液经卵圆孔进入左心房。出生后，肺循环建立，左心房压力增高，迫使两隔紧贴，卵圆孔闭合，左、右心房完全分隔（图 18-19）。若由于各种原因，导致出生后左、右心房未完全分隔，称房间隔缺损（atrial septal defect）。

3. 原始心室的分隔　第 4 周末，心室底壁的组织增生，形成半月形的室间隔肌部，此隔与心内膜垫间留有一孔，称室间孔（图 18-19）。第 7 周末，左、右球嵴的组织向下延伸，室间隔肌部游离缘及心内膜垫的组织增生，共同形成室间隔膜部，封闭室间孔（图 18-20）。室间孔封闭后，肺动脉与右心室相通，主动脉与左心室相通。若出生后左、右心室未完全分隔，称室间隔缺损（ventricular septal defect），室间隔膜部缺损最常见。

4. 心球与动脉干的分隔　第 5 周，动脉干和心球的内膜组织局部增生，形成一对上下连续、螺旋状相互对生的动脉干嵴（truncus ridge）和球嵴（bulbar ridge），它们在中线融合，形成呈螺旋走行的主动脉肺动脉隔，将动脉干和心球分隔成升主动脉和肺动脉干（图 18-20）。

主动脉和肺动脉起始部内膜组织增生，逐渐演变为半月瓣。

若动脉干和心球分隔不均，主动脉肺动脉隔偏向肺动脉一侧，则致使：①肺动脉狭窄；②主动脉骑跨（粗大的主动脉骑跨于室间隔上）；③室间隔缺损（动脉干嵴和球嵴偏位，使室间隔膜部不完整）；④右心室肥大（肺动脉狭窄，使右心室泵血阻力增大，致右心室代偿性肥大）。若这4种畸形同时存在，称法洛四联症（tetralogy of Fallot）。

（五）胎血循环及出生后变化

1. 胎儿血液循环　来自胎盘的富含氧和营养物质的血液，经脐静脉入肝后，大部分经静脉导管注入下腔静脉，小部分经肝血窦注入下腔静脉。来自下肢、盆腔和腹腔器官的静脉血也汇入下腔静脉。下腔静脉将混合血（主要是来自胎盘的富含氧和营养的血）注入右心房。来自头、颈和上肢的静脉血经上腔静脉也进入右心房。由于下腔静脉入口正对卵圆孔，故由下腔静脉来的混合血大部分经卵圆孔进入左心房，只有少量与上腔静脉来的血混合后，进入右心室。经卵圆孔到左心房的血与肺静脉来的少量血混合后进入左心室，继而进入主动脉。主动脉的血液大部分经主动脉弓及其三大分支导向头、颈和上肢，小部分血液流入降主动脉。

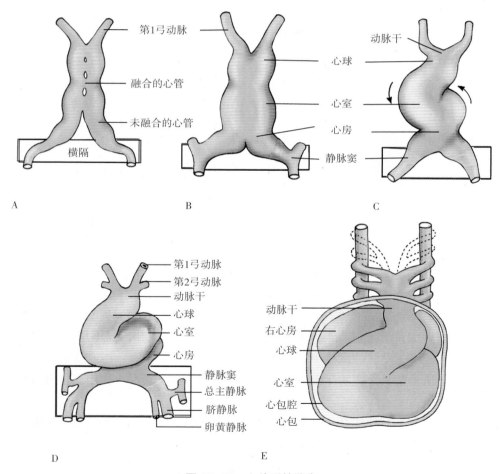

图 18-18　心外形的演变

A.约21天　B.约22天　C.约23天　D.约24天　E.约35天

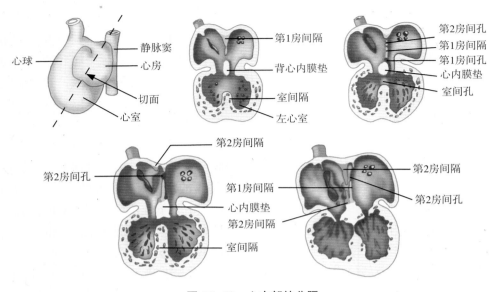

图 18-19　心内部的分隔

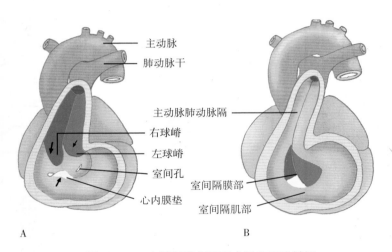

图 18-20　室间隔膜部的形成及室间孔封闭

A.5 周　B.7 周

右心室泵出的血，大部分经肺动脉从动脉导管直接进入降主动脉，仅不足 10% 的血进入尚无呼吸功能的肺。降主动脉的血液中有一小部分供给下肢、躯干、盆腔和腹腔器官，其余大部分经脐动脉运送至胎盘，在胎盘内与母血进行物质和气体交换后，再由脐静脉返回胎儿体内（图 18-21）。

2. 胎儿出生后血液循环的变化　胎儿出生后，由于肺开始呼吸和胎盘循环中断，血液循环发生如下改变：①脐动脉和脐静脉闭锁，分别形成脐外侧韧带和肝圆韧带；②肝的静脉导管闭锁成为静脉韧带；③动脉导管闭锁成为动脉韧带，若不闭锁，则称动脉导管未闭（patent ductus arteriosus）；④卵圆孔闭锁，出生后，大量血液从肺静脉流入左心房，使卵圆孔瓣与第二房间隔紧贴，出生后约一年，卵圆孔完全闭锁，形成卵圆窝。

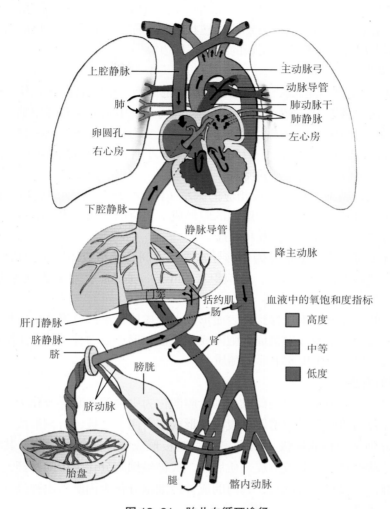

图 18-21　胎儿血循环途径

右侧标注（自上而下）：主动脉弓、动脉导管、肺动脉干、肺静脉、左心房、降主动脉

左侧标注（自上而下）：上腔静脉、肺、卵圆孔、右心房、下腔静脉、静脉导管、括约肌、肠、肝门静脉、脐静脉、脐、膀胱、脐动脉、胎盘、腿

血液中的氧饱和度指标
- 高度
- 中等
- 低度

窦、肾、髂内动脉

问题与思考

先天性心脏畸形（房间隔、室间隔缺损，法洛四联症及动脉导管未闭等）都有发育迟缓，激烈活动受限等症状。结合所学知识，它们的本质原因是什么？

五、神经系统的发生

神经系统起源于神经外胚层，中枢神经系统来源于神经管，周围神经系统来源于神经嵴（参见第十七章）。本节只叙述神经管分化的主要结构。

（一）神经管的分化

神经管形成后，管壁变为假复层柱状上皮，称神经上皮（neuroepithelium）（图 18-22）；上皮基膜称外界膜；管壁内面称内界膜。神经上皮细胞不断分裂增殖，部分细胞迁至神经上皮的外周，分化为成神经细胞和成神经胶质细胞，从而构成一层新的细胞层，称套层。原来的神经上皮停止分化，变为一层立方形或矮柱状细胞，称室管膜层。套层的成神经细胞很快长出突起并伸至套层外周，形成一层新的结构，称边缘层。

（二）脑的发生

第 4 周，神经管的头端形成三个脑泡，依次为前脑泡、中脑泡和菱脑泡（图 18-23）。脑的各部分分化很快，第 5 周，前脑泡发育为端脑和间脑；中脑泡发育为中脑；菱脑泡演变为后脑和末脑。端脑向两侧膨大形成大脑半球；间脑演变为丘脑、下丘脑和神经垂体；后脑演变为小脑和脑桥；末脑演变为延髓，与脊髓相连。第 7 个月，大脑半球表面出现主要的沟和回，并将间脑、中脑、脑桥、小脑及延髓掩盖。

随着脑的形成，脑泡腔也演变成相应的脑室（图 18-23）。前脑的腔形成两侧大脑半球内的侧脑室和间脑内的第三脑室；中脑泡的腔形成一狭窄的中脑导水管；菱脑泡的腔形成后脑及末脑中的第四脑室；脑室之间互相连通。

若脑室系统发育障碍（最常见为中脑导水管和室间孔狭窄或闭锁），使脑脊液生成和吸收平衡失调，导致脑脊液异常增多，称脑积水（hydrocephalus）。主要表现为头部明显扩大，脑壁变薄，颅缝变宽。

端脑套层中的大部分细胞迁移到外表面形成大脑皮质，小部分聚集成团形成神经核。中脑、后脑和末脑的套层细胞多聚集成细胞团或细胞柱，形成各种神经核。小脑皮质由后脑套层分化而成。边缘层迁移至皮质下形成髓质。

（三）脊髓的发生

脊髓是由神经管的中尾段演发而成。其管腔演化为中央管，套层分化为灰质，边缘层分化为白质。神经管的两侧壁迅速增厚，腹侧部形成左右两个基板，背侧形成翼板。其顶壁和底壁薄而窄，分别称顶板和底板（图 18-24）。基板形成脊髓灰质的前角，其中的成神经细胞分化为躯体运动神经元；翼板形成灰质后角，成神经细胞分化为中间神经元；在基板和翼板之间的细胞群，形成脊髓的侧角，其内的成神经细胞分化为内脏传出神经元。神经管周围的间充质分化为脊膜。

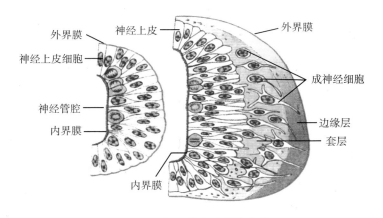

图 18-22　神经管上皮早期分化

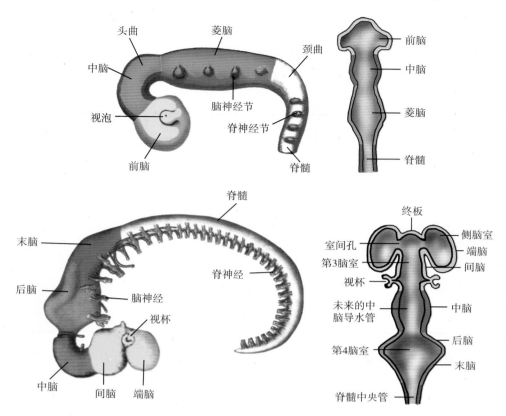

图 18-23 脑泡的发生和演变

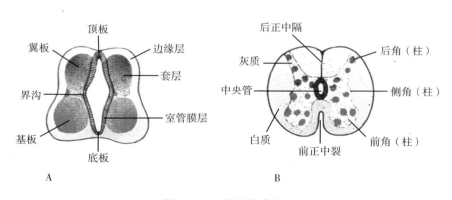

图 18-24 脊髓的发生

A. 第 6 周 B. 第 9 周

（于丽君）

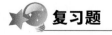复习题

1. 总结主要器官发生的原基。
2. 总结常见畸形的成因及主要表现。

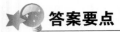 **答案要点**

1. 主要器官发生的原基：

原基	器官
原始消化管	咽~肛管上段的消化管
肝憩室	肝和胆囊
腹、背胰芽	胰腺
喉气管憩室	喉、气管和肺
输尿管芽和生后肾组织	肾
尿生殖窦	膀胱、尿道
生殖腺嵴和原始生殖细胞	睾丸、卵巢
生心区，血岛和间充质	心，血管
神经管	中枢神经系统
神经嵴	周围神经系统

2. 常见畸形的成因及主要表现：

畸形	成因	主要表现
唇裂	上颌突与同侧内侧鼻突未愈合	人中的外侧见裂沟
梅克尔憩室	卵黄蒂基部未退化	回肠壁上距回盲部40~50cm处的盲囊
脐粪瘘	卵黄蒂不闭锁	肠道与脐相通，粪便可从肚脐溢出
先天性脐疝	脐腔未闭锁	肠管可从脐部膨出
新生儿肺透明膜病	Ⅱ型肺泡细胞分化不良	肺泡张力大，进行性呼吸困难
肾缺如	输尿管芽或生后肾原基未发育	单侧或双侧无肾
多囊肾	集合管与肾小管未接通或集合管发育异常	肾单位产生的尿液积聚形成囊泡
隐睾	睾丸未下降至阴囊	睾丸停留在腹腔或腹股沟处
先天性腹股沟疝	鞘膜腔与腹腔间的通道未闭合或闭合不全	肠管可突入鞘膜腔
双子宫	两侧中肾旁管下段未愈合	双角子宫或双子宫双阴道
房间隔缺损	房间隔未完全分隔	左右心房相通、动静脉血混流
室间隔缺损	室间隔未完全分隔	左右心室相通、动静脉血混流
动脉导管未闭	动脉导管未闭锁	主动脉中混入肺动脉血，动静脉血混流
法洛四联症	主动脉肺动脉隔偏位	肺动脉狭窄，主动脉骑跨，室间隔缺损，右心室肥大；动静脉血混流
脑积水	中脑导水管和脑室间孔狭窄或闭锁	头部明显扩大，脑壁变薄，颅缝变宽

中英文索引

主要参考书目

1. 陈誉华 . 医学细胞生物学 . 第 4 版 . 北京：人民卫生出版社，2008.

2. 凌治萍 . 细胞生物学 . 北京：人民卫生出版社，2006.

3. 窦肇华 . 正常人体结构 . 第 2 版 . 北京：人民卫生出版社，2006.

4. 翟中和 . 细胞生物学 . 第 3 版 . 北京：高等教育出版社，2010.

5. 王金发 . 细胞生物学 . 北京：科学出版社，2003.

6. 邹仲之，李继承 . 组织学与胚胎学 . 第 7 版 . 北京：人民卫生出版社，2008.

7. 成令忠 . 组织学 . 第 2 版 . 北京：人民卫生出版社，1993.

8. 徐晨 . 组织学与胚胎学 . 北京：高等教育出版社，2009.

9. 窦肇华 . 人体解剖学与组织胚胎学，第 6 版 . 北京：人民卫生出版社，2009.

10. 刘贤钊 . 组织学和胚胎学 . 第 3 版 . 北京：人民卫生出版社，1994.

11. 金连弘，王燕蓉 . 组织学与胚胎学 . 北京：人民卫生出版社，2007.

12. 孙莉 . 组织学与胚胎学 . 北京：人民卫生出版社，2007.

13. 唐军民，李继承 . 组织学与胚胎学（英文版）. 北京：北京大学医学出版社，2011.

14. 高英茂，李和 . 组织学与胚胎学 . 第 2 版 . 北京：人民卫生出版社，2010.

15. 成令忠，钟翠平，蔡文琴 . 现代组织学 . 上海：上海科学技术文献出版社，2003.

16. 杨佩满 . 组织学与胚胎学 . 第 5 版 . 北京：人民卫生出版社，2009.

17. 高英茂 . 组织学与胚胎学（双语版）. 北京：科学出版社，2006.

18. 祝继明，伍赶球 . 医用组织学与胚胎学 . 北京：北京大学医学出版社，2011.